临床皮肤性病学

主编　楚蔚琳　朱　敏　蔡艳桃　陈祯祥　刘四清
　　　尚伟华　郑庆虎　张　慧李　杰楚　妍

吉林科学技术出版社

图书在版编目（CIP）数据

临床皮肤性病学 / 楚蔚琳等主编. —— 长春：吉林
科学技术出版社，2020.9
　　ISBN 978-7-5578-7216-8

　　Ⅰ．①临… Ⅱ．①楚… Ⅲ．①皮肤病学②性病学
Ⅳ．①R75

　　中国版本图书馆 CIP 数据核字（2020）第 074036 号

临床皮肤性病学
LINCHUANG PIFU XINGBINGXUE

主　　编：楚蔚琳　等
出 版 人：李　梁
责任编辑：孟　盟　陈绘新
书籍装帧：济南新广达图文快印有限公司
开　　本：787mm×1092mm　　1/16
字　　数：296 千字
印　　张：12
印　　数：1—1500
版　　次：2020 年 9 月第 1 版
印　　次：2021年5月第2次印刷

出　　版：吉林科学技术出版社
发　　行：吉林科学技术出版社
地　　址：长春市净月区福祉大路 5788 号龙腾大厦 A 座 8 楼
邮　　编：130000
编辑部电话：0431—81629398
网　　址：www.jlstp.net
印　　刷：保定市铭泰达印刷有限公司

书　　号：ISBN 978-7-5578-7216-8
定　　价：50.00 元

编　委　会

前　言

　　皮肤病是发生于人体皮肤、黏膜及皮肤附属器的疾病。性传播疾病是通过性接触而传染的疾病。伴随着生活节奏的加快，饮食结构的变化，气候与环境的改变，皮肤病的发病有所增加，同时人们越来越重视自己的外在形象，对美容有关的疾病也提出了治疗要求。此外，各种性病的流行，使得皮肤性病的诊治需求也逐渐上升。但许多皮肤病非常顽固难以治愈，作为皮肤科相关医务人员，需要不断提高皮肤性病治疗水平和专业工作能力，以更好地帮助患者摆脱疾病困扰。

　　本书共分为四章，内容涉及皮肤性病基础以及临床常见疾病的诊治及护理，包括：皮肤性病概论、感染性皮肤病、变态反应性皮肤病、性传播疾病。

　　为了进一步提高皮肤性病科医务人员的临床诊疗水平，本编委会人员在多年皮肤性病诊治经验基础上，参考诸多书籍资料，认真编写了此书，望谨以此书为广大医务人员提供微薄帮助。

　　由于本编委会人员均身负临床诊治工作，故编写时间仓促，难免有错误及不足之处，恳请广大读者见谅，并给予批评指正，以更好地总结经验，以起到共同进步、提高医务人员诊疗水平的目的。

《临床皮肤性病学》编委会

2020 年 9 月

目　　录

第一章　皮肤性病概论

第一节　皮肤的基本结构与功能

皮肤(skin)位于人体表面,是人体的最大器官,其总重量约占体重的16%。皮肤的总面积成人约为1.5m²,新生儿约为0.21m²。

一、皮肤的基本结构

皮肤由表皮、真皮和皮下组织组成,其内含有丰富的血管、淋巴管、肌肉、神经和皮肤附属器如毛囊、毛发、大小汗腺、皮脂腺及指/趾甲。皮肤的平均厚度(除皮下组织外)为0.5～4mm。皮肤的厚薄因年龄和部位而异,成人皮肤较厚,婴幼儿皮肤较薄,掌跖部皮肤最厚,眼睑皮肤最薄。皮肤的颜色因人而异,与种族、性别、部位以及外界环境因素等有密切关系。皮肤表面有许多皮嵴和皮沟,形成皮纹和皮野。皮肤分为无毛皮肤如唇红、掌跖、乳头、龟头、小阴唇、阴蒂等部位和有毛皮肤如躯干和四肢。皮肤毛发的多少与长短因人和部位有不同。

1. 表皮　表皮由外胚层分化而来,属复层鳞状上皮,主要由角质形成细胞(鳞状细胞)和非角质形成细胞(树枝状细胞)组成。

角质形成细胞(曾称为角朊细胞)是表皮的主要细胞,最终形成角质蛋白。根据角质形成细胞的分化阶段和特点,表皮由内向外依次分为基底层、棘层、颗粒层、透明层和角质层五层,其中透明层仅存在于掌跖部。基底层、棘层与颗粒层3层或基底层与棘层2层又被称为生发层。基底层细胞分裂周期约19天,分裂形成的角质形成细胞由基底层移行至颗粒层最上层约需14天,由颗粒层移行至角质层最外层又需14天,故角质形成细胞由基底层移行至角质层共需28天。通常,将表皮由基底层演变成角质层最后脱落所需的时间称为表皮细胞的更替时间或通过时间。

非角质形成细胞有黑素细胞、朗格汉斯(Langerhans)细胞和麦克尔(Merkel)细胞。

黑素细胞来源于胚胎期的神经嵴,分散在基底层细胞间和毛基质等处。黑素细胞的功能是形成黑素。朗格汉斯细胞属于单核－吞噬细胞系统,来源于骨髓中的前体细胞,主要分布于表皮中上部,也可见于真皮、口腔黏膜、扁桃体、食道、直肠、胸腺和淋巴结等部位,是一种参与多种免疫反应的主要细胞。麦克尔细胞来源于神经嵴,也有学者认为是变异的角质形成细胞,主要分布在指/趾尖、口唇等无毛皮肤和毛囊周围的基底细胞间,认为是一种机械性刺激性感受器。

表皮与其下的真皮层间通过基底膜带相连。

2. 真皮　真皮由中胚叶产生,位于表皮与皮下组织之间。真皮由外向内分为乳头层和网状层,主要由胶原纤维、弹性纤维、网状纤维和基质等结缔组织和细胞组成。真皮乳头层含有丰富的毛细血管和毛细淋巴管及游离神经末梢。真皮网状层含有较大的血管、淋巴管、神经及皮肤附属器等。真皮中的细胞有成纤维细胞、肥大细胞、巨噬细胞(组织细胞)、少量淋巴细胞、树枝状细胞和朗格汉斯细胞等。

3. 皮下组织　皮下组织又称为脂肪组织,位于真皮下方,其下与肌膜等组织相连。脂肪组织呈小叶状结构,小叶间主要为纤维结缔组织,内含血管、淋巴管及神经组织,并有少量毛囊和汗腺。皮下组织的厚薄与性别、年龄、内分泌、营养及部位不同有关。

4.皮肤附属器 皮肤附属器有毛发与毛囊、皮脂腺、小汗腺、大汗腺(顶分泌腺)和甲。

(1)毛发与毛囊:毛发与毛囊由角化的表皮细胞构成。毛发分为长毛(头发、须、阴毛、腋毛),短毛(眉毛、睫毛、鼻毛)和毳毛(面、颈、躯干、四肢的毛)。毛发位于皮肤以外的部分称为毛干,由内向外分为髓质、皮质和毛小皮。位于皮肤内的部分为毛根,毛根基底部的肥大部分为毛球,毛球底面向内的凹陷部为毛乳头,内有丰富的血管,为毛球提供营养。毛囊由表皮下降入真皮而成,由内外两层毛根和纤维鞘组成,毛囊口至皮脂腺开口处称为毛囊漏斗部,皮脂腺开口处至立毛肌附着处称为毛囊峡部。毛发的生长呈周期性,分为生长期(3~10年),退行期(3~4周)和休止期(3~4月)。各部位的毛发在不同的时间分散脱落和生长,如正常人头发每日约有70~100根头发脱落,同时也有与此相当量的头发再生。不同部位毛发的生长时间的长短与其生长周期不同有关。

(2)皮脂腺:皮脂腺是一种产生脂质的器官,由腺泡和导管组成。腺体呈泡状,无腺腔。皮脂腺多位于毛囊与立毛肌之间,导管开口于毛囊漏斗部或直接开口于皮肤表面。皮脂腺分布广泛,除掌跖和指/趾屈侧外,所有的皮肤均有皮脂腺,但以头皮、面部、胸背上部等处较多。

(3)汗腺:根据结构和功能的不同,将汗腺分为小汗腺和大汗腺。①小汗腺又称为外分泌腺,为单曲管状腺,由腺体(分泌部)和导管(排泄部)组成。腺体盘曲呈球状蟠管位于真皮网状层和皮下组织中。导管较细,开口于皮肤表面(称为汗孔)。小汗腺分布广泛,除唇红部、包皮内侧、龟头、阴蒂、乳头外遍及全身皮肤,以跖和腋部最多,头皮和胸背部次之,下肢尤以小腿最少。②大汗腺又称为顶分泌腺或顶泌汗腺,属大管状腺体,由分泌部和导管组成。分泌部在脂肪层呈蟠管状,腺腔大。导管在皮脂腺导管的上方,开口于毛囊漏斗部,部分可直接开口于皮肤表面。大汗腺主要分布在腋窝、乳晕、脐周、会阴和肛门周围等。大汗腺于青春期分泌旺盛,所分泌的液体排出后经细菌分解产生臭味,多发生在腋部,又称为腋臭。

(4)甲:指/趾甲由多层紧密的角化细胞组成,坚韧、富有弹性。甲的外露部分称为甲板,覆盖甲板周围的皮肤称为甲廓,伸入近端皮肤中的部分称为甲根,甲板下的皮肤称为甲床,甲根下的甲床称为甲母质,是甲的生长区。甲的近端有一弧形淡白色区称为甲半月,甲板两侧与甲廓部分形成甲沟。甲生长速度指甲较趾甲快,指甲每日生长约0.1mm,趾甲每日生长约0.03~0.05mm。甲的颜色等改变与营养、疾病、生活习惯及环境有关。

5.皮肤的血管 皮肤的血管来源于较深的动脉,回流于较深的静脉。除表皮无血管外,真皮和皮下组织中的血管十分丰富,自内向外分为5丛:

(1)皮下血管丛:位于皮下组织深部,是皮肤内最大的血管丛,动脉多,分支大而多,主要供给皮下组织的营养。

(2)真皮下血管丛:位于皮下组织上部,供给汗腺、毛乳头和皮脂腺的营养。

(3)真皮中部血管丛:以静脉为多,供给汗管、毛囊和皮脂腺的营养。

(4)乳头下血管丛:位于乳头层下部,具有储血功能。

(5)乳头内血管丛:位于真皮乳头层上部,血管多祥曲,供给真皮乳头及表皮的营养。

皮肤的血管分为动脉(中动脉、小动脉、细动脉)、毛细血管和静脉,静脉多与动脉伴行。动静脉管壁分为内膜、中膜和外膜。毛细血管由单层内皮细胞构成,在真皮层动脉间动脉与静脉吻合,形成特殊结构,其间无毛细血管,称为血管球,是微动脉到微静脉间的血流旁路。

血管球在指/趾末端最多见,主要参与体温调节。

6.皮肤的淋巴管、神经与肌肉　皮肤中有淋巴管网,淋巴管始于真皮乳头层的毛细淋巴管,经后毛细淋巴管汇入深部淋巴管,再经淋巴结入大淋巴管,最后进入全身大循环。

皮肤中有丰富的感觉神经和运动神经,并通过这些神经与中枢神经系统联系,产生各种感觉、支配肌肉活动并完成各种神经反射。

皮肤中的肌肉主要为平滑肌,最常见的是立毛肌,由平滑肌纤维束构成。平滑肌还见于阴囊的肌膜、乳晕和较大血管壁。

二、皮肤的功能

皮肤的功能除了保持机体器官的完整性外,还具有以下一些重要的功能。

1.保护与屏障功能　皮肤表皮角质层细胞致密而坚韧,某些部位如掌跖部角质层较厚,加上真皮中的纤维结缔组织和皮下组织对机械性损害有一定的作用。皮肤角质层含水分较少,对低电压电流有一定阻抗能力。皮肤角质层有反射日光的作用,角质层、棘层、基底层和黑素细胞吸收紫外线的作用形成对紫外线辐射等物理性损伤的防护。皮肤的完整性及皮肤表面偏酸性能防止弱酸弱碱等化学性物质对皮肤的损伤。皮肤的完整性还能防止一些微生物的侵入,能防止水分、电解质和营养物质的丢失。

2.感觉功能　正常皮肤通过游离神经末梢、毛囊周围末梢神经网和特殊形状的囊状感受器三种感觉神经末梢能传导6种基本感觉,即触觉、冷觉、温觉、痛觉、压觉和痒觉。皮肤的感觉分为单一感觉和复合感觉,前者是皮肤内的神经末梢或特殊的囊状感受器接受体内外单一性刺激而引起如触觉和温觉等,后者是皮肤内不同的神经末梢或特殊的感受器共同感受的刺激,由大脑综合分析形成的如干燥、潮湿、平滑、粗糙、坚硬、柔软等。

3.吸收功能　皮肤具有通过表皮角质层细胞、角质层细胞间隙与毛囊和皮脂腺或汗管等附属器吸收外界物质的功能。角质层是皮肤吸收的最重要的途径。皮肤吸收的物质有气体、水分、电解质、维生素 A 与 D 等脂溶性物质、动物等油脂类、重金属及其盐、水杨酸等无机酸、有机盐类、皮质类固醇类等。影响皮肤吸收的因素有:①年龄:如婴幼儿和老年人的皮肤吸收功能强于年轻人。②部位:角质层较薄的部位吸收能力强,角质层较厚的部位吸收能力弱,吸收能力由强到弱的部位依次为阴囊>面部>身躯>四肢屈侧>四肢伸侧>手足背>掌跖。③皮肤的完整性:如皮肤破损后吸收强。④被吸收物质的理化性质与浓度:如浓度较高容易吸收。⑤皮肤的水合程度:如不溶于水的药物性软膏经封包后因角质水合则使药物吸收大大增加。⑥外界温度和湿度:温度增高皮肤的吸收增强,湿度增高皮肤的吸收降低。

4.分泌、排泄与体温调节功能　皮肤中的汗腺和皮脂腺可通过分泌和排泄起到润滑皮肤的作用。皮脂腺分泌和排泄的皮脂还能抑制某些细菌和真菌生长。汗液的分泌受精神、温度、运动和/或饮食等因素的影响,皮脂腺的分泌活动受年龄、性别、精神、营养、饮食、部位、激素水平和/或季节等因素的影响。此外,皮肤受外界温度和体温的升高与降低,通过调节皮肤血管的扩张与收缩、通过调节汗腺的分泌与排泄等来调节体温、以维持正常体温的作用。

5.代谢功能

(1)糖代谢:皮肤中的糖主要是糖源、葡萄糖和黏多糖,其中葡萄糖的含量约为血糖浓度的1/2。表皮中含量最高,这是因为皮肤的表皮细胞具有合成糖源的能力。皮肤中的糖除主要提供所需能量外,在一定的范围内可调节血糖浓度。例如在血糖减少时,皮肤中的葡萄糖可进入血液中;血糖升高时,皮肤中的葡萄糖含量增加,以此来维持正常血糖水平。

(2)蛋白质代谢:皮肤中的蛋白质主要有纤维性蛋白和非纤维性蛋白,前者包括角蛋白、胶原蛋白、网状蛋白、张力微丝和弹力蛋白,后者多与黏多糖类物质结合形成黏蛋白或糖蛋白。皮肤中蛋白水解酶在正常情况下参与皮肤细胞内外结构物质的代谢,如细胞内蛋白质的消化以及表皮角化过程中的蛋白质代谢和细胞外胶原纤维的降解等。蛋白水解酶还参与皮肤病发生发展过程中的许多病理生理过程,如皮肤的炎症过程和细胞功能的调节等。

(3)脂类代谢:脂类是脂肪和类脂(磷脂与胆固醇等)及其衍生物的总称。皮肤中的脂类包括皮下脂肪、皮脂腺和表皮质膜。皮下脂肪通过 β 氧化降解提供能量。类脂主要构成生物膜。皮肤中含有 7-脱氢胆固醇,经紫外线照射后可合成维生素 D,可调节钙磷代谢。血液中脂类代谢可致高脂蛋白血症,可使脂质沉积于皮肤内产生病变。皮肤中的花生四烯酸环氧合酶和脂氧合酶可合成前列腺素、白三烯等多种代谢产物,参与皮肤正常细胞分裂与分化的调节和皮肤病变发生发展的病理过程。

(4)水和电解质代谢:皮肤中的水主要存在于真皮。成人皮肤的含水量为体重的 18%~20%。儿童皮肤的含水量较成人更高。女性皮肤中的含水量高于男性。皮肤中的水是细胞生长代谢的必要内环境,对机体水分起调节作用。机体水分减少如脱水时,皮肤中的水可进入血液中补充血容量。皮肤还是排泄水分的重要器官。皮肤是机体电解质的重要储存库之一,主要储存于真皮和皮下组织。氯和钠含量较高主要存在于细胞间液中,钾、钙和镁主要存在于细胞内。此外,还有少量的铜、铁、锌、铝、硫、磷等储存于皮肤内。电解质的主要功能是维持细胞内外的渗透压、容量和调节酸碱平衡,并参与许多物质的合成与代谢。

(5)黑素代谢:正常皮肤的颜色与皮肤的黑素代谢有重要的关系。黑素细胞合成黑素的场所是黑素小体。不同种族的皮肤颜色和不同部位皮肤颜色的差异决定于黑素小体的数目、大小、形状、分布和降解方式。黑素分为真黑素(优黑素)和褐黑素(赤黑素)两种。前者呈黑褐色,不溶于水,通过 5,6-二羟吲哚氧化聚合而成;后者呈黄色或红褐色,溶于碱性溶液,含有氮与硫,由半脱氨酰-S-多巴经过若干中间反应而合成。在黑素合成过程中,促黑激素和角质形成细胞表面所表达的碱性纤维细胞生长因子以及雌激素、孕激素、甲状腺激素能促进其合成增加,而黑素细胞刺激激素抑制因子和肾上腺皮质激素可使黑素合成减少。黑素合成后进入角质形成细胞维持皮肤的正常颜色,防止紫外线对皮肤的损伤,参与体内一些氧化还原反应等。黑素的排泄途径一是随表皮生长移行过程中酸性水解酶降解最终随角质层脱落,二是被转移到真皮被噬色素细胞吞噬,进入血循环分解后从肾脏排出。

6. 皮肤的免疫功能　皮肤是一个具有独特免疫功能并参与全身性免疫反应的器官,在非特异性免疫防御和特异性免疫的抗原识别、免疫细胞激活及应答中起重要作用。皮肤的免疫系统由细胞成分和体液成分两部分组成。细胞成分有角质形成细胞、朗格汉斯细胞、巨噬细胞和内皮细胞等。体液成分有抗菌肽、补体成分、免疫球蛋白、细胞因子、纤维蛋白溶酶、花生四烯酸和神经肽等。皮肤免疫系统成分主要功能如下。

(1)角质形成细胞:表达 MHC-Ⅱ类抗原,参与抗原的加工与递呈;产生一系列细胞因子如白介素(IL)-1、IL-8、IL-10、TNF-α、ICAM-1 等,并参与局部免疫反应。

(2)朗格汉斯细胞:为表皮内主要的抗原递呈细胞,能摄入处理和递呈抗原,控制淋巴细胞的迁移,并在淋巴细胞的成熟过程中起一定的作用。朗格汉斯细胞参与免疫调节、免疫监视、免疫耐受、皮肤移植物排斥反应和肿瘤免疫等,还参与和控制角质形成细胞的角化过程。

（3）树突状细胞：真皮内树突状细胞包括 CD1c、CD14 和 CD141 等阳性细胞，通过产生 IL－10 等细胞因子起免疫调节功能。

（4）巨噬细胞：处理、调节和递呈抗原，产生和分泌白介素－1、干扰素与补体等，参与免疫反应。巨噬细胞在对外来微生物的非特异性和特异性免疫反应、炎症和创伤愈合中起核心作用。

（5）T细胞：皮肤中的 T 细胞按表面标记分为 CD4 和 CD8 阳性 T 细胞。CD4 主要在真皮内，可进一步分为 Th1 和 Th2 等亚群。CD8 细胞分布于表皮和真皮内。T 细胞通过识别抗原和细菌，活化、增殖并分泌多种细胞因子参与免疫防御。活化的 T 淋巴细胞进入局部淋巴结后，将抗原信息传递给 B 淋巴细胞，使 B 淋巴细胞活化、增殖并产生特异性免疫球蛋白，激活体液免疫反应。

（6）肥大细胞：肥大细胞经免疫性和非免疫性机制活化后释放多种介质如血管活性物质、趋化因子和活性酶等，参与机体的生理或病理反应过程。肥大细胞表面的 IgE Fc 受体与 IgE 结合参与Ⅰ型变态反应发生。

（7）内皮细胞：内皮细胞涉及免疫反应的起始阶段，如某些细胞因子可诱导内皮细胞活化，增加白细胞黏附；与循环抗原、抗体或免疫复合物接触，调节这些物质进入血管外组织；参与细胞因子的合成分泌以及炎症修复等免疫过程。

（8）免疫球蛋白：参与皮肤免疫的主要是免疫球蛋白 A（IgA），通过阻抑黏附、溶解细菌、调理吞噬、中和病毒及中和毒素等作用参与抗感染等免疫反应。

（9）细胞因子：皮肤免疫系统细胞成分分泌的细胞因子有白介素、干扰素、生长因子、肿瘤坏死因子（TNF）和粒细胞/巨噬细胞克隆刺激因子（GM－CSF）等。这些因子形成复杂的免疫调节网络，在皮肤内的免疫反应、炎症损伤和创伤修复中起着十分重要的作用。

（10）补体：补体通过溶细胞作用、调理作用、清除免疫复合物和介导炎症等机制参与非特异性的防御反应和特异性免疫反应。

第二节　皮肤性病的症状

皮肤性病的症状是指皮肤性病的临床表现，是患者发病后所出现的一些皮肤病变和/或感觉。皮肤性病的症状有两类：一类是自觉症状，或称为主观症状；另一类是他觉症状，或称为客观症状。皮肤性病的症状是认识和诊断皮肤性病非常重要的直接依据。

一、自觉症状

自觉症状（subjective symptom）是指患者本人主观能感觉到的症状。这些症状主要有痒或瘙痒（itching，pruritus）、疼痛（pain）、烧灼感（burning）和麻木（numbness）等，其他还有刺痛、异物感，对温度及异物的易感性增加或降低等。

瘙痒是皮肤性病中最常见的自觉症状。痒觉被定义是皮肤或黏膜的一种引起搔抓欲望的不愉快的感觉。瘙痒的发生机制未明，多认为痒觉和痛觉可能是通过游离神经末梢或毛囊周围末梢神经网传导的与刺激阈有关的一种感觉，阈高则痛，反之则痒。现有人确信瘙痒和疼痛具有不同的独立的感觉形式，但二者的发生机制和介质等多方面有重叠。

引起皮肤瘙痒的因素有皮肤疾病、神经与心理性、机械性刺激，电与冷热等物理性刺激，酸与碱等化学性刺激,动物皮毛与植物棘刺等动植物性刺激,皮肤干燥与细微损伤刺激,以及组胺、缓激肽、乙酰胆碱、5-羟色胺、内皮素、蛋白酶、多肽等介质和某些药物的作用等。某些内科疾病如糖尿病、黄疸性肝炎、尿毒症与肿瘤等也是引起皮肤瘙痒的疾病性因素。在临床上,通常将瘙痒分为疾病性和特发性两类。前者由皮肤性病和内在疾病引起,后者则原因不明。也有学者将瘙痒按临床分为皮肤源性、神经病性、神经源性、心因性和混合性瘙痒,按病因分为素质性原因(遗传与过敏)、偶然性原因(温度和湿度)和决定性原因(物理、化学、寄生虫与感染等)。

自觉症状可因皮肤性病的性质、疾病的严重程度及患者个体敏感性而有不同。例如痒多见于瘙痒性疾病,疼痛见于带状疱疹、血管炎性疾病或生殖器疱疹,烧灼感见于非淋菌性尿道炎,麻木见于麻风病等。痒在皮肤瘙痒症、皮炎、湿疹等疾病则很明显,而在银屑病则较轻或无。疼痛在老年带状疱疹患者明显,而在青年带状疱疹患者则多不明显。此外,就同一种瘙痒性疾病而言,由于个体敏感性或耐受性的不同其瘙痒的程度也不尽相同;疼痛也是如此。

二、他觉症状

他觉症状(objective symptom)是指可以用视觉看到或触摸等检查到的皮肤黏膜上所呈现的病变,又称之为皮肤损害或皮损(skin lesion)或皮疹(skin eruption)。皮肤损害可分为原发性损害(primary lesion)和继发性损害(secondary lesion)两种。原发性损害是指由皮肤性病的病理变化直接产生的第一个结果,不同的皮肤性病有不同的病理变化,所发生的原发性损害也不相同。继发性损害可由原发性损害演变而来,或由于治疗及机械性摩擦如搔抓等所引起。原发性损害和继发性损害两者有时不能截然分开,如白斑可以是原发性损害如见于白癜风,也可以是继发性损害如见于冻疮等疾病之后所遗留;色素沉着斑既可以是原发性损害如见于黑变病,又可以是继发性损害如见于盘状红斑狼疮损害消退后所遗留;脓疱可以是原发性损害如见于脓疱疮,也可以是继发性损害如继发于丘疹或水疱等感染性病变。皮肤损害对皮肤性病的诊断是必不可少的,熟悉并掌握各种皮肤损害,包括其大小、形态、光泽、颜色、质地、排列和分布等十分重要。

1. 原发性损害

(1)斑疹(macule):是一种皮肤局限性的颜色性改变,其损害与周围皮肤齐平,既不高起,也不凹下。斑疹的大小不一、形状不定,直径可小于或大于 $1\sim2cm$。斑疹又可以分为以下几种:

红斑(erythema):由于毛细血管扩张或充血所致,压之褪色,多见于皮炎。其他可见于感染性炎症性红斑如丹毒。

瘀斑与瘀点(ecchymosisandpetechia):也称为紫癜(purpura),是由于红细胞自血管内外渗入皮肤组织所致。临床表现为压之不褪色。瘀斑与瘀点的颜色开始为鲜红色,逐渐变为紫蓝色或黄褐色。通常将直径小于 1cm 者称为瘀点,直径大于 1cm 者称为瘀斑。

色素沉着斑(hyperpigmentation macule):由于真皮和表皮内的色素增多使皮肤的颜色呈黑色或褐色,如见于色素痣、雀斑及黄褐斑等。

色素脱失斑与色素减退斑(amelanosis macule and hypopigmentation macule):因皮肤内黑素缺乏或减少所致,如见于白癜风或单纯糠疹等。

(2)丘疹(papule):是一种局限性高出皮面的实质性损害,其直径一般小于 1cm。丘疹的顶部和颜色因疾病不同而有所不同。顶部可以是尖的如见于皮炎,圆的如见于皮肤淀粉样病变,扁平的如见于扁平疣,或中间凹陷呈脐窝状的如见于传染性软疣。颜色可以是红色如见于湿疹,紫色如见于扁平苔藓,黄色如见于黄色瘤,或白色如见于粟丘疹。

在丘疹性损害中可见到有的介于斑疹与丘疹之间稍隆起的损害称之为斑丘疹(maculo-papule),而在丘疹上发生水疱称为丘疱疹(papulovesicle)。这两种损害较少见。

(3)斑块和斑片(plaque and patch):斑块是一种直径大于 1cm 高出皮面的扁平损害,多为丘疹扩大或融合形成,如鉴于寻常银屑病或肥厚性扁平苔藓等。斑片是一种直径大于 1cm 略高于皮面的损害。

(4)结节(nodule):是一种较深在的局限性实质性损害,其直径大于 1cm。结节通常位于真皮深层及皮下组织中,需触摸方能查出,有时结节可稍高出皮肤表面。结节的大小、形状、颜色不一。形状可呈圆形或椭圆形,颜色可为红色、黄色或正常皮肤色。有学者根据结节累及的解剖部位分为表皮的、表皮-真皮的、真皮的、真皮-皮下的和皮下的结节 5 种类型。若结节直径超过 2cm 则称为肿块(mass)。

(5)风团(wheal,hive):是一种局限的、水肿性的、隆起性的皮肤损害,由真皮内毛细血管扩张、通透性增加所致。风团可呈红色、粉红色、暗红色或瓷白色(周围有红晕)。风团存在的时间短暂,大多可在数小时内消失,不留任何痕迹,但可反复发作。风团的大小、数目和形状可有不同,小者直径仅 3~4mm 如见于胆碱能性荨麻疹,大者直径可达 10~12cm。风团的数目可仅数个,亦可很多。其形状可呈圆形、环形、回状、图案形或不规则形等。

(6)水疱和大疱(vesicle,blister and bulla):水疱和大疱都是一种局限性、高出皮面的、内含液体的腔隙性损害,直径小于 1cm 称为水疱,直径大于 1cm 称为大疱。水疱或大疱可以是孤立的或群集性分布。疱可发生于正常皮肤上,也可发生于有炎症的皮肤上。疱周可有或无红晕。疱壁可厚可薄,与发生的部位深浅有关,如发生于角层下的水疱其疱壁薄,发生于表皮下的疱则疱壁较厚。疱内液可为浆液、血液或淋巴液,其颜色随疱内所含之液体而异。

(7)脓疱(pustule):是一种局限性的、高出皮面的、内含脓液的腔隙性损害。脓疱的疱壁可厚可薄,脓液可稀可稠,颜色可呈黄色或绿黄色。脓疱基底和疱周常呈红色。脓疱可以是原发性损害如见于脓疱疮,也可以因丘疹或水疱继发细菌感染演变而来。脓疱可以是细菌感染性的如脓疱疮,也可以是非细菌感染性的如脓疱型银屑病。

(8)肿块(tumor):是一种发生于皮内或皮下组织的实质性损害。肿块的大小和形状因疾病而有不同,小者如黄豆,大者如鸡蛋或更大。肿块可呈圆形、蒂形或不规则形,质地或软或硬,可高出皮面或仅能触及。肿块的颜色一般呈皮肤色,若有炎性变化或出血则呈红色,如有色素细胞增生则呈黑色。肿块有良性和恶性之分,前者如纤维瘤,后者如鳞状细胞癌。通常良性肿块生长速度缓慢,而恶性肿块生长速度则较快。肿块也可破溃形成溃疡等病变。

(9)囊肿(cyst):是一种内含液体、黏稠分泌物和/或细胞成分的囊性损害。囊肿可呈圆形或椭圆形,触之有弹性感。囊肿大多位于真皮或皮下组织,多高出皮面。常见的囊肿有表皮囊肿及黏液囊肿等。

(10)毛细血管扩张(telangiectasia):是一种动静脉末端毛细血管扩张所致的细线状红色损害。毛细血管扩张可呈直线形、弯曲状或网状,压色减退或消退。毛细血管扩张可见于酒渣鼻、蜘蛛痣、红斑狼疮、皮肌炎、血管瘤/畸形、皮肤异色病、放射性皮炎、瘢痕疙瘩、结节病、寻常狼疮或毛细血管扩张症等疾病。

2.继发性损害

(1)鳞屑(scale):是一种由于角化过度、角化不全或水疱干涸等而引起的表皮角质层脱落或即将脱落的表皮角质层细胞。鳞屑的大小、形状、厚薄以及多少与疾病有关,如汗斑的鳞屑细小呈糠秕状,银屑病的鳞屑较厚大呈云母状或蛎壳状,剥脱性皮炎有大量的鳞屑,而玫瑰糠疹的鳞屑则较少。

(2)表皮剥脱或抓痕(excoriation):是一种由于搔抓或摩擦所引起的表皮或深达真皮的缺损。该损害多呈线状或点片状。表皮剥脱或抓痕有血清或血液渗出者,干燥后有黄色痂或血痂。通常,抓痕较浅者愈后不留瘢痕,而抓痕较深则愈后遗留瘢痕。表皮剥脱或抓痕常见于瘙痒性皮肤病。

(3)浸渍(maceration):是一种因皮肤与黏膜长时间浸于水中或处于潮湿状态下所引起的皮肤变软变白。浸渍多见于足部,其次为肛周与腹股沟等皮肤黏膜皱褶部位。浸渍严重者甚至皮肤起皱,长久受浸渍的表皮容易发生腐蚀脱落或继发细菌或真菌性感染。

(4)裂隙或皲裂(fissure):是一种因皮肤干燥、角质层增厚或皮肤的慢性炎症而引起的皮肤线条状裂口。裂隙或皲裂常发生于手掌、足跟、口角及肛门周围等部位。裂隙或皲裂可累及表皮,也可累及真皮。裂隙或皲裂可发生出血或引起疼痛。

(5)糜烂(erosion):是一种由于表皮或黏膜上皮的缺损所引起的湿润面。糜烂常发生于水疱或脓疱的破裂,或浸渍所致的表皮的脱落,或丘疹等皮损抓破后。因糜烂之病变位于基底细胞层上,故其损害愈后不留瘢痕。

(6)溃疡(ulcer):皮肤或黏膜组织的局限性缺损称为溃疡。溃疡可由搔抓等外伤、病变感染或坏死等引起。溃疡有各种形状,其大小、颜色、深浅、边缘、基底与病变或病情的轻重程度不同有关。由于溃疡的深度在表皮基底细胞层下,故愈后会留有瘢痕。

(7)痂(crust):痂是一种由浆液、血液、脓液、鳞屑、药物、感染性微生物等与脱落的上皮细胞混合干涸而形成的附着物。痂可薄可厚,质柔软或脆,并且与皮肤粘连。痂可有不同的颜色,与其附着物的性质有关,如由血清形成的痂呈黄色,由脓性物形成的痂呈绿色或黄绿色,由血液形成的痂呈棕色或暗红色。

(8)硬化(sclerosis):是一种局限性或弥漫性的皮肤变硬。硬化主要由真皮或皮下水肿、细胞浸润、胶原增生而引起。硬化常见于硬皮病、慢性瘀积性皮炎、慢性淋巴水肿及瘢痕疙瘩等疾病。

(9)苔藓化(lichenification):也称为苔藓样变,是一种因搔抓或摩擦而引起的皮肤局限性浸润肥厚,表现为皮肤纹理加深,如皮革或树皮状。苔藓化常发生于一些慢性皮肤疾病如慢性单纯性苔藓或慢性湿疹等疾病。

(10)萎缩(atrophy):是一种由于外伤或炎症性病变等引起的皮肤组织减少而变薄。萎缩可发生于表皮、真皮和/或皮下组织。表皮萎缩的特征是皮肤的纹理消失或部分存在,有轻度发皱,略透明。真皮萎缩的特征为局部皮肤凹陷、变薄、甚至可见其下的血管,皮肤的颜色及纹理均正常。皮下组织萎缩的特征为皮肤凹陷明显,可显露皮下骨或肌腱,皮肤表面纹理和颜色等正常。

(11)瘢痕(scar):是一种真皮或皮下组织缺损后由新生结缔组织修复所形成的病变。瘢痕表面光滑,无正常皮肤纹理,无毛发等附属器,质地较硬。瘢痕的大小、形状和颜色与原发病变的大小、形状和病程长短有关。瘢痕分为萎缩性瘢痕和增生性瘢痕两种,较周围正常皮肤表面低凹的瘢痕称为萎缩性瘢痕,高于正常皮肤表面的瘢痕称为增生性瘢痕或瘢痕疙瘩。

第三节　皮肤性病的诊断

皮肤性病的病种繁多,有资料显示达 1000 多种。在这些疾病中有些皮肤性病容易诊断,而有些皮肤性病,尤其在疾病的早期,无特征性表现时则很难确诊。就疾病而言,没有正确的诊断,就很难有正确的治疗。因此,在皮肤性病的诊断过程中,正确的诊断有助于提高医生对某些疾病的病程及治疗的预见性,有利于患者疾病的痊愈,同时也能丰富医生对该疾病的进一步认识,提高诊疗水平。皮肤性病的诊断主要根据病史、皮肤性病的症状、体检和相关的临床与实验室检查等综合分析做出。

一、病史

对患者病史的了解除了患者的姓名、性别和年龄等一般项目外,主要有现病史和既往史,其他还包括对患者某些相关病史的询问。

1. 现病史　现病史是指患者就诊时皮肤病变等症状的发生经过,有以下诸方面:

(1)皮损初发部位:皮损的初发部位在皮肤性病的诊断中具有重要价值,但需注意患者可能会不提及明显重要的或令人尴尬的初发部位,而更重视后续发病部位。

(2)皮损初发时间:皮损发生的时间应尽可能询问得精确,其中皮肤性病的加重或复发的时间也应询问并记录。许多伴发热的发疹性疾病应尽可能详细地问清发疹在前还是发热在前,以及发疹与发热之间的关系等。

(3)皮损特点与皮损发展:应尽可能地让患者详细描述原发性损害和继发性损害的形态或特征,但有时患者会将风团等损害描述为水疱,此时应加以鉴别。应详细询问皮损的演变过程、扩大速度及扩散方式,如水痘患者多是先在胸背部起水疱,然后呈向心性发展。

(4)自觉症状与全身症状:皮肤性病的自觉症状主要有瘙痒、疼痛、灼热、麻木及干燥等。痒是最常见的。夜间瘙痒加重多见于疥疮。蚁行感、虫爬样感则多见于系统性疾病所致或精神因素等。不痒的皮肤病变最常见的有梅毒、麻风病和真菌病如孢子丝菌病等。麻木则多见于麻风病。疼痛或灼热多见于带状疱疹、淋病、非淋菌性尿道炎和生殖器疱疹。有些皮肤性病还会有全身症状如畏寒发热等。

(5)激发因素:了解皮肤性病的激发因素对于皮肤性病的诊断以及治疗和防止复发都是很重要的。应尽可能地询问患者可能的激发因素。在这一过程中既不能无视患者的意见,也不能过分相信患者,尤其是怀疑与职业性的因素有关时,除非医生特别清楚该工作环境,否则不能轻易确定。许多疾病的发生或加重与精神因素有关,如系统性红斑狼疮、银屑病、慢性荨麻疹、痤疮和复发性生殖器疱疹患者,应详细询问可能的精神诱因。而当怀疑药疹时则应详细询问用过何种药物、何时使用,以及与皮损发生的关系等。

(6)诊疗情况:患者发病后有无就医以及诊断与治疗等情况应仔细了解。目前,多数患者会在就诊前自行购药治疗,尤其是性病患者。在某些疾病,治疗的情况对疾病的诊断有帮助,如患者外用糖皮质激素软膏后皮损先好转后加重,多见于皮肤真菌感染。同时,患者就诊前曾经采用的治疗措施以及效果如何,有何不良反应等也应详细询问。

2. 既往史　既往史即过去病史对疾病的诊断有一定的价值。患者既往有无类似病史以及其他疾病史应详细了解。有些疾病,如贝赫切特综合征患者的早期表现可能仅为双下肢的结节性血管炎或结节性红斑,经过几年或十几年后相继出现口腔、眼部和生殖器部位的损害而具有特征性。此外,患者有无药物过敏史在既往史中也十分重要。

3.相关病史的询问

(1)家族病史:家族病史在遗传性皮肤病中比较多见。对怀疑与遗传有关的皮肤病应详细询问其家族中有多少同病者,近亲和远亲中有无同样的疾病。详细询问并获得某个疾病的家族谱系对于遗传性皮肤病的诊断和发病机制的探讨有相当重要的价值,如鱼鳞病、银屑病、雀斑与特应性皮炎等。在诊断特应性皮炎患者时,应详细询问家族中有无"特应性"病史,如过敏性鼻炎、哮喘和荨麻疹等病史。

(2)地理:不同的地区皮肤病的病种和发病率有一定的差异,如在我国北方银屑病的发病率较高,南方气候温热潮湿皮肤癣菌感染多见。性传播性疾病在较早开放的沿海城市发病率较高,而在内地则较低。

(3)职业:因职业所致皮肤病的发病率较高,约占所有职业病的20%~70%,如手部的湿疹和接触性皮炎,农民颈、稻农皮炎和油彩皮炎等。

(4)嗜好:如饲养猫、犬等宠物时有时会感染上真菌性皮肤病或丘疹性荨麻疹。饮酒对皮肤有不良的刺激。过量饮用咖啡及浓茶可加重皮肤病的瘙痒。

(5)活动:在冬季出现晒斑或其他日光性皮肤病可见于去热带或亚热带地区旅游的患者。运动可加重瘙痒性皮肤病病情。

(6)社会、经济与文化:了解患者的社会活动、经济状况和文化层次,有助于针对不同的病情提出相应的治疗和预防措施,并且能够保证提出的建议可接受性和可执行性。

(7)性生活史:对于性传播疾病患者询问性生活史于诊断及预防都有重要意义。

二、体检

体检内容包括皮肤黏膜损害和相关器官的检查。

1.皮肤黏膜损害的检查　皮肤黏膜损害的检查应包括皮肤、头发、指/趾甲及口腔等黏膜。

(1)皮损的类型:患者的皮损是什么类型,是斑疹、丘疹、结节还是水疱、鳞屑、溃疡等。应区分哪些是原发性损害,哪些是继发性损害,尤其不要被继发性损害所迷惑。

(2)皮损的形状与大小:不仅要认识皮损的类型,还要描述每个皮损的形状与大小。形状如环形、弧形、线性、圆形、卵(椭)圆形、图形、不规则形、脐凹状、半球形或菜花状等。大小如针尖大小、针头大小、绿豆大小、黄豆大小、核桃大小、鸡蛋大小、拳头大小,或直径几毫米、几厘米、几毫米乘几毫米、几厘米乘几厘米等。

(3)皮损的数目:皮损是单发还是多发,用几个或几块(片)等数字表示。

(4)皮损的排列:每一皮损除有其独特的形状外,也有一定的排列,并可能反映疾病的病理过程。皮损可以是相互独立的或孤立性存在,可以是片状或带状排列,也可以呈环状、弧状、线状、网状或不规则排列等。

(5)皮损的分布:皮损所累及的范围可以是局限性群集的或散在的,也可能是播散性的或是泛发性或弥漫性的。皮损播散时,应记录累及的面积。成人的一个手掌的面积约为成人全身皮肤体表面积的1%。皮损累及的面积有助于对某些疾病如银屑病等的严重程度进行评分。皮损的分布是单侧还是对称,是否位于暴露部位、受压部位还是间擦部位等。

(6)皮损的颜色:皮损的颜色变化多端,如白色、淡白色、灰色、黄色、粉红色、红色、橙色、棕褐色、紫色、蓝色、淡紫色、黑色甚至是绿色等。皮肤的颜色受多因素的影响如褐色的黑素与棕黑素、红色的血红蛋白、蓝色的氧化型血红蛋白和黄色的胡萝卜素。皮肤的颜色还受皮肤的血管、温度、局部的干燥和潮湿程度等因素的影响。此外,皮损的颜色也受光的散射的影响,如银屑病疏松的鳞屑由于光的散射而呈银白色,真皮深部的黑素看起来呈蓝色。许多皮肤性病具有其独特颜色改变,如毛发红糠疹和胡萝卜素血症患者的掌跖部可见特有的橙色,黄瘤和类脂质进行性坏死的黄色,扁平苔藓的暗紫红色,皮肌炎双上眼睑特有的淡紫红色,二期梅毒手足部的损害可呈铜红色等。值得注意的是所有的红斑,无论是什么性质的均应进行玻片压诊或指诊,以判断是否为出血性的或充血性的。

(7)其他:包括损害的边缘或界限是清楚、整齐,还是模糊;损害基底是宽还是窄或呈蒂状;损害表面是光滑还是粗糙;损害的质地是硬还是软;损害的温度是高还是低,等。

2.相关器官的检查　相关器官的检查包括患者一般情况、体温、脉搏、呼吸、血压以及浅表淋巴结、眼、鼻、口腔、咽喉、关节、心肺和腹部等器官的检查。相关器官的检查对某些系统性疾病的诊断和病情程度的评价有重要的意义。

三、临床与实验室检查

1.临床检查

(1)指诊:指诊非常简单而实用,对于某些皮肤性病的诊断也有很大的价值。指诊可以起到下列作用:了解损害的硬度、细腻、萎缩、肥厚、浸润、深浅、固定或可否移动等以及疼痛与否;指诊可以了解皮损表面的温度,如急性皮炎、荨麻疹、各种感染性疾病等可出现局部温度的升高,而在冻疮、雷诺现象、系统性红斑狼疮患者则出现肢端温度降低或冰冷感。要提请注意的是,对某些传染性疾病如性病中的硬下疳与扁平湿疣等二期梅毒疹的指诊时要戴医用手套,以防传染。

(2)玻片压诊:玻片压诊是指借助于玻片来诊断某些皮肤病。玻片压诊主要应用于各种原因导致的红斑和瘀斑等病变。压之不褪色主要见于血管性疾病如瘀点、瘀斑、贫血痣以及内源性或外源性色素性疾病如文身等。在寻常狼疮玻片压诊时可见到特征性的苹果酱色的肉芽肿性结节。

(3)皮肤划痕征:皮肤划痕征或皮肤划痕试验,是指用压舌板或棉签等在皮肤上轻划直线,皮肤血管受刺激后发生收缩和扩张并引起反应。皮肤划痕征阳性是指刺激后在局部首先发生红斑,1～3min后开始发生肿胀,3～5min内达到高峰,同时可出现瘙痒。皮肤划痕征阳性主要见于各型荨麻疹如皮肤划痕症、压力性荨麻疹、胆碱能性荨麻疹和物理性荨麻疹等。生理性的皮肤划痕征包括白色皮肤划痕征和红色皮肤划痕征。白色皮肤划痕征是指轻划皮肤10～15s后,该部位周围皮肤发生苍白色改变,1min内这种苍白色变得更为明显,通常持续3～5min。白色划痕征阳性常见于特应性皮炎。红色皮肤划痕征是由于强刺激后3～15s内出现局部皮肤发生红斑,1min内达到高峰。Darier征是一种特殊的皮肤划痕试验。Darier征是指用手轻轻拍打外观正常的皮肤后出现红晕和风团,见于90％的色素性荨麻疹。

(4)感觉检查:主要是检查患者的触觉、痛觉和温度觉的存在与否。触觉的检查方法是将少量棉花纤维做成细的纤维束,轻轻擦过皮肤,如果患者没有感知,即为触觉消失。痛觉的检查方法是用针尖刺皮肤,如果患者感觉不痛,即为痛觉消失。温度觉的检查方法是准备两个玻璃管,一个装冷水,一个装热水,先后分别接触患者,如果患者不能将二者区分开,则为温度觉消失。感觉检查主要应用于麻风病患者的皮损。但在皮神经炎,如股外侧皮神经炎时可有患处皮肤的感觉减退或消失。

(5)棘突松解征:又称为尼氏征(Nikolsky sign),主要见于各型天疱疮和中毒性表皮坏死松解型药疹等,可用于鉴别天疱疮和其他一些大疱性疾病如大疱性类天疱疮和疱疹样皮炎。棘突松解征阳性有三种特征:一是于疱顶施加压力,按压疱顶,可见疱液向周围表皮内渗透致疱扩大;二是牵拉破疱之残壁,引起周围表皮进一步剥脱;三是外观看似正常的皮肤一擦即破。

(6)刮屑试验:刮屑试验包括三个内容,即蜡滴现象、薄膜现象和点状出血征,主要应用于银屑病的特异性诊断。蜡滴现象是指用钝器轻轻刮除鳞屑,可见一层一层的疏松的鳞屑被刮下,犹如刮蜡一样。当将鳞屑全部刮除后,其下可见一红色发亮的薄膜,即为薄膜现象。轻轻刮去薄膜,可见散在的小出血点,或呈露珠状,称为点状出血征,也称为 Auspitz 征。

(7)同形反应(isomorphic response,Koebner response):是指外观正常的皮肤受到创伤后出现新的与原发性损害类似的皮肤损害。同形反应最早见于银屑病中,扁平疣等病毒感染性疾病也可出现类似的现象,有称之为假同形反应(pseudo-Koebner response)。皮损受到外来创伤后皮损消失则称为反同形反应(reverse Koebner response)。同形反应的诱发因素众多。多种形式的物理性损伤如摩擦、压力、切割、皮肤移植、咬伤、皮肤接种试验、烧伤、寒冷和紫外线及离子的辐射等均可导致同形反应。此外,许多感染性疾病及其他皮肤病与同形反应也有相关。同形反应的发病机制尚不十分清楚。但在银屑病中同形反应的主要机制是表皮的损伤,导致大量的 $CD4^+$ 淋巴细胞浸润,进一步引起局部产生细胞因子和黏附分子而参与同形反应的发生。研究显示 20% 的银屑病患者会出现同形反应,潜伏期约为 $10\sim14d$,而且多见于疾病的活动期。可见到同形反应的其他皮肤病还有毛囊角化病(Darier 病)、多形红斑、Hailey-Hailey 病、卡波西(Kaposi)肉瘤、坏疽性脓皮病、白血病、扁平苔藓、硬化性萎缩性苔藓、光泽苔藓、类脂质进行性坏死、穿通性胶原病和毛囊炎、盘状红斑狼疮、血管炎、白癜风和黄瘤等。

(8)同位反应(isotopic response)或称为 Wolf 同位反应(Wolf's isotopic response):是指某一皮肤病变已治愈,经数月或数年后,在原皮肤病变同一部位发生与原疾病无关的其他皮肤病变(继发疾病)的现象。同位反应的发生机制尚不清楚,多认为是病毒感染等改变了局部皮肤的免疫状态,导致局部的免疫高反应性。其他参与的因素有局部微循环改变、瘢痕形成、胶原蛋白重排、局部屏障功能受损和神经肽的释放等。同位反应发生的原发皮肤疾病有带状疱疹、单纯疱疹、皮肤结核以及大疱性皮肤病等。发生同位反应的疾病有粟丘疹、扁平苔藓、环状肉芽肿、银屑病、结节性痒疹、结节病以及湿疹等。

同位反应与同形反应不同在于:①同位反应强调新的疾病出现在已经治愈,且表面健康的皮肤上,而同形反应则发生在外伤或炎症等受伤的皮肤上。②同位反应的两种疾病是不相关的、第二种疾病是新出现的,而同形反应指的是两种疾病是相同的。③同位反应是在某疾病预后的同一部位出现又一新的皮肤病变,而同形反应强调的是外观正常的皮肤受外伤等后出现与原发疾病相同的表现。

(9)针刺反应/针刺试验:该试验方法是用 20 号无菌针尖在被试验者前臂屈面中部斜行

刺入约 0.5cm,沿纵向稍捻转后退出,经 24～48h 后局部出现直径大于 1～2cm 的毛囊炎样小丘疹或脓疱损害为阳性反应,反应重时可见周围有红晕和底部有小结节。若静脉穿刺、皮下或肌内注射后出现的类似损害(针刺反应阳性),或皮肤微小创伤后出现的类似损害具有同等价值。针刺试验阳性对某些疾病如贝赫切特病诊断的特异性较大,具有相当高的辅助诊断价值,且与疾病的活动性相关。

(10)醋酸试验:醋酸试验又称为醋酸白试验,是一种在临床上主要用于尖锐湿疣、尖锐湿疣亚临床表现或人乳头瘤病毒(HPV)潜伏感染的诊断与鉴别诊断试验。

醋酸试验机制尚不十分清楚。目前有 2 种观点:一种观点认为涂醋酸后使其被涂组织变白是蛋白质凝固的结果,这种凝固的蛋白质反映了 HPV 感染了的上皮的不正常细胞和细胞过多的特征;另一种观点则认为 HPV 感染过的角质形成细胞与正常的未感染过的角质形成细胞的角蛋白不同,只有被 HPV 感染过的角质形成细胞才能被醋酸致白。

醋酸试验的方法是首先将可疑损害部位或试验部位污染物(或分泌物)去除干净。然后用棉拭子蘸 3%～5%醋酸液涂于受试部位皮肤黏膜或损害上,经 1～5min 后用肉眼或用放大镜观察结果。在有些部位如男性阴茎、阴囊,女性外阴部以及肛门区涂醋酸后观察的时间可能需要延长到 15min。此外,也可用 3%～5%醋酸液浸透的纱布覆盖数分钟后观察结果。在进行醋酸试验过程中应注意在涂醋酸液于受试处时不要用力摩擦,以免擦破(伤)皮肤黏膜后造成异常或假阳性结果。

醋酸试验结果分为阳性和阴性。醋酸试验阳性表现为受试部位或损害变白,其界线大多清楚,可能有极少数边界不很规则,有个别呈锯齿状、角状或羽毛状,有的呈卫星状。在变白处用肉眼或用放大镜观察见有细小颗粒状突起。若用阴道镜观察女性宫颈部损害特点为发亮、雪白,用阴道镜观察男性外生殖器变白区呈明亮、雪白色并有光泽。醋酸试验阴性则为受试部位或损害涂醋酸后不变白,也无颗粒状突起。醋酸试验阳性表示是尖锐湿疣或尖锐湿疣亚临床表现;醋酸试验阴性则表示不是尖锐湿疣或不是尖锐湿疣亚临床表现。

醋酸试验在临床上检查方法简单,不需要复杂的仪器设备,有较好的敏感性。据报道如以尖锐湿疣的组织病理检查结果为基础醋酸试验的敏感性可达 85%,但其特异性较差,仅12%左右。另据调查表明醋酸试验典型和明显的 HPV 感染有 62%与组织病理检查结果一致,而不典型表现仅 11%一致。因此,单凭醋酸试验阳性结果不能肯定就是尖锐湿疣或尖锐湿疣亚临床表现。而且,有些病变如包皮、龟头、女阴等部位的慢性炎症以及表皮增厚或皮肤黏膜有擦破、外伤等时可出现醋酸试验阳性,称为醋酸试验假阳性反应。醋酸试验假阳性反应的主要特征是变白区白色痕迹不规则、界线不十分清楚,表面大多光滑。据报道,醋酸试验假阳性反应发生率可达 25%。此外,外阴部的念珠菌感染也可造成醋酸试验阳性结果。在女性疑有宫颈上皮内瘤时,醋酸试验可呈阳性,故在鉴别宫颈上皮内瘤变与宫颈部尖锐湿疣时应进一步进行病理检查以助诊断。醋酸试验阴性也不能排除尖锐湿疣或尖锐湿疣亚临床表现。据作者观察,临床上较典型尖锐湿疣、并 HPV 检查阳性的损害中有 9%醋酸试验为阴性结果。

(11)皮肤斑贴试验:斑贴试验的原理为Ⅳ型变态反应,即外来的致敏物质与皮肤的某种蛋白质结合形成完全抗原,与机体已形成的抗原特异性的 IgE 抗体结合,导致肥大细胞释放颗粒,引起皮肤血管的病变等反应。该试验主要用于检测接触性皮炎等疾病的变应原或过敏原。

斑贴试验宜在皮炎的急性期消退后1～2周进行。常选用的部位是躯干、背部及前臂屈侧。斑贴试验的方法是先将试验处皮肤用清水洗净，每个待试物均应有明确的标识及记录，同时设阴性对照。取1个2cm大小的双滤纸，涂上一定量的待试物品。如果待试物品为液体，则将纱布浸湿，取出后擦去多余液体，然后平放在已选定的试验区，上覆2cm大小的玻璃纸或蜡纸，再用3～4cm大小的橡皮膏固定。注意在同时做几个试验时，每两个之间至少应相距3～4cm。现已有标准斑试器进行斑贴试验，其具体方法如下。首先将斑试器标好顺序，将被试物稀释至规定浓度，加入斑试器内。如为膏剂可用约0.03g，液体则先在小室内放一滤纸片，然后滴加变应原约0.02～0.04mL。阴性对照仅加稀释剂。然后用胶带贴敷于上臂或前臂屈侧，用手掌轻压几次，使之均匀贴敷于皮肤上。48h后去除斑试胶带，间隔30min待斑试器压痕消失后判读结果。对于一些刺激性大不能密闭包扎的物质可采用开放试验，如植物树脂、香波、香水、指甲油、发胶和皮肤清洁剂等。一般试验物不需稀释而直接涂布于上臂肘部伸侧部位，每日2次，连续7天，每日观察局部皮肤反应，避免在试验时水洗或揉搓皮肤。

结果判定：弱阳性为局部红斑；阳性为水肿或水疱，强阳性为大疱及溃疡；阴性则为无反应。斑贴试验结果观察一般在敷贴48h后移去，间隔30min观察结果，如为阴性，最好在72h和96h再判读结果1次，以避免遗漏迟发反应。

2.实验室检查

(1)真菌学检查：取鳞屑、痂、毛发、甲屑、分泌物、尿液、痰液或病变组织等进行真菌镜检和/或培养以诊断各种真菌性感染。

(2)病毒学检查：取疱液、分泌物、血液、组织液或病变组织进行疱疹病毒、人乳头瘤病毒等检查以诊断单纯疱疹、生殖器疱疹或人乳头瘤病毒感染。要提请注意的是血液学标本的相关检查不能作为诊断这些疾病的单一依据，多用于流行病学的调查。

(3)细菌学检查：取脓液、分泌物、血液、组织液或病变组织等进行镜检、培养或某些特殊检查以诊断细菌感染性疾病、淋病、非淋菌性尿道炎/宫颈炎与麻风病等疾病。

(4)寄生虫检查：取疱液或毛囊口皮脂等进行疥螨、蠕形螨检查以诊断疥疮和螨虫感染。

(5)免疫学检查：取疱液、血液、组织液或分泌物进行染色等检查以诊断红斑狼疮、Sézary综合征、水疱大疱性疾病、单纯疱疹等。

(6)组织病理学与免疫病理学检查：取病变组织进行组织病理学检查或免疫病理学如免疫组化检查以诊断皮肤肿瘤、血管性皮肤病或大疱性皮肤病等。皮肤组织基本病理变化有以下一些：

1)角化过度：是指角质层增厚，见于鱼鳞病、银屑病、慢性皮炎和扁平苔藓等疾病。

2)角化不全：是指角质层角化过程不完全，见于亚急性皮炎与银屑病等疾病。

3)角化不良：是指表皮内个别细胞角化异常如细胞核浓缩变小，见于疣状角化不良瘤、Darier病、角化棘皮瘤与增生性毛鞘囊肿等疾病。

4)颗粒层增厚：是指颗粒层厚度增加，见于扁平疣、寻常疣、慢性湿疹、慢性皮炎、扁平苔藓与红斑狼疮等疾病。

5)颗粒层减少：是指颗粒层细胞减少，见于鱼鳞病与银屑病等疾病。

6)棘层肥厚：是指棘细胞层增厚，见于慢性湿疹或皮炎、银屑病与尖锐湿疣等疾病。

7)表皮萎缩：是指棘细胞层萎缩以致表皮变薄，见于老年皮肤、红斑狼疮与硬化萎缩性苔藓等疾病。

8)银屑病样增生:是指表皮嵴规则延长,并与真皮乳头相互交错,致表皮真皮连接带呈波浪状起伏,见于银屑病等疾病。

9)疣状增生:是指角化过度、粒层与棘层增厚和乳头瘤样增生同时存在,状如山峰起伏,见疣状痣等疾病。

10)假上皮瘤样增生:是指棘层明显肥厚和表皮不规则增生,但细胞分化良好、无异型、见于慢性肉芽肿疾病如慢性溃疡、寻常狼疮或着色真菌病等疾病。

11)乳头瘤样增生:是指乳头层不规则向上增生以致表皮呈不规则波浪起伏,见于疣状痣与黑棘皮病等疾病。

12)毛囊角栓:是指在角化过度的表皮中毛囊或汗管开口处角质增多、形成栓塞状,见于毛囊角化病、汗孔角化病、盘状红斑狼疮与硬化萎缩性苔藓等疾病。

13)表皮水肿:是指棘细胞内体液增多(细胞内水肿)和棘细胞间体液增多(细胞间水肿),见于湿疹与皮炎等疾病。

14)海绵形成或海绵水肿:是指棘细胞间体液增多,使细胞间的间隙增宽,细胞间桥拉长,形如海绵,见于湿疹与皮炎等疾病。

15)网状变性:是指因严重的细胞内水肿导致细胞膨胀破裂、残留的细胞膜连接成网状中隔病形成多房性水疱,见于接触性皮炎、汗疱疹与带状疱疹等病毒性疾病。

16)气球状变性:是指因细胞内水肿导致表皮细胞过度肿胀和细胞棘突松解使细胞呈气球状,见于带状疱疹等病毒性疱病。

17)基底细胞液化变性/水滴状变性:是指基底细胞呈空泡化或破碎,基底细胞排列紊乱,甚至基底层消失,棘细胞与真皮连接,见于红斑狼疮、扁平苔藓与皮肤异色症等疾病。

18)海绵状脓疱/Kogoj脓疱:是指中性粒细胞侵入表皮细胞导致胞质和胞核溶解,残余包膜形成网状似海绵,见于脓疱型银屑病等疾病。

19)微脓肿/Munro微脓肿:是指由中性粒细胞或淋巴细胞嗜酸粒细胞聚集在表皮内形成的小团块,见于脂溢性皮炎、银屑病、嗜酸粒细胞增多性皮炎与疱疹样皮炎等疾病。

20)棘突松解:是指因细胞间桥变性,细胞间丧失紧密连接而松解,导致表皮内裂隙、水疱或大疱的形成,见于天疱疮等疾病。

21)核碎裂:是指细胞核破碎而死亡,可发生于表皮细胞或中性粒细胞,见于脓疱性皮肤病与变应性血管炎等疾病。

22)胶样小体/透明小体/Civatte小体:是指嗜酸性均质性圆形或椭圆形小体,见于红斑狼疮与扁平苔藓等疾病。

23)干酪样坏死:坏死灶失去正常的组织结构,绕以上皮样细胞,HE染色呈粉红色颗粒状或团块状,见于皮肤结核、梅毒与麻风病等疾病。

24)界面皮炎:是指表皮与真皮交界处出现的病理改变使得表皮与真皮交界模糊,可见到的组织病理学改变是基底细胞液化变性、基底细胞坏死、真皮浅层炎性细胞浸润等。界面皮炎见于扁平苔藓、硬化性苔藓、光泽苔藓、急性痘疮样苔藓样糠疹、线状苔藓、红斑狼疮、皮肌炎、多形红斑等疾病。

(7)免疫荧光检查:取病变组织用免疫荧光技术检查以诊断红斑狼疮和大疱水疱性疾病,如狼疮带试验(lupus band test,LBT)就是应用直接免疫荧光(DIF)抗体技术来检测红斑狼疮患者皮肤免疫荧光带,主要用于红斑狼疮的诊断。其检查方法是取红斑狼疮患者皮肤组织,用 DIF 技术在表皮与真皮连接处可见到免疫球蛋白(主要为 IgG)和补体(C_3 和 C_4)形成的沉积带,可表现为团块状、颗粒状、细线状或点彩状,称为 LBT 试验阳性。狼疮带试验在 90%皮肤性红斑狼疮和 2/3 以上系统性红斑狼疮(SLE)患者皮肤损害中以及半数以上 SLE 患者正常皮肤中呈阳性,但在盘状红斑狼疮患者的正常皮肤中呈阴性。

(8)皮肤镜检查:皮肤镜(dermoscopy)是一种观察皮肤细微结构和色素等病变的无创性显微图像分析技术。

该技术是通过放大镜的原理用显微镜从一个锐角将光照射到皮肤上,使其结构发生反射以便于观察病变等情况。近年来,皮肤镜检查已广泛用于皮肤疾病的诊断与鉴别诊断,被称为是皮肤科医生的"听诊器"。

皮肤镜有非偏振光皮肤镜(传统皮肤镜)、偏振光接触式皮肤镜和偏振光非接触式皮肤镜3 种。非偏振光皮肤镜使用时需接触皮肤,并在皮肤镜头与皮肤之间使用矿物油和酒精等液体,以减少皮肤表面的反射,使光线穿透表皮,达到真皮层后反射回来,到达观察者的视网膜,可清晰的见到角质层下的结构。偏振光接触式皮肤镜可接触或不接触皮肤,后者通过交叉偏振光达到上述目的。非偏振光皮肤镜更适合用于观察较为表浅的结构,而偏振光接触式皮肤镜因其不需要直接接触皮肤、镜头不会对皮肤血管造成压迫,故更适合观察血管结构,这在非色素性疾病的诊断中尤为重要。

皮肤镜检查方法常用于色素性疾病、银屑病、玫瑰糠疹、扁平苔藓、慢性湿疹、皮炎、脂溢性角化病或黑素瘤等疾病的诊断与鉴别诊断。然而,对某些特殊疾病,还需要进行组织病理学检查,皮肤镜检查只能作为病理检查的补充。此外,非色素性皮肤肿瘤和炎症性皮肤病的皮肤镜表现有很多重叠,故诊断不仅仅依靠皮肤镜检查,还需要临床等综合判断,有时还需要组织病理学的检查以确诊。

(9)皮肤 CT 检查:皮肤 CT(computed tomography),即皮肤载体三维影像分析系统检查,又称为共聚焦激光扫描显微镜(confocal laser scanning microscopy)检查,是目前应用较广泛的无创性检查方法。该检查方法的原理是以激光作为点光源,通过物镜聚焦于组织内,组织内焦点处反射或反向散射回来的光由同一物镜接受,然后通过探测光路系统的针孔传送至探测器而成像,从而构成一薄层组织光学切片,焦点以外的反射光则被针孔滤除。将反射共聚焦显微镜的探测器连接在专门的计算机上,并在计算机辅助下成像,故称为皮肤 CT。皮肤 CT 检查可用于色素性皮肤病、白色糠疹、银屑病、扁平苔藓、扁平疣、斑秃、浅表性皮肤血管性疾病或浅表性皮肤肿瘤等疾病的诊断与鉴别诊断。

(10)伍德灯检查:伍德(Wood)灯即滤过紫外线检查,是用高压汞灯作为发射光源,通过含氧化镍滤波片获得 320~400nm 长波紫外线来观察某物质的荧光,以辅助诊断某些皮肤病,如白癜风、贫血痣、白色糠疹、咖啡斑、头癣或花斑糠疹等疾病。

(11)其他:有血常规、尿常规、肝肾功能和免疫学等检查,以诊断感染性疾病、系统性红斑狼疮等免疫性疾病以及疾病预后的判断。

此外,有关过敏原检查,尽管目前有多种方法用于临床,但除皮肤点刺试验等极少数外,有些过敏原检查结果均只能作参考,不能真正作为确定某种疾病的病因。

过敏原检查涉及过敏的病因即过敏原以及其发病机制。就食物过敏反应的发病机制而言,可分为免疫(IgE)介导性和非免疫(IgE)介导性。目前,由 IgE 介导的食物过敏反应机制较为清楚,其介导的过敏反应的主要炎性分子是组胺,这类过敏反应可能通过皮肤点刺试验进行过敏原诊断。但由非 IgE 介导的食物过敏反应机制大多还不十分清楚，嗜酸粒细胞和 T 淋巴细胞可能是导致炎性因子的重要因素，尚未证实 IgG 是否在过敏反应中起作用。因此，非 IgE 介导的食物过敏反应还缺少有效的辅助检查以确定过敏原的手段，而过敏原的确定主要还是需要通过临床病史的回顾和回避或激发试验来确认。T 淋巴细胞介导的反应尚无实验室辅助检查手段。一些所谓"食物不耐受"，通过检测血中食物特异性 IgG 等，无论是理论上还是实验研究上来看，还缺少确凿有效的证据以证明其临床价值，能否指导临床工作尚需深入研究。还有学者认为目前所使用的"食物不耐受"与临床无益。

第二章　感染性皮肤病

第一节　真菌感染性疾病

真菌感染性疾病是指真菌(fungus)感染皮肤与黏膜而引起的一类疾病,又称为皮肤黏膜真菌病。

在生物界中真菌是一大类群,有资料显示真菌至少有 10 万种以上。然而能引起人或动物感染的真菌仅有 400 种左右,其中在临床中常见真菌约 100 种左右。真菌按菌落形态分为霉菌(mold)和酵母(yeast)两大类。前者为多细胞结构,有菌丝和孢子;后者为单细胞结构,又可分为酵母菌和酵母样菌。其中酵母菌为单细胞,芽生孢子,无菌丝,有子囊(真酵母)或无子囊(假酵母);酵母样菌无子囊,有菌丝。所谓双相型真菌(dimorphic fungi)是指部分真菌的形态因温度、营养或氧与二氧化碳浓度的改变而由霉菌型变为酵母型或由酵母型变为霉菌型,这些菌均是致病性真菌。

由真菌感染引起的真菌性皮肤黏膜疾病分类与命名尚无统一的标准,通常分为浅部真菌病和深部真菌病两大类。前者有头癣、体癣、股癣、手癣、足癣、甲真菌病、花斑糠疹和马拉色菌毛囊炎等,后者有孢子丝菌病、念珠菌病、隐球菌病、曲霉病、组织胞浆菌病和着色芽生菌病等。也有分为四大类即①浅表真菌病:感染仅限于皮肤角质层的最外层,如花斑糠疹。②皮肤真菌病:感染皮肤角质层和皮肤附属器,如体股癣、头癣与甲真菌病等。③皮下组织真菌病:感染皮肤和皮下组织,如着色芽生菌病和孢子丝菌病等。④系统性真菌病:感染除皮肤和皮下组织外,还累及内脏组织器官等系统性病变,如念珠菌病和隐球菌病等。也有按病原菌分类的,如红色毛癣菌病与犬小孢子菌病等。还有按解剖部位分类的,如头癣与体癣等,或按致病性或条件致病性真菌分类的,等等。

人体真菌病感染的方式主要是通过直接接触或间接接触患者用过的盆、毛巾、拖鞋、内裤和/或头巾等传染,有些可通过呼吸道、消化道及皮肤黏膜伤口侵入。除了传染源外,机体因素在皮肤黏膜真菌感染中也起作十分重要的作用。这些因素有:①不良卫生习惯或卫生条件较差,如长时间不洗澡、积汗不清洗、不勤换内衣裤与鞋袜等。②皮肤黏膜损伤。③年龄,如老年人与婴儿易患。④机体免疫力下降,如慢性消耗性疾病、肿瘤、血液病、器官移植、红斑狼疮、艾滋病、长期应用抗细菌药物、长期应用糖皮质激素和免疫抑制者。⑤高温与潮湿环境。此外,有些真菌感染并非完全是通过接触传染而引起的,如念珠菌等酵母和霉曲可寄生于人体皮肤黏膜,一般情况下不引起病变,但在大量使用抗细菌药物和/或机体免疫力下降时可导致病变,这些病原菌又被称为条件致病菌。

有关真菌病的发病机制尚不完全清楚。目前认为机体防御功能被破坏如皮肤与黏膜的损伤以及细胞等免疫功能下降是真菌感染并发病的重要基础,真菌及其产物的病原性作用、毒素作用和/或其变应原性是导致发病的主要因素。

一、毛结节病

毛结节病是一种毛干的真菌感染,有黑毛结节病和白毛结节病两种。前者的病原菌为何德（Hor—tai）毛结节菌，又称为亚洲型毛结节菌；后者的病原菌为白吉利（Beigelii）毛孢子菌，又称为白毛结节菌。

（一）诊断

1.黑毛结节病 本病主要侵犯头发，也可侵犯眉毛和睫毛。病变临床特征是在毛干上形成坚硬的砂粒样结节，呈黑色或棕色，可用手指捏住结节顺着毛干拔下。病程长久者毛干易折断。涂片真菌镜检为棕黑色分枝菌丝，培养为黑色菌落生长，取其镜检可见深棕色、厚壁分隔的粗胖菌丝及厚壁孢子，有时可见子囊孢子。

2.白毛结节病 本病主要侵犯头发，也可侵犯胡须、腋毛或阴毛。病变主要临床特征是在毛干上形成白色或淡棕色结节，质地较软，有如虮卵样黏着于毛干的一侧，但可见有数个结节融合成团，包围在毛干上。受累毛发易折断。涂片真菌镜检见无色的菌丝绕着毛干，培养为白色乳酪样菌落生长，取其镜检为无色细长分隔的菌丝。

毛结节病的诊断主要依据临床特征与真菌检查阳性。

本病应与念珠状发、竹节状发、结节性脆发病及虮卵鉴别。

（二）治疗

将毛发剃除，外涂5%～10%硫磺软膏或5%水杨酸软膏，每日2～3次，连续7～10日。

二、花斑糠疹

花斑糠疹，又称为花斑癣（tinea versicolor），俗称汗斑。

该病是由糠秕马拉色菌（Malassezia furfur）感染皮肤角质层而引起的一种慢性浅部真菌病。高温、潮湿、多汗与机体免疫力低下是本病主要的诱发因素。

（一）诊断

本病常见于夏秋季，成年男性多发。病变好发部位为躯干上部和颈部，可发展至面部、腋部、腹部和上肢等部位，小腿与手足部发生者罕见。初发损害为小片斑，随后逐渐增多成黄豆至甲片大小不等圆形和/或椭圆形斑疹，有的可略高于皮面。颜色呈淡红、深浅不一褐色、淡白色、灰色或皮肤色。斑疹表面覆少量糠秕状鳞屑。有些损害可融合成较大斑片，或呈地图状等不同图形。有的损害，如发生于颜面部者，可无明显鳞屑。病变不引起明显的自觉症状，但有少数患者诉有轻度瘙痒，尤其在运动或出汗多时明显。本病常持续数年，冬轻夏重，有的可能自愈，但易复发。

花斑糠疹的诊断主要依据好发季节、病变好发部位、损害特征与刮取鳞屑真菌镜检见短粗、两端钝圆的菌丝。

本病应与白癜风、玫瑰糠疹、单纯糠疹或色素痣等病鉴别。

（二）治疗

1.一般治疗 患者应勤洗澡，勤换衣，保持皮肤清洁干燥。避免高温与潮湿环境。患者用过的内衣裤、毛巾、被单等应煮沸消毒，或用甲醛熏蒸。

2.内用药物治疗 通常，花斑糠疹仅外用药物治疗能获良效，不必内用药物治疗。若患者病情顽固、损害面积较大、经外用药物治疗无明显疗效时可考虑内用药物治疗。可选择的内用药物有以下几种：

（1）氟康唑（fluconazole，大扶康）：用法为每日50～100mg，顿服，连用2周。氟康唑为吡咯类广谱抗真菌药，对真菌依赖的细胞色素P450酶有高度特异性，可抑制真菌细胞膜麦角固醇的生物合成,影响细胞膜的通透性,从而抑制真菌生长。该药的禁忌证有对本药过敏和其他吡咯类药物过敏者以及孕妇,慎用于儿童与哺乳期妇女。凡用药超过1个月者应查肝肾功能。

(2)酮康唑(ketoconazole,里素劳):用法为每日200～400mg,分1～2次与食物同服,连用10天。酮康唑是一种合成的咪唑类抗真菌药,低浓度有抑制真菌的作用,高浓度时具有杀灭真菌的作用。该药的作用机制是干扰细胞色素P450酶的活性,抑制真菌细胞膜麦角固醇的生物合成,损伤真菌细胞膜并改变膜的通透性,使重要的细胞内物质外漏。该药还可抑制真菌三酰甘油与磷脂的生物合成,抑制氧化酶与过氧化酶的活性,使细胞内过氧化氢积聚导致细胞亚微结构的改变和细胞坏死。该药的不良反应有血清转氨酶可逆性升高,偶可发生严重肝毒性,表现为黄疸、尿色深、粪色白、异常乏力等,通常停药后可恢复,但也有死亡病例报道;胃肠道不良反应有恶、呕吐、食欲减退。其他有皮肤瘙痒、刺痛、皮疹、头晕、嗜睡、畏光等,长期用药有男性乳房发育等。该药的禁忌证有对本药过敏者、急慢性肝病患者、孕妇、2岁以下儿童;慎用于胃酸缺乏者、酒精中毒或肝功能损害者、哺乳期妇女及2岁以下儿童。

(3)伊曲康唑(itraconazole,易启康,斯皮仁诺):用法为每日200mg,与食物同服,连用5～7天。伊曲康唑为三唑类广谱抗真菌药,该药能高度选择性地抑制真菌细胞膜上依赖细胞色素P450酶的14－α去甲基酶,导致14－α－甲基固醇蓄积,使细胞麦角固醇合成受阻,细胞膜通透性增加,细胞内重要物质外漏,导致真菌死亡。此外,14－α－甲基固醇还作用于细胞膜上结合的ATP酶,干扰真菌的正常代谢。该药的不良反应参见第四章抗真菌药物中。该药禁忌证有对本药过敏者、孕妇和哺乳期妇女、窦性心功能不全(充血性心力衰竭以及有充血性心力衰竭病史)者,慎用于心脏病局部缺血或瓣膜疾病患者、明显的肺部疾病患者、肾功能不全者、水肿性疾病患者、肝功能不全者、儿童与老年患者。若用药超过1个月者应查肝肾功能等。

尽管特比萘芬是目前治疗真菌性疾病的一种常用药物,但由于该药不能经汗腺排泄,治疗花斑糠疹无效,故不作内用药物治疗。

3.外用药物治疗　以外用抗真菌或角质剥脱剂溶液为主,尽可能避免选用霜剂或软膏。常用的药物有:①3%水杨酸醑外搽,每日2～3次,连用1周。②花斑糠疹搽剂(由花斑糠疹Ⅰ号和花斑糠疹Ⅱ号组成。花斑糠疹Ⅰ号组方为硫代硫酸钠400g溶解后加蒸馏水至1000mL,花斑糠疹Ⅱ号组方为盐酸40mL加蒸馏水至1000mL。用法为先搽花斑糠疹Ⅰ号待干后再搽花斑糠疹Ⅱ号1次),每日2次,连用7～10天。③20%～40%硫代硫酸钠溶液外搽,每日2次,连用2周。④2%酮康唑洗剂外搽,每日2～3次,连用7～10天。⑤其他可选用复方雷锁辛搽剂、咪康唑霜、1%特比萘芬霜等外涂。

三、马拉色菌毛囊炎

马拉色菌毛囊炎,又称为糠秕孢子菌毛囊炎(pityrosporum folliculitis),是一种由马拉色菌感染引起的毛囊性炎性疾病。皮脂分泌增多、皮肤多汗、潮湿是其重要的发病诱因。

马拉色菌是一种嗜脂性酵母样菌,能在正常健康人皮肤和黏膜上分离出,为条件致病菌。该菌除能引起花斑糠疹外,还可能是脂溢性皮炎、痤疮、包皮龟头炎、甲真菌病的病因,也可导致系统性感染。

（一）诊断

本病多见于中青年男性，夏季多发。病变好发于胸背上部、腰部与肩部，也常见于面部、颈部、上臂与腹部，较少发生于前臂、手部和下肢。病变多对称分布。损害通常开始为孤立散在红色或暗红色圆顶毛囊性丘疹或脓疱。随后损害逐渐增多，达数十甚至数百个，散在或密集分布，但互不融合。病变通常无自觉症状。有报道个别可有瘙痒或微痛感，常因搔抓抓破结痂，个别严重者可发展为疖。愈后多不留痕迹。

马拉色菌毛囊炎的诊断主要依据好发年龄、病变好发部位、损害特征及刮取损害或脓疱液真菌镜检见大量圆形、椭圆形厚壁孢子等。

本病应与细菌性毛囊炎、寻常痤疮或嗜酸性脓疱性毛囊炎等病鉴别。

（二）治疗

1. 一般治疗　患者应勤清洗皮肤，勤换内衣，保持皮肤清洁干燥。注意某些诱发因素的预防，如避免长期应用抗细菌药物或糖皮质激素等药物。

2. 内用药物治疗　对损害严重、外用药物治疗疗效差或无效者可内用药物治疗。常用的药物有：氟康唑，每日 50～100mg 口服，连服 14 天；酮康唑，每日 200mg 口服，连用 2 周；伊曲康唑，每日 200mg 口服，连用 14 天或每日 400mg 分 2 次口服，连用 14 天。

3. 外用药物治疗　本病以外用药物治疗为主，可选用 3％～5％水杨酸醑外搽，每日 2～3 次，连用 10～14 天；2％酮康唑洗剂外搽，每日 2～3 次，连用 7～10 天。其他可选用 1％特比萘芬霜、2％克霉唑霜或 1％联苯苄唑霜等局部外涂。

四、头癣

头癣是指由皮肤癣菌感染引起的头皮和头发的一组慢性炎症性疾病。

头癣的病原菌有羊毛状小孢子菌、紫色毛癣菌、石膏样毛癣菌、许兰毛癣菌、铁锈色小孢子菌或断发毛癣菌等。

（一）诊断

根据感染的主要菌种与临床表现不同将头癣分为黄癣、白癣、黑癣和脓癣四型。

1. 黄癣　有称之为黄癣菌病。病原菌为许兰毛癣菌（黄癣菌）。

本病常自儿童期发病。损害最初为发部头皮（黄癣菌入侵处）起一红色毛囊性丘疹和脓疱，逐渐增大溃破形成黄痂，称为黄癣痂，该痂边缘翘起似盘状，中央有头发穿过随后黄癣痂继续增大增厚，痂易碎，去痂后见其基底呈红色糜烂面，严重者有较深溃疡。病变有特殊的鼠臭味。损害部头发失去光泽、发黄、干燥易折断，发易拔除，因毛囊破坏可致永久性秃发。通常损害多为单片，少数为多片，严重者波及整个发部头皮及其周围。患者一般无明显自觉症状，若溃疡深在伴有细菌感染时可有疼痛。常有耳后或颈淋巴结肿大，但不化脓，也无红肿疼痛或有轻痛。损害面积大或伴有细菌感染者可有发热与头痛等全身不适。本病病程慢性，愈后多遗留萎缩性瘢痕。

此外，黄癣也可发生于指甲，称之为甲黄癣，多因用手搔抓头部黄癣病变所致，表现为甲增厚或异色斑点。黄癣也可发生在光滑皮肤上如面部或躯干上部，称之为体黄癣，多因严重黄癣蔓延或搔抓等自体接种所致。

取黄癣痂真菌检查可见大小不等孢子和短小鹿角菌丝，病发真菌镜检为发内有粗细不一的菌丝，培养为黄癣菌菌落生长。

2.白癣 病原菌曾为铁锈色小孢子菌多，目前多为亲动物的小孢子菌，以羊毛状小孢子菌最常见。

白癣只在儿童中发生，成人偶可发生。儿童发病者不经治疗一般至青春期可自愈，推测可能与皮脂腺分泌有关。初发病变多见于头顶部、枕部或颈部发际处，通常为一片，称为母斑。损害为红色丘疹，迅速变为灰白色鳞屑并向四周扩大形成白色或灰白色鳞屑性斑，基底淡红或不红。损害处头发离头皮 2～4mm 处折断，可均匀一致或参差不齐，其残留断发绕以灰白色发鞘，称之为菌鞘。断发干燥、无光泽、易拔除。继母斑之后可在其周围发生多个小片损害称之为子斑。患者一般无自觉症状，少数可有轻度瘙痒。病程慢性，愈后不遗留痕迹。

取鳞屑真菌镜检可见菌丝，断发发根内有少量菌丝，发外密集圆形或椭圆形小分生孢子及关节孢子。断发真菌培养见菌落生长，其特征因病原菌不同而异。

3.黑癣 又称为黑点癣(black dot tinea)。病原菌主要为断发毛癣菌或紫色毛癣菌。

本病多见于儿童。损害初起为头发部出现点状淡红色鳞屑性斑，随后扩大呈灰白色鳞屑性斑，似干性脂溢性皮炎或白癣，但病发无菌鞘，而是紧贴头皮折断，外观呈黑色小点状。有时病发呈白套状鳞屑，离头皮数毫米至 1cm 处折断。自觉症状可有轻度瘙痒，大多无明显自觉症状。黑癣病程慢性，部分愈后可遗留点状萎缩性瘢痕。

取鳞屑真菌镜检见分枝菌丝，病发内见圆形孢子，断发培养有菌落生长。

4.脓癣 脓癣是由于羊毛状小孢子菌、石膏样毛癣菌或红色毛癣菌等感染引起的一种局部皮肤强烈的变态反应性病变。

损害特征是头发部毛囊炎性损害，逐渐形成暗红色肿块，直径约 3～6cm，边缘清楚、质软，有波动感，似脓肿。表面可见密集脓疱，破后形成污黄脓痂，挤压脓痂有脓液自痂缘溢出，去痂后见痂下多少不等脓液及暗红色肉芽组织。损害部发松易拔除，部分头发折断。通常损害为一块，也可为多块。自觉症状轻微，可有瘙痒或疼痛。患者多有枕、颈或耳后淋巴结肿大或可有压痛，一般无全身症状，但严重者可出现发热与头痛等全身不适等症状。脓癣愈后可遗留瘢痕。

取病发真菌镜检见发内菌丝，发外为圆形孢子。真菌培养为菌落生长，其形态随病原菌不同而异。

头癣的诊断主要依据病变发生于头部、以上临床特征及真菌检查阳性。

本病应与头皮糠疹、脂溢性皮炎、脓疱疮、细菌性脓肿或银屑病等病鉴别。

(二)治疗

总结前人防治头癣的经验归纳成五个字，即"脱、洗、涂、服、消"。"脱"是脱头发，将全部头发剃除；"洗"是清洗头部；"涂"是局部涂药；"服"是内用药物治疗；"消"是将患者所用物品消毒。

1.一般治疗 积极寻找传染源，彻底切断传染的环节。加强公共浴室、理发店等公共场所的管理，对所使用的工具应严格消毒处理。应合适隔离患者，避免其与正常人密切接触，患者所用过的物品如衣服、毛巾、被单等要清洗后煮沸消毒，患者的头发应每周剃一次至痊愈，剃下的头发应焚烧，每天用热水肥皂洗头一次。加强营养，提高患者免疫力。

2.内用药物治疗 内用药物是治疗头癣的重要方法，可选择以下药物：

(1)灰黄霉素(griseofulvine)：用法为成人每次 0.25g，每日 3 次口服，连用 2～4 周；小儿 10～20mg/(kg·d)分 3～4 次口服，连用 2～4 周。灰黄霉素的作用机制是通过缓慢渗入皮肤毛囊角质层,干扰真菌 DNA 合成而发挥作用。高脂肪饮食可增加本药的吸收。该药的不良反应常见的有恶心、呕吐、食欲不振、腹泻、头痛、嗜睡、疲乏等,偶见有皮疹、白细胞减少、黄疸、转氨酶升高。该药的禁忌证有肝功能异常、癌症、妊娠、光敏感、红斑狼疮以及对本药和青霉素过敏者。

(2)特比萘芬(terbinafine,兰美抒,疗霉舒):用法为成人每次 0.25g,每日 1 次口服,连用 4 周。小儿:不推荐用于 2 岁以下儿童。2 岁以上儿童体重小于 20kg 者,每次 62.5mg,每日 1 次口服;体重 20~40kg 者,每次 125mg,每日 1 次口服;体重大于 40mg 者,每次 0.25g,每日 1 次口服;疗程均为 4 周。与高脂肪饮食同服可增加该药 40% 的生物利用度。特比萘芬是丙烯胺类广谱抗真菌药,该药可抑制真菌的角鲨烯环氧化酶,干扰麦角固醇的生物合成,使真菌细胞内角鲨烯过度堆积和麦角固醇的合成受阻,从而起到杀菌或抑菌的作用。特比萘芬不影响细胞色素 P450 酶系统,故不影响人类激素和相关药物代谢,该药具有亲脂性和亲角质性,故在皮肤、毛发和甲板中的浓度较高,而且在停药后在皮肤角质层中还能保持有效抑菌浓度 1 个月,在甲板中保持有效浓度约 2~3 个月。该药对皮肤癣菌和曲霉菌的活性比酮康唑、伊曲康唑、灰黄霉素和两性霉素 B 强。特比萘芬口服耐受性好,不良反应轻至中度,且常呈一过性。较为常见的不良反应有恶心、胃部不适、腹胀、食欲缺乏、腹痛与腹泻等消化道反应,偶见血清转氨酶升高或粒细胞减少,极个别病例可发生肝功能不全,其他有荨麻疹等皮疹、尿中红细胞增多及味觉改变的报道。特比萘芬的禁忌证有对本药过敏者及严重肝肾功能不全者,慎用于孕妇、肝肾功能异常、口服避孕药的妇女(可发生月经不调)及哺乳期妇女。肝药酶诱导药如苯巴比妥和利福平等可加快本药的血浆清除,加速本药代谢,肝药酶抑制剂如西咪替丁等可抑制本药的血浆清除、抑制本药代谢。若用药超过 1 个月者应查肝肾功能。

(3)伊曲康唑:用法为 3~6mg/(kg·d),每日 1 次口服,连用 4~8 周。该药的作用机制、不良反应及禁忌证等见花斑糠疹治疗。

(4)氟康唑:用法为 3~6mg/(kg·d),每日 1 次口服,连用 2~4 周。该药的作用机制、不良反应与禁忌证等见花斑糠疹治疗。

对于脓癣患者,若损害较重可在上述抗真菌药物治疗的同时小剂量短程应用糖皮质激素。若有近位淋巴结肿大、损害疼痛并伴有发热等全身症状者应同时应用抗细菌药物如青霉素等治疗。

3.外用药物治疗　用 5% 硫磺软膏涂损害部乃至整个头皮,每日 2 次。对脓疱损害可去脓后局部涂 2% 碘酊。对有明显脓痂者可去痂后用 1∶5000 高锰酸钾液清洗后外涂 0.5% 呋喃西林软膏或其他抗细菌药物软膏,随后再涂 5% 硫磺软膏。

五、体癣

体癣是指除掌跖、外阴、腹股沟及臀部外的其他光滑皮肤的由皮肤癣菌(dermatophytes)感染引起的一种感染性疾病。

体癣的主要病原菌是红色毛癣菌,其他病原菌有石膏样毛癣菌、絮状表皮癣菌及断发毛癣菌等。体癣易发生于机体免疫力较差或长期用抗细菌药物,或长期外用或内用糖皮质激素以及其他免疫抑制剂者。

(一)诊断

本病好发于夏季或夏季重,冬季轻。病变多见于躯干,其次为四肢、面部、颈部,少数也可发生于手背及足背部。初发损害为红色丘疹或丘疱疹,随后损害增多,中央退形或消退并逐渐呈环状扩大,可呈圆形、椭圆形、不规则形、地图形、同心圆形,部分可呈带状,也可呈半环状,直径约数厘米甚至达10cm或更大。损害边缘清楚狭窄,主要由红色、淡红色丘疹、丘疱疹或脓疱组成,覆少量鳞屑。损害多为单发,少数为多发,可多个环状损害相互"重叠"。本病一般无自觉症状,极少数病例可有轻度瘙痒,可因为搔抓损害增厚,轻度苔藓化。

此外,在临床上可见到某些体癣或股癣的病变因摩擦、搔抓或外用药物等变得不典型,其损害类似于皮炎、湿疹或慢性单纯性苔藓等疾病,有称之为难辨认癣(tinea incognita)。

体癣的诊断主要依据发生部位与由红色丘疹、丘疱疹和/或脓疱组成的环状等损害及真菌镜检见到菌丝或真菌培养阳性。

本病应与皮炎、玫瑰糠疹等疾病鉴别。

(二)治疗

1.一般治疗　患者应加强营养,提高免疫力。注意皮肤清洁卫生,保持皮肤干燥。积极治疗相关疾病。避免长期应用抗细菌药物或糖皮质激素等免疫抑制剂。避免搔抓损害或热水烫洗损害。患者的内衣裤要清洗后煮沸消毒。

2.内用药物治疗　通常,体癣不必内用药物治疗。但若损害为多发,单一外用药物疗效差则可考虑内用药物治疗。可选择的药物有:①氟康唑,每次50mg,每日1次口服,连续2～4周。②特比萘芬,每次0.25g,每日1次口服,连续2～4周。③伊曲康唑,每次0.2g,每日1次口服,连用15天。这些药物的作用机制、不良反应与禁忌证等分别见花斑糠疹和头癣治疗。

3.外用药物治疗　体癣多以外用药物为主,且疗效大多良好,可选用的药物有:①3%～5%水杨酸醑外搽,每日2～3次,连用5～7天,为防止该药对皮肤的刺激,皮肤薄嫩处用3%浓度,较厚处用5%浓度。②复方苯甲酸搽剂或6%～12%苯甲酸醑外搽,每日2～3次至损害消退。③复方雷琐辛搽剂或8%～10%雷琐辛溶液外搽,每日2～3次,连续至损害消退。④2%酮康唑软膏外涂,每日1～2次,连续至损害消退;或1%特比萘芬软膏,每日2次外涂至损害完全消退。软膏制剂适合于较干燥性或有苔藓化损害者。其他还有一些外用药物如萘替芬酮康唑乳膏等,可酌情选用。

六、股癣

股癣是指发生于腹股沟、会阴、肛周和/或臀部皮肤的由皮肤癣菌感染引起的一种感染性疾病。

股癣的感染病原菌与体癣相同。股癣重要的诱发因素是高温、内裤过紧导致局部多汗、局部积汗潮湿。此外,患者机体免疫力低下在本病的发生中也起重要作用。

(一)诊断

股癣主要在夏季发病,冬季缓解或消退。本病患者绝大多数初发病变在股根内侧或腹股沟部,然后波及会阴与肛周,可扩大到臀部,极少数累及阴囊、阴茎或大阴唇。病变大多为单侧,但病程较久或反复发生者可为对称性。原发损害为单个丘疹或小片红斑,逐渐扩大,可呈圆形、半圆形、椭圆形、不规则形、多环形与同心圆形等图形。损害边界狭窄,由红色丘疹、丘疱疹、部分可为脓疱组成,覆多少不等鳞屑。有些损害边缘较宽且红。复发性损害中央色加深,可见明显色素沉着。自觉症状有瘙痒等不适感。可因摩擦或搔抓导致明显红肿、糜烂、结痂或苔藓化。

股癣的诊断主要依据好发于夏季,病变主要发生于腹股沟等部位,损害为环状或半环状红斑与丘疹,以及真菌镜检和/或培养阳性。

本病应与间擦疹和慢性单纯性苔藓等病鉴别。

(二)治疗

1. 一般治疗 患者应勤洗澡,勤换衣服,保持皮肤清洁卫生与干燥。内裤应宽松,透气性良好。避免搔抓,避免用热水肥皂烫洗等刺激。

2. 内用药物治疗 原则上股癣不需要内用药物治疗,因绝大多数股癣患者单用外用药物可治愈。然而,若局部病变严重、股癣反复发作且外用药物治疗疗效差或无效时,可考虑内用药物治疗。治疗股癣的内用药物选择同体癣。

3. 外用药物治疗 股癣外用药物治疗基本上与体癣相似,所不同的是药物浓度。由于股癣发生部位皮肤薄嫩、易受刺激,故外用药物浓度宜从低浓度开始,或选择对皮肤无明显刺激性药物制剂如选择 3‰水杨酸醑等。若局部红斑等炎性症状较明显时,应选择含糖皮质激素、抗真菌药和抗细菌的复方制剂,如复方康纳乐霜、曲安奈德益康唑乳膏或复方硝酸益康唑乳膏外涂后扑粉,待炎症减退后再用 3‰水杨酸醑等外搽。股癣不宜单用软膏制剂外涂,因涂药后可导致局部更不易干燥,散热性降低,反而使病变加重。

七、足癣

足癣,俗称香港脚,是指发生于足部皮肤的主要由皮肤癣菌感染引起的一种感染性疾病。

足癣的病原菌较多,主要有红色毛癣菌,其次有石膏样毛癣菌、絮状毛癣菌,其他有玫瑰色毛癣菌、断发毛癣菌、铁锈色小孢子菌、羊毛状小孢子菌、石膏样小孢子菌以及念珠菌等。机体免疫力低下与足部多汗潮湿是重要的诱发因素。

(一)诊断

足癣的病变主要发生于趾缝、足弓部、足掌及足跟部。多先开始于单侧,随后波及对侧,逐渐发展可波及整个足部皮肤。病程慢性,可持续数年或数十年不愈。根据损害特征将足癣分为 4 种类型。最近,也有学者将足癣分为水疱型、趾间糜烂型和鳞屑角化型 3 型。

1. 浸渍糜烂型 病变常发生于趾缝,尤其是第 3、4、5 趾缝。初起皮肤角质层增厚,随后因局部湿润而发生浸渍,呈白色。可有不同程度瘙痒感。由于摩擦或搔抓可致表皮剥脱,局部呈现糜烂面,有少量渗液。常因继发细菌感染而发生恶臭,也可因细菌感染而引起局部红肿与疼痛等炎症表现,炎症可随淋巴管蔓延而发生丹毒。

2. 水疱型 病变散在或群集发生于趾、掌、弓、跟及足缘部。损害主要为水疱,疱壁略厚,内为黏性液体,疱基底或其周围大多无发红,少数可呈淡红色。有的水疱可相互融合成大疱。经过数日后疱液吸收干燥,继而脱屑。在最先出现的疱干燥脱屑过程中可有新发水疱不断出现,以致同一时期可见到水疱与脱屑等表现。自觉症状有轻到中度瘙痒,也可无明显自觉症状。由于搔抓可继发细菌感染而发生脓疱,局部可出现红肿与疼痛,但症状多不严重。

3. 丘疹鳞屑型 病变常开始于第 4、5 趾缝和/或足缘。最初局部有少量淡红色丘疹,也可为小片淡红色斑。随后干燥、脱屑。该鳞屑可细小或呈片状,反复脱落。自觉症状有瘙痒,但轻症者可无明显自觉症状。

4. 角化过度型 主要表现为皮肤增厚、干燥、脱屑,常发生皲裂,尤其于冬季明显,可引起疼痛,严重者可影响行走。

足癣的诊断主要依据病变发生于足部、以上 4 型临床表现与真菌镜检发现菌丝和/或真菌培养有相关菌生长。就足癣分型而言,在临床上多见以某一类型为主,但有些可相互重叠或在病程中转型如水疱型与丘疹鳞屑型重叠,也可转变为丘疹鳞屑型,而丘疹鳞屑型也可转变为角化过度型等,故在诊断足癣或随后的治疗过程中要注意这一特点,有利于外用药物的选择。

足癣应与湿疹、接触性皮炎、掌跖角化病、梅毒或足皲裂等病鉴别。

(二)治疗

1.一般治疗　防治足部多汗,避免长时间穿透气性不好的鞋袜,勤洗脚,勤换鞋袜,保持局部清洁干燥。不用公用毛巾、脚盆和拖鞋,以防传染或再感染。

2.内用药物治疗　足癣通常不选择内用抗真菌药物治疗,其原因有:①外用药物对绝大多数患者有效,只要能按要求坚持,认真用药是完全可治愈的。②患足癣后易复发或再感染,内用药物得不偿失。③内用药物导致人体的不良反应。④反复长期内用抗真菌剂使某些真菌对其产生耐药,最终无效。

尽管如此,但对某些严重且外用药物治疗效果差或无效的患者,还应内用药物治疗。常可选择的药物有特比萘芬,每次 0.25g,每日 1 次口服,连续 1～2 周;或伊曲康唑,每次 0.2g,每日 2 次口服,连续 2 周;或氟康唑,每次 50mg,每日 1 次,连续 2 周。对伴有细菌感染的足癣患者应全身应用抗细菌药物治疗。

3.外用药物治疗　应根据足癣类型选择外用药物治疗:①浸渍糜烂型治疗原则是干燥杀菌,药物可用足粉(组方为水杨酸 5g,氧化锌 20g 与滑石粉 75g 混合而成)扑撒,每日数次,并暴露。待病变部位干燥后再外搽 5％水杨酸醑或复方苯甲酸搽剂或复方雷琐辛搽剂等,每日 2～3 次。有轻度糜烂者应先包氧化锌糊或 1％～2％龙胆紫糊。糜烂有明显渗液者先用 3％硼酸溶液或生理盐水湿敷;若糜烂渗出明显、并红肿等细菌感染则用庆大霉素 40 万 U 加入生理盐水 500mL 中湿敷,待红肿等炎症减退后再扑粉,随后外搽水杨酸醑等药物治疗。②水疱型可选用醋酸铅浸泡或 5％水杨酸醑或复方苯甲酸搽剂等外搽,有大疱者应挑破疱壁后用 3％硼酸溶液湿敷,干燥后再外搽水杨酸醑等。③丘疹鳞屑型可外搽 5％水杨酸醑或复方苯甲酸搽剂等,或外涂特比萘芬霜或联苯苄唑乳膏(美克)等抗真菌剂,每日 2～3 次。④角化过度型可外涂 5％～10％水杨酸软膏,或复方苯甲酸软膏等,每日 2～3 次,无皲裂者也可用冰醋酸浸泡,方法是 10％冰醋酸,每次泡 10～20min,每日 1～2 次,然后再涂水杨酸软膏。有皲裂者加涂尿素脂。外用药物的疗程通常为 7～14 天,或至损害完全消退。但若是由红色毛癣菌引起者疗程应延长,至损害消退后再至少连续用药 2 周,而且红色毛癣菌对特比萘芬敏感,外用时尽可能选择该药。对伴有脓疱等细菌感染性损害应选用抗细菌药物软膏控制感染后再用抗真菌剂,否则可能导致细菌感染严重。

八、手癣

手癣,俗称鹅掌疯,是指发生于手部皮肤的由皮肤癣菌感染引起的一种感染性疾病。手癣的病原菌基本与足癣的相同,主要有红色毛癣菌和石膏样毛癣菌等。手癣多由于有足癣者抓足感染而得,有极少数可因手长期较长时间浸泡于水中或手指戒指致局部潮湿等引起。

(一)诊断

手癣主要发生于手指、指缝、掌屈面,严重时累及双手掌指。病变多先发于某一单侧,常于某一指或指缝开始,逐渐发展至整个手指、单侧指掌部,然后波及对侧掌指部。与足癣一样,根据手癣损害特征可将其分为浸渍糜烂型、水疱型、丘疹鳞屑型和角化过度型四种类型。手癣与足癣略有不同的是:①以丘疹鳞屑型最为常见,除可有淡红斑外丘疹较少发生;水疱型相对少见。②浸渍糜烂型主要发生于中指与小指缝,但糜烂少有发生,即使发生也较轻微。③角化过度型者冬季可发生皲裂引起疼痛,其原因除本病变外,可能与常摩擦、用肥皂等洗涤剂洗手以及接触某些化学品刺激有关。④继发细菌感染不常见。

手癣的诊断主要依据病变先开始于某一指或指缝,然后缓慢逐渐累及一侧指掌部,再波及对侧掌指的发展过程,四种类型损害特征与取鳞屑等真菌镜检见菌丝和/或真菌培养有相关真菌生长。

手癣应与湿疹或接触性皮炎等疾病鉴别。

(二)治疗

1. 一般治疗　避免过度用肥皂热水烫洗,避免过多接触洗涤剂等化学品,以免刺激加重病情。避免摩擦与搔抓。浸渍糜烂型者应避免过多水接触,保持局部清洁、通风、干燥。手癣患者可因搔抓其他部位正常皮肤导致自体接种传染引起体癣等,手癣也是甲真菌病的根源,应注意预防。

2. 内用药物治疗　手癣内用药物治疗原则及其药物选择与足癣相同。

2. 外用药物治疗　手癣外用药物治疗与足癣相同。略有不同的是外用药物应增加每日涂(搽)药次数和疗程要适当延长,因为手部常要清洗或因工作接触物品后使药量减少或药物作用持续时间短而影响疗效。

九、癣菌疹

癣菌疹是指机体对皮肤癣菌和/或其代谢产物所引起的变态反应在皮肤黏膜病灶以外的部位发生的一种病变。据这一概念,癣菌疹是发生于某一原发皮肤癣菌病的基础上、是皮肤癣菌和/或其代谢产物等抗原性物质通过血液循环所引起的皮肤等病变,其发病机制为变态反应。

癣菌疹的发生与原发病的炎症程度和菌种有关,如局部原发病炎症程度愈重,发生癣菌疹的机会增加。嗜动物性癣菌如石膏样毛癣菌、石膏样小孢子菌和羊毛状小孢子菌较嗜人性癣菌如红色毛癣菌和絮状表皮癣菌引起的感染更容易引起癣菌疹。此外,机体的免疫性、浸渍糜烂型手癣与足癣以及外用药物浓度过高刺激也是促发因素。

(一)诊断

癣菌疹的皮肤表现可多种多样,根据其常见病变的临床特征分为以下四型:

1. 汗疱疹型　最常见。主要表现为指/趾侧或掌心突然出现绿豆大小不等水疱。该疱疱壁厚,基底或周围无明显红晕。损害多对称性,散在或密集,通常不相互融合。自觉症状为瘙痒明显。经数日后,疱液吸收干涸结痂或脱屑,但可反复发作。

2. 丹毒样型　病变多发生于下肢,单侧或双侧。损害为鲜红色或暗红色红斑,轻度水肿,类似丹毒。有时可见有多片红斑。但与丹毒不同的是无明显肿胀,局温不高,无明显疼痛,无触痛,也无淋巴管炎,通常无全身症状等。

3. 湿疹样型　病变多发生于四肢,但以双下肢好发。损害有红斑、丘疹、丘疱疹与水疱等多形损害,并糜烂、渗出,类似湿疹。自觉症状有不同程度瘙痒。

4.丘疹型　病变多发生于四肢,也可泛发全身。损害为散在或少数密集的大小不等淡红色丘疹,并有瘙痒。

除以上常见的四型癣菌疹外,其他尚可见到多形红斑、猩红热样红斑、结节性红斑或苔藓样损害等疹型。

癣菌疹的诊断主要依据:①有手癣或足癣等原发疾病,并炎症反应严重。②除原发病变外,其他部位病变发生急骤,有以上四型等皮疹特征。③自觉症状有瘙痒,无明显全身症状。④病变随原发病变好转或愈而随之减少或完全消退。⑤癣菌素皮内试验阳性。

癣菌疹应与汗疱疹、丹毒和湿疹等疾病鉴别。

(二)治疗

1.一般治疗　积极预防和治疗手癣或足癣等皮肤癣菌病。避免进食被癣菌污染的食物。避免用肥皂热水烫洗,避免搔抓损害。禁食辛辣等刺激性食物。

2.内用药物治疗

(1)抗真菌药物:对严重手癣和/或足癣等原发病变按手癣或足癣治疗中内用抗真菌药物治疗。

(2)抗组胺药物:可选择扑尔敏 4mg 口服,每日 3 次;或赛庚啶 2mg 口服,每日 3 次,等。

(3)糖皮质激素:对损害较广泛且症状严重者可小剂量应用糖皮质激素如泼尼松,每次 10mg 口服,每日 2~3 次,一旦症状控制并减退则快速减量停用。

3.外用药物治疗　手癣或足癣等按原发疾病外用药物治疗(参见手癣或足癣治疗)。癣菌疹的局部治疗可根据皮损特征选择外用制剂,如汗疱疹型可用 0.25%~0.5%醋酸铅溶液浸泡,每日 1~2 次;也可外搽炉甘石洗剂,每日数次,以促使水疱吸收干燥。丹毒样型可外搽炉甘石洗剂,每日数次;红肿明显者用 3%硼酸溶液或生理盐水冷湿敷。湿疹样型可用生理盐水或 3%硼酸溶液冷湿敷,较干燥后包氧化锌糊。丘疹型外搽炉甘石洗剂,每日数次。

十、须癣

须癣是指发生于男性须部和/或下颌部有毛处的由皮肤癣菌感染引起的一种感染性疾病。

须癣的病原菌常见的有石膏样毛癣菌、疣状毛癣菌和红色毛癣菌,少见的有紫色毛癣菌、断发毛癣菌、石膏样小孢子菌和犬小孢子菌等。传染常源于与动物的接触和理发时刮须。局部长期应用糖皮质激素软膏等是重要的诱因。

(一)诊断

病变主要发生于男性的须部和/或下颌部有毛部位。根据临床特征可将须癣分为浅表型和深在型两型。浅表型须癣特征似光滑皮肤上的体癣,最初损害为毛囊性炎性丘疹或小片红斑,随病情发展损害向外扩大,中央退行可环状或类环状,边缘为轻度水肿性红斑、丘疹、丘疱疹或有少量脓疱,损害减退或干燥后有少量脱屑。病变处须枯黄无光泽、松动、易拔除、易折断。患者自觉症状常不明显,或可有轻度瘙痒感。深在型须癣特征与浅表型大致相同,但炎症表现明显,脓疱多见,可形成结节或脓肿,似脓癣,易结成脓痂,挤压时有脓液溢出。去痂后可见蜂窝状红色并少量脓液的肉芽组织。可有轻度瘙痒感或胀痛、疼痛感。可有颌、颈部淋巴结肿大。严重者可有低热或头痛等全身症状。深在型须癣愈后多遗留瘢痕,且须不再生长。

须癣的诊断主要依据发病于男性须部和/或颌部有毛部位,损害特征为红斑、毛囊炎、脓疱和/或炎性结节与脓癣样肿块,损害处须易拔除、易折断,病变处须真菌镜检见须内和/或外有菌丝或孢子或真菌培养见有相关病原菌生长。

须癣应与须疮等疾病鉴别。

(二)治疗

1. 一般治疗 注意个人卫生,不与病动物接触。不公用毛巾等物品。避免挤压病变以防感染加重。将病须拔除。

2. 内用药物治疗 严重者可选择内用抗真菌药物治疗,详见头癣治疗。

3. 外用药物治疗 浅表型须癣可外涂 5％硫磺软膏,每日 2～3 次;或外搽 1％益康唑溶液或外搽 1％特比萘芬软膏等,每日 2～3 次。深在型须癣可先除脓疱或脓痂后用 1：5000～8000 高锰酸钾溶液清洗,再涂搽抗真菌制剂。

十一、甲真菌病

甲真菌病,俗称灰指甲,曾统称为甲癣,是指由真菌感染引起的甲板与甲床的一种原发性或继发性疾病。甲真菌病包括甲癣、甲念珠菌病、甲霉病以及可能由马拉色菌感染引起的甲马拉色菌病。

甲真菌病的病原菌因不同甲病而异。甲癣主要由皮肤癣菌中的红色毛癣菌、石膏样毛癣菌和絮状毛癣菌等感染引起,甲念珠菌病主要由酵母中的白念珠菌、近平滑念珠菌等引起。甲霉病主要由短帚霉、曲霉或青霉等引起。甲真菌病可由某种单一真菌引起,也可由两种或两种以上不同类型的真菌混合感染引起。甲真菌病的发病除上述病原菌感染外,其机体的免疫力降低与甲损伤是重要诱因。患有手癣或足癣的患者常继发甲真菌病。

(一)诊断

甲真菌病常从某一个指或趾甲某部开始,逐渐缓慢发展至整个甲板与甲床,然后波及其余指/趾甲,乃至 20 个指/趾甲。当真菌侵犯甲时,可导致甲混浊、甲失去光泽、甲增厚、甲脆易碎、甲残缺、甲面凹凸不平,甲的颜色可变为灰黄色、褐色、白色、黑色或黑褐色等,甲板与甲床分离,甲脱落、甲板萎缩等改变。

甲真菌病的分类可按致病性真菌分为皮肤癣菌性甲真菌病、酵母菌性甲真菌病和霉菌性甲真菌病,后两者又称为非皮肤癣菌性甲真菌病。在临床上,根据真菌侵入甲的部位、真菌种类与表现特征,通常将甲真菌病分为 4 种类型。

1. 远端甲下甲真菌病 也称为远侧甲下甲真菌病。此型最为常见。真菌由甲板远端或侧缘侵入。此型多数为红色毛癣菌、石膏样毛癣菌和絮状毛癣菌等皮肤癣菌及曲霉等霉菌感染,少见的有白色念珠菌。损害特征为开始角质层增厚,并逐渐波及甲床与甲板,致远端甲板翘起,甲板与甲床分离,甲增厚变脆、残缺,可呈虫蚀样。甲板颜色多为黄色、灰黄色、污灰色,也可呈绿色、褐色、灰白色等。

2. 近端甲下甲真菌病 真菌由甲板近端甲沟侵入。主要病原菌有红色毛癣菌、石膏样毛癣菌、断发毛癣菌及白念珠菌等。损害特征为最初在甲根部形成白斑。随甲板生长,白斑扩展至整个甲板,使整个甲呈白色。甲光泽减退,甲板可略有增厚、粗糙、高低不平。由于病变极少累及甲床,故甲下无明显角质堆积,甲无明显增厚。

3. 白色浅表甲真菌病 此型又称为真菌性白甲。由真菌直接接触甲表面侵入所致。常见的病原菌为石膏样毛癣菌和黄癣菌,其他有曲霉或白念珠菌等。损害特征为甲板出现白色斑点,并逐渐扩大融合,可致全甲呈灰白色,甲失去光泽、粗糙、易脆。

4. 全甲营养不良性甲真菌病　此型是以上三种类型甲真菌病发展的最终结果。损害特征为甲增厚而脆,污秽残缺,凹凸不平,甲板可完全消失,裸露增厚的甲床。

甲真菌病常无明显自觉症状。病程呈慢性经过,若累及多个指/趾甲或全部指/趾甲则需数年乃至数十年,不经治疗可终身不愈。甲真菌病可出现甲沟炎,多为白念珠菌感染所致。有甲真菌病者用病甲搔抓正常皮肤可致感染引起体癣、股癣等真菌性感染。甲真菌病可伴发局部细菌性感染,可表现为甲部红肿、疼痛、时有化脓,并可引起发热等全身症状。

甲真菌病的诊断主要依据以上甲病变的临床特征及真菌镜检见到菌丝和/或孢子或真菌培养有相关真菌生长。

甲真菌病应与银屑病、扁平苔藓和湿疹的甲病变以及甲营养不良、先天性厚甲症、甲萎缩、白甲症等鉴别。

(二)治疗

1. 一般治疗　加强营养与锻炼,提高机体免疫力。避免甲损伤,对趾甲真菌病宜穿宽松鞋袜,以免加重病甲进一步损伤。积极治疗足癣、手癣等真菌病。预防手足部多汗,保持局部清洁干燥。

2. 内用药物治疗　通常,绝大多数甲真菌病需要内用药物治疗,主要是因为外用药物治疗患者依从性差,不能坚持。此外,对单发或多发全甲、甚至20个指/趾甲均受累者,单一外用药物难以奏效,因此,内用药物是治疗甲真菌病的重要疗法。可选择以下药物。

(1)特比萘芬:该药适用于皮肤癣菌引起的甲真菌病,通常用法为每次0.25g,每日1次与食同时口服,连续6周至3个月。也有学者用0.25g,每日1次口服,连续1周后改为每次0.25g,隔日1次口服,指甲真菌病连用12周,趾甲真菌病连用20周。

(2)伊曲康唑:该药适用于皮肤癣菌、酵母和霉菌引起的甲真菌病。通常用法为每次0.2g,每日1次与食同时口服,连续12周治疗趾甲真菌病(无论是否伴有指甲真菌病);或每次0.2g,每日2次口服,连用1周后停止服用为一疗程,间隔3周后重复前一疗程治疗指甲真菌病。目前倾向于用冲剂疗法,即每次0.2g,每日2次与食同时或餐后口服,连用7天停21天为一疗程,指甲真菌病连续2～3个疗程,趾甲真菌病连续3～4个疗程。

(3)氟康唑:该药适用于皮肤癣菌或酵母引起的甲真菌病。通常用法为每次0.1～0.15g,每日1次,连续3～4个月。目前多采用每周服药1次,每次0.15g、0.3g或0.45g,指甲真菌病连续3个月,趾甲真菌病连续6个月。

(4)其他:灰黄霉素与酮康唑等,但因其毒性大与不良反应较多,目前已很少应用。

甲真菌病在选内用抗真菌药物治疗前应对患者的基本健康状况有全面的了解,如有无严重的内脏或系统性疾病、机体的免疫状况如何等。应常规检查患者的肝肾功能与血尿常规。若有严重内脏或系统性疾病以及有严重肝肾功能异常者应暂缓给予内用药物治疗,以防药物毒性或不良反应加重患者肝肾损害等。用抗真菌药物治疗后应随时观察病情,定期复查肝肾功能等,以便能及时发现药物不良反应,积极治疗。

有关抗真菌药物治疗甲真菌病的疗效是医生与患者都十分注重的问题。就目前所选择的药物来看,绝大多数患者经用药后病甲会逐渐恢复正常,但需一定的时间过程。尽管有些患者在所用药物疗程结束时,甲病变无明显改善,但若再经过1～2个月左右病甲将会逐渐恢复正常,因为这些药物在服药停止后其药效作用仍能持续月余乃至数个月。同时,我们也要注意到总有一些患者或某些病原菌对某种抗真菌药物治疗无效或不敏感。因此,在选择药物前应对该药的疗效充分了解,尽可能选择疗效高且不良反应少的药物。此外,对治疗效果较差或无效的甲真菌病要认真分析原因:①患者是否坚持服药,有无漏服或少服。②剂量与疗程是否充足。③药物是否完全吸收,达到有效血药浓度,如与含脂食物同服可增加药物的吸收,提高血药浓度。④患者有无免疫性疾病如红斑狼疮、雷诺病、艾滋病以及贫血、糖尿病与周围血管病等,这些疾病都会影响药物的疗效。⑤患者有无伴发其他皮肤病的甲损害,如银屑病或湿疹等。⑥年龄,如老年人因有高血压、心脏病、溃疡病、肝肾疾病等多种慢性疾病,这些疾病或其所用药物可能对抗真菌药疗效有一定影响。⑦药物选择,有学者比较了特比萘芬与伊曲康唑的杀菌性与抑菌性,结果特比萘芬为杀真菌性,而伊曲康唑为抑真菌性,这两种药物对皮肤癣菌和酵母均有效。特比萘芬起效时间快为 7h,而伊曲康唑起效时间为 $10\sim12h$。结论是特比萘芬治疗皮肤癣菌性甲真菌病有更高的治愈率。⑧给药途径,如患有胃病或胃大部分切除者,口服抗真菌药物可能吸收差,应采用静脉给药。有学者观察 HIV 感染者或艾滋病患者单一口服伊曲康唑疗效差,当采用伊曲康唑静脉注射后再给予口服伊曲康唑治疗则能提高治愈率。⑨真菌耐药性,临床过程中对伊曲康唑治疗无效者多为耐药菌产生。

3. 外用药物治疗 对浅表、单发及无甲床受累的甲真菌病,可用小刀刮除病甲部分后外涂复方甲癣药水(组方为麝香草酚 1g,碘 10g,碘化钾 8g,水杨酸 10g,丙酮 10g,95% 乙醇加至 100mL),每日 $1\sim2$ 次。也可选用复方苯甲酸软膏(12% 苯甲酸与 6% 水杨酸配成),或 40% 尿素软膏(组方为尿素 40g,无水羊毛脂 20g,白醋 5g,凡士林加至 100g),或脱甲软膏(组方为水杨酸 12g,乳酸 6g,凡士林加至 100g)封包病甲,待甲软化后将病甲完全拔除后再局部用抗真菌剂。其他外用药物有环吡酮甲涂剂(巴特芬)、联苯苄唑甲药盒与阿莫罗芬甲涂剂等。鉴于甲板生长速度缓慢,在正常情况下,指甲自甲根部长到游离缘需要 3 个月,而趾甲则需要 6 个月以上。因此,甲真菌病若选择外用药物治疗应坚持用药达半年之久或更长,否则不会产生较好效果。

4. 其他治疗 2015 年,国内有学者用超脉冲 CO_2 点阵激光治疗甲真菌病并获得疗效。这种治疗方法仍需大量实践观察。

总之,甲真菌病的治疗是一个较为漫长的过程,酌情合理选择内用抗真菌药物足量足疗程治疗,并联合外用药物对绝大多数患者是可以治愈的。甲真菌病治愈后部分患者可能复发,对此要认真预防。

十二、念珠菌病

念珠菌病是指念珠菌感染引起的皮肤、黏膜和内脏器官的一种感染性疾病。

本病的病原菌主要为白念珠菌(Candida albi－cans),其次为星形念珠菌、克柔念珠菌、近平滑念珠菌等。念珠菌广泛分布于自然界,从水果、蔬菜、土壤、木材、乳制品、地下水及各种动物的体表都可分离出来,与人皮肤黏膜接触可引起感染。健康人的皮肤和黏膜也可携带念珠菌。念珠菌病可以是原发性的,也可以是继发性的,但大多数是继发性的。夏秋闷热潮湿季节、潮湿环境中工作者、水下作业者、肥胖多汗者等有利于念珠菌感染与发病。机体免疫力下降或某些疾病如 SLE、艾滋病、白血病、糖尿病等以及长期应用糖皮质激素等免疫抑制剂与抗细菌药物者是念珠菌感染与发病的重要诱因。此外,念珠菌毒性增强是发病的又一因素。

（一）诊断

临床上根据念珠菌感染的部位与表现特征将念珠菌病分为皮肤念珠菌病、黏膜皮肤念珠菌病和系统性念珠菌病三大类。

1. 皮肤念珠菌病

（1）念珠菌性间擦疹（candidal intertrigo）：病变常发生于皮肤皱褶易受摩擦的部位如耳后、颈部、腋窝、肘窝、指间、乳房下、腹股沟、臀间沟及趾缝等处。初发损害为红斑与红色丘疹，部分可发生水疱，随后损害减退干燥脱屑。患者自觉症状有瘙痒感。有些损害可进一步发展出现红肿、糜烂与结痂，似湿疹样改变，发生于指/趾缝的损害还可有浸渍与皲裂等。

（2）念珠菌性甲沟炎（candidal paronychia）：常见于接触水的劳动者。病变多发生于指，多为1个，少数有多个指或全部指发生者。损害特征为甲侧之甲沟红肿，局温略高，少数有化脓。自觉症状有轻度疼痛或胀痛，有触痛感。

（3）念珠菌性尿布皮炎（candidal diaper dermatitis）：常见于出生20天以内的婴儿，病变多先发生于肛门及其周围，然后逐渐扩大波及整个尿布区皮肤。损害为界线不清的红斑、丘疹，可呈环状，覆有少量鳞屑。严重者红肿明显，可发生水疱甚至糜烂渗出。因瘙痒等不适可致患儿烦躁不安。

（4）念珠菌性须疮（candidal sycosis）：病变主要发生于成人男性须部。损害为针尖至粟粒大小毛囊性丘疹、丘疱疹，部分顶端为脓疱，并有毛干贯穿。其毛不易拔除。继续发展损害逐渐增大，形成结节或肿块。有疼痛感或压痛。

（5）丘疹性皮肤念珠菌病（cutaneous candidiasis papulosa）：多发生于夏季。常见于婴幼儿及成年女性。病变好发部位为颈部、肩部、背部以及胸部、腹部与四肢。损害为红色、淡红色或暗红色半圆形丘疹，散在分布，少数可融合成片。丘疹周围或片状损害表面有少量鳞屑，少数丘疹顶端为小脓疱。自觉症状可有轻度瘙痒感。

（6）新生儿念珠菌病（candidasis neonatorum）：也称为泛发性皮肤念珠菌病。多见于出生后3个月以内的婴儿。发病多与宫内或经产道感染所致。皮肤损害开始为大小不等鲜红色斑，很快发生水疱、大疱或疱壁较薄的脓疱。随病情发展损害逐渐扩大连成大片，并迅速波及全身皮肤，表面见有领圈样鳞屑。有的损害开始于正常皮肤上出现水疱、大疱或脓疱，周围绕以红晕，经数日后疱破形成糜烂面，继而干燥结痂。部分患儿甲周红肿，最终可致甲脱落。患儿常有口腔黏膜及口角念珠菌感染性病变。患儿可有发热等全身症状。严重者可发展成念珠菌败血症等系统性感染，危及患儿生命。

（7）皮肤念珠菌性肉芽肿（candidal cutaneous granuloma）：又称为深在性皮肤念珠菌病。罕见。本病有两种类型：Hauser—Rothman型的临床特征为自幼发病，病程长，多为数年至数十年；面部、头部有增殖性疣状物并结痂；鹅口疮及口角糜烂长期不愈；甲板增厚、甲廓肿胀。Busse—Bushke型的临床特征为有长期应用抗细菌药史，皮肤损伤或机体免疫力低下，病程长。损害为脓疱、结节、斑块、溃疡以及增殖性病变，似脓皮病样。

2. 黏膜皮肤念珠菌病

（1）鹅口疮（thrush）：又称为急性假膜性念珠菌病（acute pseudornemberanous candidiasis），是一种由念珠菌感染引起的口腔黏膜的急性疾病。本病好发于老年人、新生儿、儿童或长期患慢性消耗性疾病及免疫功能下降者。若无其他诱因，本病通常是HIV感染者的早期表现或出现于艾滋病的整个病程中。病变可发生于口腔内任何部位，以口腔颊黏膜、舌、硬腭和/或咽部多见。损害开始为患部出现白色斑点，散在多处发生。随后白斑扩大，互相融合成斑片，并继续向四周蔓延。较久的损害可呈淡黄白色。白斑黏着较紧，不易去除，若强行去除可见充血性或出血性糜烂面。自觉症状可于吞咽时有灼热或轻度疼痛，也可为咽部不适或干燥，或自觉症状不明显。严重病例病变可布满整个口腔内，并波及鼻咽、食管、气管，甚至进入血流造成播散性感染。

(2)念珠菌性白斑(candidal leukoplakia)：本病是发生于口腔黏膜部位的一种上皮增生性病变。病变好发于颊黏膜，尤其是颊三角区、腭、舌与口角部。特征性损害为白色斑块，边界多清楚，表面光滑或呈粗糙颗粒状，周围可见充血肥厚性病变，时有糜烂与溃疡。通常无明显自觉症状。

(3)念珠菌性舌炎(candidal glossitis)：是念珠菌感染舌而引起的一种慢性炎性疾病。有几种类型：①正中菱性舌炎(midian rhomboid glossitis)：发生于舌轮廓乳头前正中部位，似菱形，黏膜光滑，色略红，覆有厚薄不一的白色膜状物。舌乳头萎缩或消失，可有裂沟。有时舌粗糙、增厚、质略硬。②黑毛舌(black hairy tongue)：特征为舌表面覆有淡黄、棕褐至黑色的苔藓样物，系由真菌产生的色素所致。舌乳头增生并呈毛状生长。③毛状白斑(hairy leukoplakia)：特征为舌两侧见白色毛状斑片，组织病理表现为角化过度、空泡变性、上皮增生，损害可波及两侧颊黏膜。该病通常伴随着艾滋病，是艾滋病的一种特征性临床表现。

(4)念珠菌性口角炎(candidal angular cheilitis)：是念珠菌感染口角部皮肤及其黏膜而引起的一种炎症性疾病。该病可单独存在或是鹅口疮症状的一部分。营养不良与B族维生素缺乏、微量元素缺乏也可成为诱因。病变可单侧或对称发生口角部，多为对称性。损害为局部轻度潮红，逐渐明显，并发生糜烂，少量渗液，可见有白色状物附着或结痂。有时病变可累及整个上下唇部，可称之为念珠菌性唇炎。病变严重者可伴有皲裂。自觉症状有灼热、痛感，有皲裂时疼痛明显。

(5)念珠菌性龟头炎(candidal balanitis)：是念珠菌感染男性龟头而引起的一种炎症性疾病。多数患者可同时有包皮的受累，又称之为念珠菌性龟头包皮炎(candidal balanoposthitis)。感染主要来自于有念珠菌性阴道炎的性伴侣。包皮过长、局部卫生状况差与潮湿等是重要诱因。临床特征为龟头与包皮弥漫性潮红，部分患者的包皮轻度肿胀，包皮内侧冠状沟和/或龟头见有点滴状或小片状白色奶酪样物，较重者可发生糜烂。自觉症状有不同程度瘙痒或灼热感，若病变波及尿道可引起尿频与尿痛等。

(6)念珠菌性阴道炎(candidal vaginitis)：是念珠菌感染女性阴道黏膜以及其外阴部皮肤而引起的一种炎症性疾病。本病在妇女中常见。有资料称绝大多数妇女一生中至少患过一次。着紧身裤、长期应用糖皮质激素与抗细菌药物、糖尿病、月经期以及外阴部卫生状况差等是重要的诱发因素。本病临床主要特征是白带增多，阴道口、阴道内为白色豆渣样或凝乳状物，也可呈乳酪样小块状。阴道壁、阴道口及尿道口黏膜充血、红肿。有些患者累及小阴唇和/或大阴唇，表现为红肿等损害，称之为念珠菌性外阴炎(candidal vulvitis)。患者自觉症状有不同程度瘙痒感或灼热感。累及外阴皮肤者可因瘙痒搔抓而见有抓痕与结痂，严重者有糜烂渗液呈湿疹样外观。

3.系统性念珠菌病　系统性念珠菌病也称为深部念珠菌病(deep candidiasis)，是由念珠菌、主要为白色念珠菌感染引起的内脏器官一组疾病。本病多数为继发性感染。患者病情常隐匿而严重，可危及患者生命。临床可见到的有以下几种：

(1)肺念珠菌病:感染菌从口腔直接蔓延或经血行播散等而来。主要表现为低热,咳嗽,痰少而黏稠不易咳出,痰中可见灰色片状物,有时带血丝或咳血。病情加重可出现高热、胸痛,严重时出现胸腔积液、呼吸困难等。常规抗细菌药物等治疗症状无缓解。胸部X线拍片肺部可见大小不等、形状不一阴影,较均匀,边界不清。

(2)消化道念珠菌病:感染菌从口腔直接蔓延而来。主要表现为食道炎及肠炎。食道炎特征为吞咽困难或疼痛,食管内镜检查食道黏膜充血,有白色小片膜状物。严重者可见食道黏膜增厚、粗糙不平、管腔狭窄,甚至发生出血。肠炎多见于儿童。主要表现有腹泻,每日达数次甚至数十次,呈水样、泡沫状、豆渣样或黄绿色,也有为血便。其他有腹胀,少数有腹痛、呕吐。可伴有发热等全身不适。腹泻明显者常造成脱水。

(3)心脏念珠菌病:可表现为念珠菌性心内膜炎。主要见于心脏手术如人工瓣膜置换术等。临床症状可有发热、贫血、病理性心脏杂音等。严重者出现充血性心力衰竭。念珠菌性心包炎可有发热、胸闷、心前区疼痛,随呼吸与咳嗽时加重,可听到心包摩擦音。严重者可出现心包积液,并致呼吸困难等症状。

(4)脑念珠菌病:又称为念珠菌性脑炎。由肺、消化道念珠菌病播散而来。主要表现有头痛、颈项强直等脑膜刺激征。可发生脑脓肿等病变。

(5)播散性念珠菌病:多由念珠菌经血液循环播散引起。临床特征为多个器官受累,以肾脏及心内膜损害为多见。主要表现有寒战与高热等全身症状,并相应器官受累症状。皮肤表现为多个或单个皮下结节,呈红色或淡红色或粉红色,有时见有出血,少数可发生皮下脓肿。

(6)其他:系统性念珠菌病还可见有念珠菌性关节炎、念珠菌性骨髓炎或泌尿系念珠菌病等。

念珠菌病的诊断主要依据病变发生部位、临床表现特征以及真菌镜检见菌丝和圆形或卵圆形芽孢,并培养出相关念珠菌。

念珠菌病应与过敏性皮炎、接触性皮炎、细菌感染性皮肤黏膜疾病与其他相关内脏疾病等病鉴别。

(二)治疗

1.一般治疗　去除一切可能的诱发因素。加强营养,提高机体免疫力。积极防治内在疾病或基础性疾病如SLE、糖尿病或结核病等。避免长期应用抗细菌药物与糖皮质激素等免疫抑制剂。注意口腔与皮肤卫生,勤清洗,保持皮肤干燥。皮肤黏膜念珠菌病避免热水肥皂烫洗等刺激,口腔黏膜念珠菌病应避免过热与辛辣等刺激性饮食。患者用过的衣物等应煮沸消毒并干燥。

2.内用药物治疗　对严重皮肤与黏膜皮肤念珠菌病以及系统性念珠菌病应尽早应用抗真菌内用药物治疗,可选用以下药物:

(1)氟康唑:成人口服给药:皮肤与鹅口疮等黏膜念珠菌病为第1日200mg分次口服;以后每日1次,每次100mg口服,连用2周。念珠菌性阴道炎与外阴炎为150mg单剂口服;或每次50mg,每日2次,连服5~7天。食道念珠菌病为第1日200mg,分2~3次口服;以后每日100mg,至少用药3周,症状缓解后应持续用药至少2周。根据治疗反应,也可加大剂量至每日400mg口服。系统性念珠菌病为第1日400mg口服;以后每日200mg,至少用药4周,症状缓解后应持续用药至少2周。

成人静脉滴注:皮肤与鹅口疮等黏膜念珠菌病首次剂量200mg,以后每次100mg,每日1

次,连用 2 周。念珠菌性阴道炎与外阴炎为 150mg 单剂量 1 次。食道念珠菌病首次剂量 200mg,以后每次 100mg,每日 1 次,持续至少 3 周,症状缓解后至少持续 2 周。根据治疗反应,也可加大剂量至每次 400mg,每日 1 次。系统性念珠菌病首次剂量 400mg,以后每次 200mg,每日 1 次,持续 4 周,症状缓解后至少持续 2 周。

氟康唑对儿童的治疗方案尚未建立。有报道少数 2 周至 14 岁的婴幼儿童患者给予起始剂量 $3\sim6mg/(kg \cdot d)$,每日 1 次治疗结果是安全的。

氟康唑内用时还应注意:药物与药物的相互作用,如大剂量氟康唑与环孢素或茶碱同时应用,可使环孢素与茶碱血药浓度升高,致毒性反应发生的危险性增加;与异烟肼和利福平合用时可降低氟康唑的血药浓度,并可导致氟康唑治疗失败或感染复发;免疫缺陷者的长疗程预防性用药,可导致念珠菌属对氟康唑等吡咯类抗真菌药耐药性增加,故应掌握用药指征,避免无指征预防用药;氟康唑静脉滴注时,最大滴速为每小时 200mg,儿童给药持续时间应超过 2h;肾功能不全时剂量应减少;老年人剂量应减少;血液透析后该药的血药浓度降低约 50%,故在每次透析后可给予一日剂量或透析后再用药;肝功能持续异常或加剧,或出现肝毒性临床症状时,均要终止治疗;使用该药的疗程应根据感染部位与个体治疗反应而定,一般治疗应持续至真菌感染的临床表现及实验室指标显示感染消失为止。

(2)制霉菌素:主要用于治疗消化道念珠菌病。用法为成人 100 万 U,每日 $2\sim3$ 次口服,至症状消失后再用 $2\sim3$ 天;儿童每日每千克体重 5 万 $U\sim10$ 万 U,分 $3\sim4$ 次口服,连服 $7\sim10$ 天。制霉菌素是一种多烯类广谱抗真菌药,含有制霉菌素 A1、A2 和多黏菌素 B。

制霉菌素的作用机制是该药与真菌细胞膜上的固醇相结合,引起细胞膜通透性的改变,以致细胞内重要物质漏失而起抗真菌作用。该药口服后胃肠道不吸收,几乎全部自粪便中以药物原形排出,局部外用也不被皮肤和黏膜吸收,局部用药后 $24\sim72h$ 达最大效应。制霉菌素的不良反应有大剂量口服给药时可发生腹泻、恶心、呕吐、上腹部疼痛等胃肠道反应,减量或停药后症状可迅速消退。阴道用药者,个别可引起白带增多。该药的禁忌证有对本药过敏者,慎用于孕妇及哺乳期妇女以及 5 岁以下儿童。

(3)伊曲康唑:用于治疗系统性念珠菌病的通常剂量为每次 $100\sim200mg$,每日 1 次,疗程 3 周至 7 个月;口腔念珠菌病如鹅口疮等为每日 100mg,顿服,疗程为 15 天;念珠菌性阴道炎为每日 200mg,顿服,疗程为 14 天。

(4)两性霉素 B:成人可先试从 $1\sim5mg$ 或每次 $0.02\sim0.1mg/kg$ 用灭菌注射用水溶解(不可用氯化钠注射液溶解与稀释)后再加入 5% 葡萄糖注射液(浓度不超过 1mg/mL,儿童浓度不超过 10mg/100mL)中静脉缓慢滴注,不少于 6h。以后根据患者耐受情况,每日或隔日增加 5mg,当增加至每次 $0.6\sim0.7mg/kg$ 时即可暂停增加剂量。最高单次剂量不超过 1mg/kg,每日或隔 $1\sim2$ 日给药 1 次;总累积量为 $1.5\sim3g$,疗程 $1\sim3$ 个月,也可长达 6 个月,需视病情而定。儿童每次 $0.5\sim1mg$ 加入 5% 葡萄糖液中静脉滴注,每次滴注时间应在 6h 以上。

两性霉素 B 是从链霉菌的培养液中提炼而成的一种多烯类抗真菌抗生素。该药的作用机制是与敏感真菌细胞膜上的固醇结合,损伤细胞膜的通透性,导致细胞膜内重要物质如钾离子、核苷酸和氨基酸等外漏,从而破坏了细胞的正常代谢而抑制其生长。通常临床治疗所达到的药物浓度为抑菌浓度,如药物浓度达到人体可耐受范围的高限时则起杀菌作用。两性霉素 B 的禁忌证有对本药过敏者与严重肝肾疾病者,慎用于肝肾功能异常者、孕妇及哺乳期妇女。应用两性霉素 B 时还应注意:该药的毒性大,不良反应多,但该药又是某些严重真菌感染治疗的唯一有效的药物。因此,用药前必须从抢救生命的效益和可能发生的不良反应的危险性两方面权衡利弊。该药与氯化钾、氯化钠、氯化钙等钙制剂、青霉素、链霉素、卡那霉素、四环素、多粘菌素、苯海拉明、氯丙嗪、多巴胺、普鲁卡因、利多卡因和维生素类等药有配伍禁忌。该药与氟胞嘧啶同用可增强两者药效,但也可增强氟胞嘧啶的毒性反应(两性霉素 B 可增加细胞摄取氟胞嘧啶并减少其自肾脏排泄);通常不推荐与糖皮质激素同时应用,因可加重低血钾症,如需同用时则糖皮质激素宜小剂量和短疗程;与万古霉素同用时可增加肾毒性作用;该药可增加洋地黄毒苷的洋地黄毒性反应,同时应用尿液碱化药可增加两性霉素 B 的排泄,并防止或减少肾小管酸中毒发生的可能;在本药静脉滴注前或滴注时,可给予小剂量糖皮质激素以减轻反应;应用该药时应补钾,并注意监测;该药治疗如中断 7 日以上再用时,应重新从小剂量(0.25mg/kg)开始,逐渐增加到所需剂量。

(5)两性霉素 B 脂质体:成人静脉滴注起始剂量为 0.1mg/(kg·d),第二日开始剂量增加0.25~0.5mg/(kg·d),再逐日递增至 1~3mg/(kg·d)的维持量。儿童剂量为 3~5mg/(kg·d),均以 5%葡萄糖注射液溶解后于 6h 内静脉滴注(滴速不得超过每分钟 30 滴,滴注浓度不宜小于 0.15mg/mL)。为减少输液反应可于用药前给予解热镇痛药和异丙嗪等抗组胺药或少剂量糖皮质激素如地塞米松 2~5mg 同时静脉滴注。两性霉素 B 脂质体的有效成分为两性霉素 B,其作用机制等同两性霉素,但该药的不良反应较两性霉素 B 轻。

(6)酮康唑:一般感染:成人每日 200~400mg,顿服或分两次口服;2 岁以上儿童 3.3~6.6mg/(kg·d)。深部感染:成人每次 200mg,每日 1~2 次;儿童 4~8mg/(kg·d)。皮肤感染:成人每次 200mg,每日 1 次,必要时可增至每次 400mg,每日 1 次或每次 200mg,每日 2 次;儿童体重小于 15kg 者,每次 20mg,每日 3 次,体重 15~30kg 者,每次 100mg,每日 1 次,体重 30kg 以上者同成人,疗程 2~4 周。

除以上药物外,对于反复发作慢性皮肤黏膜念珠菌病患者在选择外用和/或内用抗真菌药物治疗的同时,可加用免疫增强剂如胸腺肽或转移因子等,以增加患者抗感染能力。

3.外用药物治疗　主要针对皮肤与黏膜念珠菌病:①皮肤皱襞部位可扑粉,如婴儿扑粉(组方为薄荷脑 2g,升华硫 4g,1%甲紫液 6mL,滑石粉 600g,炉甘石粉加至 1000g)。②鹅口疮可涂 1%甲紫液,也可涂搽制霉菌素溶液(1mL 注射用水中制霉菌素 5 万~10 万 U),每日2~3 次。或用氟康唑气雾剂喷雾,每日 3 次,连用 1 周。③念珠菌性阴道炎可用制霉菌素阴道片剂,每日 1 片(10 万 U)塞入阴道深处,连续 2 周。④其他可涂搽制霉菌素软膏、克霉唑软膏、益康唑软膏、酮康唑软膏或特比萘芬软膏等,每日 2~3 次。

十三、孢子丝菌病

孢子丝菌病是由孢子丝菌感染引起的一种皮肤、皮下组织及其附近淋巴管的炎症性疾病。

孢子丝菌可感染人与马或驴等动物。人的感染是存在于木材、土壤、植物与某些物品中的孢子丝菌通过受外伤的皮肤而侵入,也有极少数患者是通过呼吸道吸入、蚊虫叮咬或吞食带菌的蔬菜与水果而感染,罕见有经血行播散者。孢子丝菌在人与人之间或动物与人之间通常不易直接传染,但长期与患者或带菌的动物密切接触可能导致传染。

(一)诊断

根据孢子丝菌侵犯部位的不同,将本病分为皮肤型孢子丝菌病、黏膜型孢子丝菌病和内脏或系统型孢子丝菌病三型，以皮肤型孢子丝菌病最为常见。

1. 皮肤型孢子丝菌病　病变主要发生于身体暴露部位，并以手足、前臂、小腿以及面部更常见，多为单侧性。患者常有局部皮肤外伤如腐木、锈铁等刺伤史。潜伏期通常为1～4周。根据损害的临床特征将皮肤型孢子丝菌病又分为皮肤固定型孢子丝菌病（固定型）、皮肤淋巴管型孢子丝菌病（淋巴管型）和皮肤播散型孢子丝菌病（播散型）三型。

（1）固定型：又称为局限性孢子丝菌病，也是皮肤型中较常见者。该型特征性临床表现是在孢子丝菌侵入处形成结节等损害，不沿淋巴管向近心端发展及无淋巴管炎性病变。最初损害为初疮，随后可出现多种形态损害，如囊肿样、疣状结节或浸润性斑块、丘疹或脓疱以及溃疡与坏疽性脓皮病样等不典型损害。

（2）淋巴管型：是皮肤型中较常见者。该型特征性临床表现是在孢子丝菌侵入处起一淡红色丘疹或红斑点，逐渐增大成红色或暗红色小结节，直径1～2cm，高出皮面。结节可形成脓疡或中央坏死形成溃疡并结痂，无疼痛等明显自觉症状，称为初疮，又称之为孢子丝菌性下疳。经数周甚至数个月后，病变沿淋巴管向近心端发展，但多不超过腋或腹股沟，形成多个红色或暗红色结节。四肢的结节呈"带状"或"链状"排列，面部的损害多呈"放射状"排列或半环状或环状排列。这些后发生的结节也可破溃形成溃疡与结痂。在结节与结节之间可见线状或索状淡红色或红色淋巴管炎性病变，可有疼痛或压痛。近位淋巴结多无肿大。患者大多无全身发热等症状，极个别患者可有发热和头痛等不适。

（3）播散型：少见。易发生于营养不良、老年体弱、免疫力下降以及长期应用糖皮质激素等免疫抑制剂者。大多数患者原发病灶不清楚，或可由淋巴管型发展而来，通过血液循环播散全身皮肤。损害散在或以某个部位多发，为红色大小不等结节，可形成脓肿、囊肿，可破溃形成溃疡与结痂等。自觉症状不明显。可有发热、乏力等全身症状。患者病情多较严重，延误治疗则预后差。

2. 黏膜型孢子丝菌病　黏膜型孢子丝菌病少见。该型可单独发生于黏膜，由孢子丝菌直接侵入黏膜而发病，也可能是皮肤播散型孢子丝菌病或内脏型孢子丝菌病表现在黏膜的病变。病变可发生于唇红部、口腔颊黏膜、咽部、鼻腔、眼结膜、泪囊等部位。损害最初为小片红斑，逐渐增大形成结节或斑块。随后发生糜烂、溃疡、结痂，可增生呈乳头瘤样。自觉症状有疼痛。近位淋巴结可肿大。多数患者无明显全身症状。

3. 内脏型孢子丝菌病　又称为系统型孢子丝菌病，有称为皮肤外型孢子丝菌病，罕见。本病发生的器官有肺、骨与关节、脑膜、眼、肝、肾、脾、甲状腺、睾丸及附睾等。病情多较严重。由于发生于这些器官的病变常无明显临床特征，故早期诊断困难，多在死后尸检时发现并诊断。

皮肤型与黏膜型孢子丝菌病的诊断主要依据有皮肤黏膜外伤史，损害特征与真菌培养有孢子丝菌生长，或组织病理见孢子丝菌；内脏型孢子丝菌病的诊断主要依据真菌培养有孢子丝菌生长或病变组织病理见孢子丝菌。

本病应与皮肤结核病、结节病、着色真菌病或三期梅毒等疾病鉴别。

（二）治疗

1. 一般治疗　患者应加强营养，提高机体免疫力。饮食中可多食含碘多的食物如海带与紫菜等，避免辛辣与酒类等刺激性食物。避免挤压损害及摩擦等刺激。

2. 内用药物治疗　内用药物是治疗本病的主要的疗法，其中碘化钾是治疗皮肤型孢子丝菌病的首选药物,且对绝大多数患者的有特效。对碘化钾过敏或有使用碘化钾禁忌证或碘化钾不能耐受或无效的患者,以及少数内脏型孢子丝菌病者,可用其他药物治疗。

(1)碘化钾(potassium iodide):成人开始每次 10% 碘化钾液 1mL(溶液约 20 滴),每次 3 次,餐后或与牛奶同服,随后每日增加 0.5mL,直至每日 9~12mL 为止,持续至症状缓解后继续治疗 2~4 周;或用 10% 碘化钾液小剂量开始,逐渐增加剂量至每次 10mL,每日 3 次口服,至损害消退后再持续 2 周。也有用 10% 碘化钾液 10mL,每日 3 次口服,2~3 周后增至每日 45~60mL,对碘化钾耐受性好者可增至每日 90mL 口服。儿童剂量可按 25~50mg/(kg·d),同成人一样,宜从小剂量开始,逐渐增加至足量。该药通常服药 1~2 周见效,持续 2~3 个月可治愈。此外,也有用碘化钾片剂或胶囊,每次 1~2g,每日 3 次口服。

碘化钾是一种广泛使用的无机碘剂。尽管该制剂治疗孢子丝菌病已超过百年历史,但其作用机制仍不清楚。体外试验表明,碘化钾对孢子丝菌既无杀菌作用,也无抑菌作用。有学者推测碘化钾可能是通过激活淋巴细胞释放某些细胞因子作用于中性粒细胞来达到杀灭真菌的作用,或可能是一种免疫调节剂。由于该药价廉且疗效明确,发展中国家仍作为治疗孢子丝菌病的首选药物,而在欧美等发达国家已将其作为二线用药。美国感染性疾病协会仅推荐用于治疗固定型和淋巴管型孢子丝菌病。碘化钾的不良反应发生率不高,可能有皮肤出现风团与红斑等过敏反应性损害、关节疼痛、淋巴结肿大、消化系统可出现恶心、呕吐、腹痛、腹泻等,可发生心律失常,罕见有动脉周围炎、类白血病样嗜酸粒细胞增多。长期服用可出现口内酮腥味、喉部烧灼感、唾液增多、鼻炎、眼部刺激症状等慢性碘中毒症状,过量可造成甲状腺功能紊乱、甲状腺肿等。罕见不良反应有痤疮、小肠出血、梗阻或穿孔、精神错乱等。该药的禁忌证有对碘过敏者、婴幼儿、孕妇及哺乳期妇女;慎用于口腔疾病者(因浓碘溶液可使唾液腺肿大、分泌增加,导致咽部烧灼感及齿龈疼痛)、支气管炎患者、肺水肿以及肺结核患者、高血钾症、肾功能不全及甲状腺功能亢进者等。

(2)其他可选用的药物:①特比萘芬每次 0.25g,每日 1~2 次口服,连用 3~8 个月。不推荐该药用于皮肤外型孢子丝菌病。②伊曲康唑每次 0.1g,每日 1~2 次口服,连用 3 个月或更长时间。对播散型者可 0.3g,每日 2 次,持续 6 个月,再 0.2g,每日 2 次,持续至痊愈。③氟康唑每次 50mg,每日 1 次口服,连用 2 个月或更长时间。④两性霉素 B 对播散型、淋巴管型或肺型等内脏孢子丝菌病可选用,其用法见下述对皮肤外型孢子丝菌病的治疗选择中。此外,灰黄霉素、5-氟胞嘧啶或酮康唑等均可用于本病治疗,但米卡芬净尚无治疗本病的报道。值得注意的是已有临床分离株对伊曲康唑不敏感的报道。

为了增加疗效、减少单一药物长疗程应用的不良反应,目前多采用联合用药疗法,如碘化钾与氟康唑或碘化钾与特比萘芬等联合治疗本病。

对皮肤外型孢子丝菌病的治疗选择:①骨孢子丝菌病:推荐伊曲康唑 200mg,每日 2 次口服,至少 12 个月。也可用两性霉素 B 脂质体 3~5mg/(kg·d)或脱氧胆酸两性霉素 B 0.7~1mg/(kg·d)作为初始治疗,病情控制后改用伊曲康唑 200mg,每日 2 次口服 12 个月。②肺孢子丝菌病:首选两性霉素 B 脂质体 3~5mg/(kg·d)或脱氧胆酸两性霉素 B 0.7~1mg/(kg·d),治疗反应良好后改用总疗程至少 12 个月的伊曲康唑(200mg,每日 2 次)口服,轻症者可用伊曲康唑 200mg,每日 2 次口服 12 个月。对感染局限者可手术切除病灶后联合两性霉素 B 治疗。③孢子丝菌性脑膜炎:初始治疗首选两性霉素 B 脂质体 5mg/(kg·d),应用 4~6 周,有效后用伊曲康唑 200mg,每日 2 次口服,至少 12 个月。

此外,对妊娠期系统感染者推荐使用两性霉素 B 脂质体 3～5mg/(kg·d)或脱氧胆酸两性霉素 B 0.7～1mg/(kg·d),避免使用唑类药物。儿童皮肤型孢子丝菌病可给予伊曲康唑 6～10mg/(kg·d)(最高 400mg/d)或饱和碘化钾溶液最高每千克体重 1 滴,每日 3 次口服。儿童播散型可使用两性霉素 B 0.7mg/(kg·d)作为初始治疗,再使用伊曲康唑治疗。

3. 局部治疗

(1)外用药物:未破损害外涂 2.5％碘酊,每日 2～3 次;结痂损害或损害破溃结痂时可用 1∶5000 高锰酸钾液清洗去痂,再外用 2％碘化钾液热/冷敷或涂莫匹罗星软膏等。

(2)其他疗法:①热疗可利用各种热源对病变加温,通常温度为 40～43℃或皮肤能耐受为度,时间为 30～60min,每日 2～3 次。②激光或手术切除适用于皮肤固定型、且对碘化钾等治疗效果不理想者,以手术切除缝合最佳。手术切除时应充分考虑切除范围,尽可能彻底,以免复发,同时适当给予内用药物治疗。

十四、着色芽生菌病

着色芽生菌病,又称为皮肤着色真菌病或疣状皮炎,是由多种暗色孢科真菌感染引起的一种深部真菌病。

本病原菌有裴氏着色真菌、紧密着色真菌、疣状瓶霉和卡氏枝孢菌等。这些菌均为自然界腐生菌,存在于树木、土壤、麦秆及杂草中,人感染是因工作中遭带菌物刺伤皮肤、真菌自伤口侵入所致。

(一)诊断

本病多见于农民、园林工人、木材工人或泥瓦工人等。病变好发于肢体暴露部位,如手、腕、足、踝、小腿与前臂等,但面部罕见,多为单侧性。病变可因自体接种发生于其他部位。病变发生发展缓慢,自有皮肤外伤感染到发生病变之潜伏期达数月至年余。本病初发损害于原有皮肤外伤处发生一红色丘疹或小片红斑,逐渐增大增多,形成红色、暗红色、红褐色、黑褐色斑块和/或高出皮面结节。表面呈疣状或乳头瘤样增生。病变沿淋巴管向周围皮肤扩散,不断发生新损害。有的呈串珠状和/或小蘑菇状,有的呈类环状。较大损害边界清楚,色深,呈紫红色浸润带。损害可发生糜烂与溃疡,覆有少量脓性液并结痂。有的损害较干燥有少量鳞屑。有的损害表面见有黑色或黑褐色小点,由血和菌体形成,有称之为"通过表皮排除现象(transepithelial elimination)",即真皮中被破坏的结缔组织、异物和病原菌移向表皮最后被排除,病变可因此而愈,形成瘢痕,但在瘢痕上可再发生疣状损害。有的损害中央自愈向周围发展,有的损害可呈菜花状。若损害面积较大、病程长可致淋巴回流障碍引起象皮肿致畸致残等。患者多无明显自觉症状,少数患者可有不同程度瘙痒,若继发有细菌感染时可见局部红肿、疼痛。患者通常无全身症状。有报道长期不愈的损害可发生鳞状细胞癌,也可因血行播散侵犯内脏危及患者生命。

着色芽生菌病的诊断主要依据损害部位有皮肤外伤史,损害为暗红色、黑褐色或紫红色疣状斑片和/或结节等,真菌学培养为暗色孢科真菌生长和/或病变组织病理学检查见到厚壁孢子(巨细胞内或在细胞外的脓疡中见单个或成堆圆形厚壁孢子—硬核体)。

本病需与疣状皮肤结核、三期梅毒、孢子丝菌病或鳞状细胞癌等鉴别。

(二)治疗

着色芽生菌病的治疗原则为早期治疗,病灶清除与药物等联合治疗相结合,以提高治愈率,减少复发率。因为,一旦病变发展到面积较大或泛发者,其治疗难度增大,疗效差且易复发。同时,由于目前对本病尚无特效疗法,尤其是大片损害,治愈率很难达到100%。

1.一般治疗 加强营养,提高机体的抗病力与免疫能力。避免搔抓,以防自体接种感染。患者所用与病变接触的物品应焚烧或煮沸消毒。

2.内用药物治疗 内用药物可选用:①伊曲康唑每次100~200mg,每日1次口服,连续半年或更长。②特比萘芬每次250mg,每日2次口服,连续半年到一年或更长。③氟康唑每日150~300mg,分2~3次口服;也可开始采用静脉滴注,每日200~400mg,待病情好转后改为口服剂量,疗程为1年左右或更长。④氟胞嘧啶100~200mg/(kg·d),分4次口服,每6h1次,连续半年到一年或更长。⑤其他内用药物可选用碘化钾、酮康唑或两性霉素B等。

3.外用药物治疗 外用药物可选择:①25%~50%冰醋酸液外搽,每3~5日1次,至病变结痂脱落。药物浓度依损害而定,若疣状增生明显选较高浓度,反之则选较低浓度。②30%三氯醋酸溶液外搽,每3~5日1次,至病变结痂脱落。用上两种药物时要注意的是避免用量过大、浓度过高,以防形成溃疡。搽药时避免搽到正常皮肤。对较大面积者不宜同时大面积应用,可分批小片进行。③5%~10%水杨酸软膏包敷,每日1次。④两性霉素B(1~3mg/mL)溶液加适量普鲁卡因,病灶内注射,每周1~2次,多病灶者可交替注射。

4.其他疗法

(1)物理疗法:多采用热疗。使用各种热源如热水袋、热盐袋或灯泡烤或高温日晒等作用于病变部位,通常温度应达到45~50℃,可抑制真菌,每日1~2次,每次半小时到1h。尽管激光术可用于小损害的去除,但术后瘢痕可影响组织与器官功能,尤其是关节部位,故较少应用。有关冷冻治疗皮损尚有争议。冷冻治疗的目的是用低温破坏病变组织,但有观察表明冷冻治疗后病变有继续扩大者,而且治疗后易遗留瘢痕,故建议少用。

(2)手术治疗:对于较小损害可直接切除缝合,对较大面积损害可切除病变后植皮,手术切除的范围应距离损害边缘1cm,深达皮下组织。为避免术后复发,应在术前和术后用抗真菌内用药物1个月左右。若损害严重不能手术切除或切除后植皮、内用药物治疗无效则需截肢。

十五、隐球菌病

隐球菌病是由隐球菌感染所引起的一种全身性疾病。

本病的主要病原菌为新生隐球菌(cryptococcus neoformans)及其变种。新生隐球菌是一种环境腐生菌,广泛存在于土壤和鸽粪中,偶可在水果、蔬菜、牛奶以及健康人的口腔、鼻腔、咽部、胃肠与皮肤中分离出。鸽子是该菌的主要携带者,鸽粪是主要的传染源。隐球菌病的传播途径通常认为主要从呼吸道吸入,其他可从消化道、皮肤侵入。机体免疫力下降是重要的诱发因素,故本病易发生于艾滋病、恶性肿瘤、自身免疫性疾病、糖尿病、大剂量长期应用糖皮质激素等免疫抑制剂和器官移植者。

(一)诊断

本病可发生于任何年龄,但多见于20~50岁男性,儿童相对少见。根据新生隐球菌所感染的器官不同将其分为以下数种:

1.中枢神经系统隐球菌病 由于隐球菌对中枢神经系统有特殊的亲和性,故该病在临床上最常见,约占隐球菌病的70%~80%,常因病情发展迅速而死亡。本病临床可表现为脑膜炎(脑膜炎型)、脑膜脑炎(脑膜脑炎型)或脑瘤(脑瘤型或肉芽肿型),其中以脑膜炎多见。患者有发热、头痛进行性加剧、恶心、呕吐。神经症状可见有眩晕、视物模糊、神志不清、抽搐、晕厥、精神错乱及癫痫发作与颈强直,抬头与抬腿试验阳性。脑脊液检查颅内压升高、脑脊可混浊或呈乳白色、蛋白增高、葡萄糖下降、氯化物下降。脑脊液墨汁染色涂片隐球菌阳性,培养为隐球菌生长。头部 CT 检查示颅内弥散性脑水肿、脑积水与实质性病变等。

2.肺隐球菌病 大多无明显表现或症状轻微,少数患者发病呈慢性或亚急性经过,有类似肺结核或慢性支气管炎的表现,可出现咳嗽,咳少量黏液性痰,偶有咳血。也可出现低热、胸痛、乏力、体重减轻。严重病例发病急骤,病情发展迅速,预后不佳。常发生肺炎和/或支气管周围炎。患者可发生高热、呼吸困难等症状。胸部 X 线拍片检查示结节或广泛弥散性浸润,可见有胸腔少量积液等。取痰或胸水隐球菌镜检与培养阳性。

3.皮肤黏膜隐球菌病 皮肤黏膜隐球菌病可为原发性感染,但大多数为继发性感染,多经血液循环播散所致。皮肤病变可发生于头、颈、躯干和四肢,以头皮和面部多见。黏膜病变好发于腭、齿龈、舌、鼻咽部及鼻中隔等部位。本病除经血液循环播散而来外,也可由邻近部位皮肤病灶蔓延而来。皮肤损害可表现为丘疹、脓疱、斑块、结节、传染性软疣样丘疹、痤疮样损害、息肉样损害、脓肿与溃疡等。黏膜损害可表现为结节、肉芽肿及溃疡等。病变大多无明显自觉症状,损害可查到隐球菌。

4.骨关节隐球菌病 较少见。经血液循环播散。病程呈慢性经过。病变可发生于全身骨与关节,常发生于脊椎、颅骨、肋骨、胫骨、股骨等。表现为感染骨关节肿痛、触痛,可形成瘘管,排出脓性液。X 线拍片可见囊性骨质破坏与多发性溶骨性改变等。

5.其他隐球菌病 由于隐球菌可通过血液循环播散,因此,病变可累及全身各器官。除上述多见类型外,肾脏、肾上腺、甲状腺、胃、前列腺、肝脏等均可发生隐球菌病,但极为少见。隐球菌性败血症临床症状多不典型,且以低热为主,热型也不规则,预后差。

隐球菌病的诊断主要依据以上临床症状与体征,取脑脊液、痰液、血液及损害等真菌学检查和/或组织病理检查发现隐球菌。

本病应与非真菌性脑膜炎、脑脓肿、脑肿瘤、肺结核、结节病、传染性软疣、痤疮、皮肤结核或骨结核等病鉴别。

(二)治疗

1.一般治疗 加强对原发疾病的治疗。加强营养,提高患者免疫力。对重症者可静脉给予脂肪乳、新鲜血浆或全血,注意水电解质平衡。中枢神经系统隐球菌病有颅内压升高者应脱水、降低颅内压,可用 20%甘露醇静脉快速滴注等治疗。

2.内用药物治疗 主要是抗真菌药,可选用以下药物,以两性霉素 B 或两性霉素 B 脂质体为首选。

(1)两性霉素 B:成人静脉滴注:开始可从 1~5mg 或按体重每次 0.02~0.1mg/kg 给药,以后根据患者耐受情况每日或隔日增加 5mg,当增加至每次 0.6~0.7mg/kg 时即可暂停增加剂量。最高单次剂量不超过 1mg/kg,每日或隔日给药 1 次,总累积量为 1.5~3g,疗程 1~3 个月,也可长至 6 个月。儿童静脉滴注:每次 0.5~1mg。静脉滴注时,均先以灭菌注射用水稀释,再加入 5%葡萄糖液(不可用氯化钠注射液,因可产生沉淀)中,浓度不超过 1mg/mL(儿童浓度不超过 10mg/100mL),缓慢避光滴注,每次滴注时间不少于 6h。对严重或危重患者也可考虑鞘内注射:成人首次剂量为 0.05~0.1mg,以后逐渐增至每次 0.5mg,最大剂量每次不超过1mg,每周2～3次,总量15mg左右。鞘内注射时宜与小剂量地塞米松同时给予,并需用脑脊液反复稀释药液,边稀释边注入以减少反应。儿童每次0.5～1mg,鞘内注射时可取5mg/mL浓度的药液1mL,加5％葡萄糖液19mL稀释,使最终浓度为250μg/mL。注射时取所需药液量以脑脊液5～30mL反复稀释,并缓慢注入。鞘内注射药物浓度不可高于250μg/mL,pH应在4.2以上,以免因药物浓度过高刺激导致下肢瘫痪等严重后果。有颅内压升高或视神经乳头水肿者应慎用鞘内注射。有关两性霉素B的作用机制、不良反应性见念珠菌病治疗。

(2)两性霉素B脂质体:用法与用量等见念珠菌病治疗。

(3)氟胞嘧啶(flucytosine,5-氟胞嘧啶,5-FC):成人每次1000～1500mg,每日4次口服,或50～150mg/(kg·d),分4次口服。儿童体重超过50kg者按成人剂量,体重低于50kg者每日剂量按体表面积1.5～4.5g/m² 计算或50～150mg/(kg·d)分4次口服。新生儿为每次20～40mg/kg,每6h1次。对隐球菌脑膜炎或隐球菌败血症者成人每日100～150mg/kg,分2～3次静脉滴注,滴速为4～10mL/min。国外推荐每日150mg/kg(每6h 37.5mg/kg)的5-FC与两性霉素B联合应用,对艾滋患者的隐球菌病国外推荐5-FC与两性霉素B联合使用,用法为先静脉滴注两性霉素B,6h后再口服5-FC,每次20～37.5mg/kg,每6h1次,疗程由临床和血清学反应而定,通常不少于2周。5-FC的作用机制是药物进入真菌细胞内转变为具有抗代谢作用的5-氟脲嘧啶,后者取代脲嘧啶进入真菌的脱氧核糖核酸,从而阻断核酸与蛋白质的合成。该药对隐球菌与念珠菌均有良好的抑制作用。单用该药易产生耐药性,故临床多与两性霉素B合用以增加疗效。5-FC的不良反应以消化系统最常见,有恶心、呕吐、腹泻等,可致肝毒性,引起肝酶升高,其他可见有头痛、头晕、精神错乱、幻觉、白细胞与血小板减少或全血细胞减少,骨髓抑制与再生障碍性贫血和皮疹等。虽然该药与两性霉素B联合使用有协同作用,但两性霉素B可增加5-FC的毒性。该药的禁忌证有对本药过敏者、严重肾功能不全者与严重肝功能疾病者,慎用于骨髓抑制、血液系统疾病或同时应用骨髓抑制药物治疗者、肝功能损害者、肾功能损害者、孕妇、哺乳期妇女等。

(4)氟康唑:多不用作治疗本病的首选药物,而主要用于两性霉素B或两性霉素B与5-FC联合初治后或作为隐球菌性脑膜炎的维持治疗或脑膜外隐球菌病治疗选药。治疗隐球菌脑膜炎用法为每次400mg,每日1次静脉滴注,直至病情明显好转,然后每日200～400mg,每日1次,用至脑脊液真菌培养转阴后至少10～12周。或每次400mg,每日2次,持续2日,然后每次400mg每日1次,用至脑脊液真菌培养转阴后至少10～12周。

(4)伊曲康唑:不作为治疗本病的首选药物。该药用法为每次200mg,每日2次,连续2个月至1年,或据临床表现与真菌学检查结果而定。

目前,对隐球菌病尤其是对中枢神经系统隐球菌病的抗真菌治疗尚无统一的标准,多主张开始用两性霉素B或两性霉素B与氟胞嘧啶联合使用2周(急性期治疗),然后用氟康唑或伊曲康唑治疗8～10周(巩固期治疗),再用氟康唑或伊曲康唑减量维持治疗。

3.局部治疗 肺隐球菌病可在内用抗真菌药物治疗的同时用两性霉素B5～10mg配成0.2～0.3mg/mL溶液,每日分两次喷雾,疗程1个月。对局限性皮肤黏膜等病变可手术切除或予抗真菌药治疗。

隐球菌病治疗判愈除临床症状与体征完全消失外,应每周真菌培养1次,连续4次阴性。隐球菌性脑膜炎应脑脊液糖含量恢复正常以及脑脊液抗原转阴。重症如隐球菌性脑膜炎患者未经治疗都会死亡,治疗后病死率有10%～40%,治疗后存活者复发率有20%～25%。部分患者遗留视力丧失与智能减退等。

十六、足菌肿

足菌肿,又称为霉菌性足菌肿、马杜拉足(Ma—dura foot)或马杜拉足菌肿(Maduromyce-toma),是一种由真菌感染引起的皮肤组织的慢性肉芽肿性病变。

本病的病原真菌有马杜拉霉、尖端单孢子菌、帚霉、曲霉以及红色毛癣菌等皮肤癣菌。本病好发于热带与亚热带地区,我国少有报道。病原菌常腐生于土壤与腐败植物中,经皮肤受伤的伤口处侵入而感染。

(一)诊断

足菌肿常见于20～45岁男性,以农民多见。病史中常有外伤史。潜伏期可达数月至数年。皮肤病变主要发生在足部,也可发生于小腿、手部、前臂以及躯干等皮肤暴露部位的受伤处。损害初起于受伤处,为一淡红色或正常肤色丘疹或小结节,缓慢逐渐增大成肿块,坚实或呈橡皮样,然后中央部软化,形成脓肿与窦道,破溃后排出脓液。脓液中见有黄、白、红、黑等各种颜色及形状不同的颗粒状物,此对菌种鉴定与诊断有重要价值。损害继续扩大可累及皮下组织、筋膜、肌肉及骨骼,形成更大或巨大的结节状高低不平肿块,可见有多个脓肿与窦道,也可见破溃病变愈后所遗留的瘢痕及色素沉着等损害。病变无明显自觉症状或可有轻度压痛。患者无明显全身症状。但若继发细菌感染可有发热、头痛等不适。骨损害严重者可致残。

足菌肿的诊断主要依据病变主要发生于足部受伤处,特征性临床表现为局限性皮肤肿胀、结节、脓肿与窦道形成,破溃后有各种颜色与形状的颗粒状物,真菌检查阳性。

本病应与化脓性细菌感染引起的疖、痈、结核、着色芽生菌病、孢子丝菌病等疾病鉴别。

(二)治疗

本病治疗存在较大困难,对大多数病例尚无有效的抗真菌药物。目前所采用的主要方法是外科手术治疗。早期并大面积切除病灶及其周围部分正常组织。若有骨损害应考虑截肢术。内用抗真菌药物可选用酮康唑、特比萘芬、伊曲康唑、两性霉素B、5—氟胞嘧啶、碘化钾等。

十七、其他真菌性疾病

在临床上,除上述真菌性疾病外,还有一些少见或罕见的真菌病有皮肤黏膜病变,在此一并提及。

(一)诊断

1.曲霉病　曲霉病是曲霉属真菌感染引起的一组疾病。曲霉在自然界分布广泛,也可存在于正常人体皮肤与黏膜表面,属条件致病菌,当中性粒细胞减少与机体免疫力下降时才有可能发病。曲霉可引起多器官病变。皮肤曲霉病可表现为多发性丘疹、斑丘疹和/或结节,呈红色或紫红色。可坏死形成溃疡与结痂。肺曲霉病最为常见,临床表现有发热、咳嗽、咳绿色或棕色黏液痰,严重时可有咳血、胸痛、呼吸困难等。肺部可发生曲霉球。病程慢性,患者有日渐消瘦与乏力,X线拍片单侧或双侧肺呈片状或弥漫性浸润。肺部曲霉球的X线拍片特征为圆形或卵圆形均匀不透明区,CT典型图像为新月形的空气环包绕一团致密影,该致密影在空洞内可随体位变动而移动。其他有脑曲霉病、心曲霉病、眼曲霉病等。

曲霉病的诊断除以上临床特征外，主要依据真菌培养鉴定。

2.地霉病　地霉病是一种由白地霉或头地霉感染引起的皮肤黏膜和内脏器官的疾病。该菌是一种腐生菌，广泛存在于土壤、植物、水果、烂菜、牛奶制品及动物类粪便中，也可存在于健康人皮肤、粪便、痰或阴道分泌物中，是一种条件致病菌。机体免疫力下降、患有某些疾病如结核病、肿瘤、艾滋病以及长期应用糖皮质激素等免疫抑制剂或抗细菌药物是重要的诱发因素。因此，经外伤的伤口侵入感染是另一途径。地霉病以肺地霉病与支气管地霉病常见。肺地霉病常继发于肺结核，表现有发热、咳嗽、咳痰，痰多为灰色黏稠状，有时为脓性或血性。X线拍片于肺门与肺上部片状致密浸润或空洞。支气管地霉病通常不累及肺部，表现为发热或不发热、咳嗽、咳出带血丝的黏液胶质样痰。其他有胃肠道地霉病，表现有腹痛、腹泻等肠胃炎等；口腔地霉病，表现似念珠菌引起的鹅口疮；皮肤地霉病，多有外伤史，损害开始于损伤处起皮下结节，逐渐增多扩大成斑块或皮下脓肿，可破溃结痂，有的可发生于皱襞处如乳房下、腹股沟与臀间等部位，表现有红斑、浸润等似皮肤念珠菌病，常有剧烈瘙痒。皮肤黏膜及内脏地霉病之菌体可侵入血液中引起地霉败血症，导致广泛的皮肤黏膜、肺、肝、肾、胃肠、肾上腺和脑病变最终死亡。

地霉病的诊断需要反复多次进行的霉镜检与培养阳性，并结合临床与治疗试验等综合判定。本病应与肺结核、细菌性或念珠菌性肺炎以及念珠菌性皮肤与黏膜疾病等鉴别。

3.球孢子菌病　球孢子菌病是一种由球孢子菌感染引起的系统性真菌病。球孢子菌存在于土壤中，人感染是通过呼吸或外伤伤口侵入而引起原发性或继发性球孢子菌病。常见的有：①肺球孢子菌病，多数无明显临床症状，约近1/2患者表现为轻微流感样症状，也可有明显干咳、胸痛、盗汗、发热、寒战、咳黏液痰、呼吸困难等，时有头痛、咽喉痛、咯血等，可发生球孢子菌瘤、空洞、脓气胸或肺出血等。②皮肤球孢子菌病，多与肺球孢子菌病等同时发生，多数表现有红斑、丘疹，少数为结节性红斑与多形红斑、弥漫性红斑、脓疱、结节、溃疡以及疣状皮肤病变等。③球孢子菌还可感染骨关节、泌尿生殖道、眼、鼻、脑、淋巴结、肾上腺、心脏等器官，引起相应病变。

球孢子菌病的诊断主要依据病原菌检查及相关临床表现。本病应与上呼吸道感染、肺炎、肺结核、梅毒等鉴别。

4.组织胞浆菌病　组织胞浆菌病是由组织胞浆菌所引起的一种传染性较强的疾病，分为荚膜组织胞浆菌病（histoplasmosis capsulatum）和杜波组织胞浆菌病（histoplasmosis duboisii），前者又称为经典组织胞浆菌病或小型组织胞浆菌病或Darling病，后者由荚膜组织胞浆菌的一个变种所致，又称为非洲型组织胞浆菌病或大型组织胞浆菌病。我国能见到的主要为荚膜组织胞浆菌病。组织胞浆菌广泛存在于流行地区土壤与空气中，可经呼吸道、皮肤、黏膜及胃肠道侵入人体，以呼吸道为主要侵入途径，引起肺部病变，并由此播散至其他器官。临床上有以下几种类型：①无症状型，占90%以上，无明显临床症状，仅通过组织胞浆菌素皮肤试验阳性证实曾有感染，肺部X线拍片可见多个钙化灶。②肺型，表现有发热、乏力、胸痛、咳嗽、呼吸困难、发绀、声音嘶哑等，其他可出现高热、寒战、咯血、体重下降、盗汗等，肺部X线拍片显示肺门及纵隔淋巴结肿大，肺部可见有浸润、纤维化或肺部钙化等。③播散型，少数肺型可播散，引起播散性感染。患者可出现全身淋巴结肿大、肝脾肿大并有高热、寒颤、贫血等，可因病情迅速恶化而死亡。④皮肤型，原发皮肤型较少见，可表现为浸润性斑块、溃疡等损害。继发性多为经肺型播散所致,表现为丘疹、结节、斑块、脓肿、坏死溃疡等,可继发细菌感染。

组织胞浆菌病的诊断主要依据真菌检查与组织病理检查发现致病菌。本病应与肺结核、皮肤结核、结节病等鉴别。

(二)治疗

1. 曲霉病

(1)一般治疗:应积极治疗原发疾病,提高机体免疫力。

(2)内用药物:治疗可选用两性霉素 B,用法与用量见念珠菌病治疗;或伊曲康唑,每次 200mg,每日 1 次口服,疗程 2～5 个月,对侵袭性或播散性感染者增加剂量至每次 200mg,每日 2 次。

(3)局部治疗:肺曲霉病可用两性霉素 B 50mg 溶于 5％葡萄糖液 10mL 中作腔内注射,可起到硬化剂和抗真菌的功能。

(4)手术治疗:对用抗真菌内用药物等治疗无效的皮肤病变或曲霉球损害等需要手术切除。

2. 地霉病

(1)一般治疗:在积极治疗原发疾病的同时,注意提高患者机体免疫力。

(2)内用药物治疗:抗真菌药物可据菌种选择药物:白地霉可选用酮康唑每日 400mg 口服,或伊曲康唑每日 200～400mg 口服,也可与制霉菌素或碘化钾联合应用。头地霉可选择氟康唑或伊曲康唑。两性霉素 B 对头地霉可能有效,对白地霉可能无效。支气管地霉病、肺地霉病和皮肤地霉病可用碘化钾,每日 6g 口服,持续 4～6 个月。

(3)局部治疗:地霉病可用 0.1％龙胆紫液或制霉菌素粉剂外涂。耳部病变可用双氧水洗耳后,再用制霉菌素滴耳液。口腔地霉病用制霉菌素液漱口。支气管地霉病可用两性霉素 B 5～10mg 配成 0.2～0.3mg/mL 溶液,每日 2 次喷雾。

3. 球孢子菌病

(1)一般治疗:注意休息,加强营养,提高免疫力。

(2)内用药物治疗:抗真菌药物可选用两性霉素 B、伊曲康唑或氟康唑等。

(3)手术治疗:对药物治疗无效者可考虑手术切除或清除病灶。

4. 组织胞浆菌病

(1)一般治疗:纠正免疫力低下,积极治疗免疫性疾病等。

(2)内用药物:治疗抗真菌药物可选择两性霉素 B(用法与用量等参见念珠菌病治疗)、酮康唑(用法与用量等参见念珠菌病治疗)、氟康唑每日 200～400mg 口服,伊曲康唑每日 400mg 口服,疗程均为半年以上。

(3)局部治疗:局限性病变可手术切除。

第二节 细菌感染性疾病

细菌是自然界中为数众多的一大群微生物,与医学有关的细菌种类也非常多。在皮肤性病中,由细菌感染引起的疾病十分常见,所涉及的细菌主要有葡萄球菌、链球菌、麻风杆菌、结核杆菌、绿脓杆菌、淋病奈瑟菌、杜克雷嗜血杆菌、衣原体和脲原体等。本节主要介绍由球菌和杆菌等感染引起的皮肤疾病。

一、脓疱疮

脓疱疮，俗称"黄水疮"，现有人称之为脓疱病，是一种由化脓球菌感染引起的急性炎症性皮肤病。

该病的致病菌多数是金黄色葡萄球菌，少数是溶血性链球菌，也可由二者混合感染引起。机体免疫能力下降、皮肤损伤与痱子等炎性皮肤疾病以及环境卫生状况等是本病发生的基础。

（一）诊断

根据发病年龄、病变发生部位及损害临床特征不同将脓疱疮分为寻常性脓疱疮、大疱性脓疱疮、新生儿脓疱疮和手足浅表性大疱性脓疱疮四种类型。

1. 寻常性脓疱疮（impetigo vulgaris）　又称为接触传染性脓疱疮。本病多见于夏秋季节，好发于儿童，可在托儿所或幼儿园中流行。病变主要发生于头皮、面部、颈部、躯干上部和四肢，面部以口周、鼻孔附近及耳廓为多见，严重者可波及全身皮肤。初发损害为 1 片或数片红斑或水疱，散在发生，迅速发展成疱壁较薄的脓疱。开始疱壁紧张，随后逐渐松弛，形成袋状坠积脓液。脓疱破后露出糜烂面，其脓液或渗出液干燥结成淡黄色或灰黄色痂，但其周不断发生新的脓疱，并因搔抓其脓液接触到其他部位时可引起新的病变。通常单个脓疱经 5～7 日结痂而愈不留痕迹。自觉症状可有轻度到中度瘙痒感或疼痛感。严重者常并发近位淋巴结炎，可出现发热等全身症状，由 A 族 β 型溶血性链球菌感染者也可并发急性肾小球肾炎。

2. 大疱性脓疱疮（bullous impetigo）　可发生于任何年龄。病变好发于面部和四肢等暴露部位。损害开始为散在性水疱，经 1～2 天后增大成为大疱，其直径可为 1～10cm 或更大，疱基底及周围呈淡红色。疱壁较薄，疱液开始呈淡黄色较清，随后疱液变得浑浊而成为脓液。脓疱中的脓液因重力沉积形成半月状积脓现象。脓疱破后形成大片糜烂面，继而干燥结痂不易剥去，有时见有痂下脓液向四周溢出，且在四周形成新的脓疱，构成环状或回状等图形。通常病变经 7～10 日脱痂而愈，可遗留短暂色素沉着。若损害较深愈后可遗留瘢痕。患者自觉症状为瘙痒感。严重病例可有发热等全身不适，近位淋巴结可肿大、疼痛。

3. 新生儿脓疱疮（impetigo neonatorum）　又称为新生儿大疱性脓疱疮，是发生于新生儿的一种大疱性脓疱疮，属大疱性脓疱疮的异型。本病好发于出生后 3 个月以内的新生儿，尤其易发于体质较差的新生儿。本病传染性强，可在婴儿室或哺乳室中造成传染流行，应引起注意。本病发病急骤，数小时或 1～2 天脓疱可波及大部分皮肤。疱破后形成红色糜烂面。常有口腔等黏膜损害。患儿精神萎靡等全身症状较重，常伴有高热、腹泻、呕吐，如不及时治疗可发生败血症、肺炎、肾炎或脑膜炎等并发症而死亡。

4. 手足浅表性大疱性脓疱疮（superficial bullous impetigo of the hand and foot）　本病极为少见。病变发生于掌/跖、指/趾，或波及其周围。损害初起为紧张性水疱，可逐渐形成大疱，疱基底和周围红晕。疱液由透明逐渐变浑浊呈脓性。自觉症状为疼痛或胀痛。水疱或大疱经 1～2 周干涸结痂脱落而愈。

脓疱疮患者实验室血常规检查可见有外周血白细胞数增高及中性粒细胞增高。脓液细菌培养多数为金黄色葡萄球菌，少数为溶血性链球菌。

脓疱疮的诊断主要依据好发季节、病变发生部位与损害为脓疱等特征。

脓疱疮应与水痘继发感染等疾病鉴别。

(二)治疗

1.一般治疗 注意皮肤清洁卫生,勤洗澡、换衣,避免高温与积汗。预防并治疗痱子和丘疹性荨麻疹等炎症性皮肤病。避免搔抓或用毛巾等摩擦皮肤,以免感染扩散。做好隔离消毒,尤其是新生儿脓疱疮或集体单位如婴儿室、托儿所,幼儿园发现患病儿童应立即隔离,患儿衣被用具等应及时清洗消毒,以防止接触传染,并对居住环境进行消毒等处理。

2.内用药物治疗

(1)对皮损广泛、伴有发热和/或有淋巴结炎者应给予内用抗细菌药物治疗。首选药物为青霉素。该药是一种繁殖期杀菌药,通过干扰细菌细胞壁的合成而产生抗菌作用。青霉素钠用法为:①肌内注射:成人 80 万～200 万 U/d,分 2～3 次;小儿 2.5 万 U/kg,每 12h 1 次;新生儿 5 万 U/kg,出生第 1 周患儿每 12h 1 次,大于 7 天患儿每 8h 1 次,严重感染患儿每 6h 1次;早产儿 3 万 U/kg,第 1 周患儿每 12h 1 次,2～4 周患儿每 8h 1 次,4 周后患儿每 6h 1 次。②静脉滴注:成人 200 万～1000 万 U,分 2～4 次;小儿 5 万～20 万 U/(kg·d),分 2～4 次;新生儿 5 万 U/kg,出生第 1 周患儿每 12h 1 次,大于 7 天患儿每 8h 1 次,严重感染患儿,每 6h 1 次;早产儿 3 万 U/kg,出生第 1 周患儿每 12h 1 次,2～4 周患儿每 8h 1 次,4 周后患儿每 6h 1 次。青霉素的不良反应主要为过敏反应,应用前应进行皮肤敏感试验。对青霉素过敏者可选用大环内酯类抗细菌药物如红霉素或阿奇霉素等,或根据细菌培养药敏试验结果选择敏感抗细菌药。

(2)体弱婴幼儿除了给予抗细菌药物治疗外,应加强支持治疗。

3.外用药物治疗

(1)有脓疱或脓痂时应去除疱壁或脓痂后用 1∶5000～1∶8000 高锰酸钾(potassium permangnate,PP)溶液清洗,再涂抗细菌药物软膏如红霉素软膏或莫匹罗星(百多帮)软膏等。

高锰酸钾为强氧化剂,与有机物接触能迅速分解放出新生态氧,通过氧化细菌体内蛋白质的活性基因而杀菌。此外,该药尚有收敛与除臭等作用。高锰酸钾外用浓度高于 1∶500 时对皮肤有刺激和腐蚀作用,常用浓度为 0.01%～0.02%(1∶5000～1∶10000)。该药溶液应临时配制,配制后久置或加温可迅速失效。莫匹罗星(mupirocin)是由荧光假单胞菌培养液产生的一种物质,即假单胞菌 A,其抗菌作用主要是通过可逆性地与异亮氨酸转移 RNA 合成酶结合,阻止异亮氨酸渗入,终止细胞内含异亮氨酸的蛋白质合成而起到杀菌(高浓度)或抑菌(低浓度)作用。莫匹罗星乳膏开始治疗的前几天每日 1 次,如 3 日内无皮肤发红、干燥或脱屑时可将每日用药次数增加至 2 次,若出现脱屑或干燥时则应减量使用。该药慎用于中、重度肾损害者以及孕妇和哺乳期妇女。

(2)非明显脓痂性损害用 1∶5000～1∶8000 高锰酸钾溶液清洗后再涂红霉素等抗细菌药物软膏。

(3)对大面积新生儿脓疱疮可采用 1∶8000 高锰酸钾溶液清洗后暴露干燥疗法。对较大脓疱可用消毒针头刺破疱壁,排除脓液后外涂上述抗细菌药物软膏。

二、臁疮

臁疮又称为深脓疱疮,是一种主要发生于小腿胫部、病变较脓疱疮深在的皮肤化脓性感染。

臁疮的病原菌主要是乙型溶血性链球菌,少数是金黄色葡萄球菌。患者营养不良、体弱、慢性消耗性疾病及个人卫生状况差是本病的诱发因素。臁疮也常继发于皮肤损伤、虫咬、水痘、糖尿病及某些瘙痒性皮肤病。

（一）诊断

病变好发于小腿胫部，其次为大腿与臀部，偶可发生于其他部位。原发损害通常为数个，也有达数十个者。开始为基底有红色浸润的水疱或脓疱，此后不断扩大，并向深部发展，中心坏死，表面形成黑褐色污秽痂。严重者其痂较厚、质硬、不易剥脱，周围绕以水肿性红晕。将痂去除后则呈现圆形、椭圆形或不规则形溃疡，基底较硬，并有脓液。一般经过2～4周溃疡愈合，形成瘢痕，并有深浅不一色素沉着。病变中若有搔抓，可因自体接种而不断发生新的损害，经久不愈。有些患者，尤身体衰弱或机体免疫功能低下者，损害发生较多，病变发展较快，可形成深在性坏死性溃疡，又称为恶液质性臁疮或坏疽性臁疮。本病自觉症状有灼热、痒或疼痛。病情较轻者通常无全身症状，病情较重者可有发热、乏力、头痛以及近位淋巴结肿大、疼痛，严重病例常并发败血症或肺炎而危及患者生命。

臁疮的诊断主要依据好发部位及上述临床表现。

本病应与丹毒等疾病鉴别。

（二）治疗

1. 一般治疗　寻找可能的诱发因素与疾病，并积极防治。加强营养，增强机体抵抗力。做好皮肤清洁等个人卫生。避免搔抓，以免加重或自体接种感染。患者衣物等生活用品应隔离消毒。避免辛辣食物及饮酒。

2. 内用药物治疗　对损害多而广泛、炎症症状重、并有发热、淋巴结炎等病变者应全身性使用抗细菌药物治疗如青霉素钠，用法参见脓疱疮。也可选用半合成青霉素如阿莫西林或氨苄西林。

阿莫西林用法为：①口服：成人0.5～1g，每6～8h1次，每日剂量不宜超过4g。3个月以上小儿20～40mg/(kg·d)分3次；3个月以下婴儿30mg/(kg·d)，分2次。②静脉滴注：成人剂量与口服相同。小儿50～100mg/(kg·d)分3～4次。阿莫西林的不良反应常见的有恶心、腹泻、呕吐等胃肠道症状以及皮疹与药物热等，少数有肝肾毒性、兴奋、焦急、失眠、血小板减少、粒细胞减少等，长期大剂量用药可致菌群失调，出现由念珠菌或耐药菌引起的二重感染。该药静脉注射前应进行皮内试验。对青霉素类药过敏、传染性单核细胞增多症、淋巴瘤等患者禁用。严重肾功能损害、哮喘、湿疹、荨麻疹等过敏性疾病以及孕妇、哺乳期妇女与老年体弱者慎用。

氨苄西林用法为：①口服：成人每日2～4g，分4次空腹服；儿童25mg/(kg·d)，分2～4次空腹服。②静脉滴注：成人每日4～12g，分2～4次溶解于5%葡萄糖液500mL中（浓度不宜超过30mg/mL），每日最大剂量为16g；小儿100～200mg/(kg·d)，分2～4次，每日最大剂量为300mg/(kg·d)。静脉给药前应进行皮内试验。氨苄西林的不良反应与青霉素相似，以过敏反应多见，尤其是皮肤过敏性反应如荨麻疹、红斑丘疹等皮炎等发生于用药5天以后，少数可发生于停药1周以后。该药的禁忌证等同阿莫西林。

对青霉素类药物过敏者可选择红霉素或阿奇霉素等治疗。

红霉素的用法为：①口服：成人0.25～0.5g，每日2～3次空腹服，最大剂量为每日4g；小儿40mg/(kg·d)，分4次。②静脉滴注：成人5～20mg/(kg·d)，严重感染可增至4g/日；小儿30～50mg/(kg·d)，最大剂量为每日50mg/kg，最大剂量不宜超过4g/日。对链球菌感染,通常要用 10 天。该药的不良反应有上腹不适、疼痛、食欲减退、恶心、呕吐、腹泻,其他有乏力、黄疸、肝功能异常、皮疹、药物热,少数有心律不齐,静脉滴注可致静脉炎,大剂量可引起听力减退等,对红霉素及其他大环内酯类药过敏者禁用,有肝功能不全、孕妇和哺乳期妇女慎用。

阿奇霉素的用法为:①口服:成人首剂 500mg,以后每日 250mg 于餐前半小时或餐后 2 小时空腹服,连用 7～10 日;2 岁及以上儿童推荐剂量为 12mg/(kg·d),最大剂量为 500mg/日,连用 5～7 日。②静脉滴注:成人 0.5g 加入 5%葡萄糖液 250mL～500mL(浓度为 1～2mg/mL)中每日 1 次,连用 7～10 日。该药的不良反应主要为上腹不适、腹痛、恶心、呕吐等消化道反应,但较红霉素轻,对本药或其他大环内酯类药过敏者禁用,肝功能不全、严重肾功能不全、孕妇及哺乳期妇女等慎用。

3.外用药物治疗 用 1∶5000 高锰酸钾溶液浸洗或湿敷以软化痂,然后去痂并清洗,擦干后再外涂抗细菌药物软膏如 1%红霉素软膏或莫匹罗星软膏等。对早期溃疡性损害也可用庆大霉素注射液 40 万 U 加入生理盐水 500mL 中(0.1%浓度)持续湿敷,待溃疡面清洁、渗液少后再间断湿敷至溃疡愈合。

三、毛囊炎

毛囊炎是一种发生于毛囊口的化脓性感染,主要特征为毛囊性丘疹,顶端化脓形成脓疱。

本病的最常见病原菌是凝固酶阳性金黄色葡萄球菌,少见的是表皮葡萄球菌、链球菌、假单孢菌属和/或类大肠杆菌。机体免疫力下降、高温等环境、皮肤损伤、蚊虫叮咬及个人皮肤卫生状况差等是诱发因素。

(一)诊断

根据病变发生部位和损害深浅等将毛囊炎分为以下几种类型:

1.细菌性毛囊炎(bacterial folliculitis) 最常见。通常所称毛囊炎即该型毛囊炎。病变好发于多毛部位如头面、颈、会阴、肛门与四肢等,也可发生于胸部、背部与臀部等部位,其他可发生于某些化学与物理因素等接触部位。损害多散在孤立,开始为红色丘疹,继而其顶端形成小脓疱,中央可见有毛发贯穿,周围为炎性红晕。随后脓疱干涸结痂,经 1 周左右脱痂而愈。但也可反复发作多年不愈者。有的毛囊炎也可进一步发展形成疖或痈等。局部淋巴结可肿大、疼痛,严重者可有发热等全身不适。自觉症状为疼痛或有痒感。

2.须疮(sycosis) 须疮是指发生于胡须部位的细菌性毛囊炎和毛囊周围炎。本病常见于 30～40 岁男性,剃(刮)须常诱发或加重。损害为散在或密集的毛囊性红色丘疹或脓疱,周红晕明显,部分严重损害可聚集成斑块,经 1～2 周干涸结痂脱落而愈,不遗留痕迹,但新的脓疱可此起彼伏,病程达数月或数年,甚至数十年。有少数较深在的炎性病变可破坏毛囊,愈后形成瘢痕,又称之为狼疮样须疮(lupoid sycosis),该损害常发生于耳前或额部,多个毛囊性丘疹聚合成斑块,经数日或数周后,损害中央萎缩,毛脱落呈不规则形萎缩性瘢痕,而其周围仍见有毛囊性丘疹损害。自觉症状有瘙痒或疼痛。可伴有颌下或颈部淋巴结肿大疼痛,重者可出现发热和头痛等症状。

3.瘢痕性毛囊炎(folliculitis keloidalis) 本病又称为枕骨下硬结性毛囊炎、毛发部乳头状皮炎、项部瘢痕疙瘩性毛囊炎或瘢痕疙瘩性痤疮等,是一种主要发生于青壮年项部发际处的细菌性毛囊炎,愈后形成高低不平的肥厚性瘢痕。

4.鼻部穿通性毛囊炎(perforating folliculitis of the nose) 是一种发生于鼻前庭鼻毛的毛囊炎。本病特征是开始为毛囊口小脓疱,渐穿透鼻翼最终在皮肤表面出现丘疹与脓疱,疼痛明显。

5.头部脓肿性穿掘性毛囊周围炎(perifolliculitis capitis abscedens et suffodiens) 本病又称为头部毛囊周围炎(perifolliculitis capitis),是一种少见的化脓性皮肤病。本病的病因除与细菌感染有关外,可能还有免疫机制等参与。本病多见于成年男性。病变发生在头发部以头枕部最常见,极少数见于颈部、背部与臀部。损害开始为红色丘疹与脓疱,随后损害逐渐增大、增多形成坚实有压痛的淡红色结节,继而形成脓肿,破溃后成为多瘘孔外观,其深部有互相连接的窦道,有脓液自窦口排出。损害处头发脱落。自觉症状有疼痛,也可有无痛者。本病可反复发生,病程慢性,愈后遗留瘢痕。此外,有的病例可发生于痤疮患者,少数与聚合性痤疮和化脓性汗腺炎同时发生,有学者又称之为毛囊闭锁三联征(follicular occlusion triad),本征可能有家族性发病,近年在武汉协和医院先后发现的数例患者的家族中均有类似病史。

毛囊炎的诊断主要依据上述临床特征,必要时通过病原学检查可确诊。

本病应与真菌性毛囊炎如马拉色菌毛囊炎等病鉴别。

(二)治疗

1.一般治疗 患者应注意个人和环境卫生,保持皮肤清洁干燥。预防皮肤损伤与蚊虫叮咬,并积极治疗皮肤瘙痒性疾病和/或有关内在疾病。避免疲劳与紧张,避免高温等环境。加强营养,增强机体免疫力。禁止挤压与搔抓损害,以免加重和/或造成自体传播。

2.内用药物治疗 对损害数目较多,有发展成疖等倾向、有淋巴结肿大、有发热等全身症状者以及体弱者可内服或注射抗细菌药物如青霉素类、头孢菌素类或红霉素等药物治疗。对反复发作的长病程毛囊炎患者,可用自家菌苗疗法(见疖与疖病治疗),并适当选用免疫增强剂。对头部毛囊周围炎除单用抗细菌药物外,也可加用少量糖皮质激素口服。

3.局部治疗 脓疱可用消毒针头挑破,用1:5000高锰酸钾液清洗,然后再涂红霉素软膏或莫匹罗星软膏等抗细菌药物软膏,也可外涂2%~3%碘酊或0.5~1%氯霉素酒精,每日数次。鼻部穿通性毛囊炎可将其鼻毛拔除后外涂抗细菌药物软膏。对毛囊周围炎可切开引流,也可用X线治疗等。

四、疖与疖病

疖是一种急性细菌性深在性毛囊和毛囊周围的感染性疾病,多发性疖反复发作则称为疖病。

本病的病原菌为金黄色葡萄球菌,少数为表皮葡萄球菌。诱发因素有皮肤损伤、痱子、湿疹、皮肤瘙痒症、贫血、慢性肾炎、糖尿病、营养不良、长期使用糖皮质激素、免疫力低下与免疫缺陷以及皮脂溢出增加等。

(一)诊断

疖与疖病常见于青壮年男性。多于夏季发病。病变好发部位为头面部、颈部、躯干上部与臀部,也可发生于四肢、指/趾部及外阴等部位。损害可单发或多发。最初为毛囊性红色丘疹,逐渐增大呈红色坚实结节,表面紧张发亮,约经2~3天后,结节开始化脓,其顶部可见脓疱,其内渐形成脓疡,破溃后排出脓液。有的损害呈火山口状,内为坏死组织与干性脓栓。随着脓液的排除,结节红肿等减退,再结痂而愈,部分遗留瘢痕。整个病程约2周左右。在临床上也可见有些结节并不形成明显的脓疡破溃，且消退时间较慢。发生于面部的疖，尤其是位于鼻及唇部的疖，挤压时可致脓液进入血管内或颅内引起败血症和/或脑脓肿等并发症。疖的自觉症状为疼痛、触痛或压痛，有的呈跳痛，有些部位如外耳道的疖其疼痛可十分剧烈。较重者可有近位淋巴结肿大、发热与头痛等。营养不良与免疫力低下者可发生脓毒血症或败血症，也可继发肾炎。

疖的诊断主要依据临床表现为单个化脓性结节与自觉症状为疼痛，若疖为多发性且反复发作经久不愈则诊断为疖病。

本病应与化脓性汗腺炎和聚合性痤疮鉴别。

（二）治疗

1. 一般治疗 患者应注意皮肤清洁卫生，勤洗澡，勤更换衣服。消毒衣服及生活用品。积极防治诱发因素。加强身体锻炼，加强营养，提高机体免疫力。禁挤压结节，尤发生于面部鼻唇三角区处的结节。避免辛辣与酒类等刺激性食物。

2. 内用药物治疗 可选用青霉素类、头孢菌素类或大环内酯类抗细菌药物，必要时可根据脓液细菌培养及药敏试验结果选择抗细菌药物。也可首选磺胺类药如复方磺胺甲噁唑（compoud sulfamethoxazole，SMZco，SMZ－TMP，复方新诺明），每次 1g，每日 2 次口服，该药是磺胺甲噁唑（SMZ）与甲氧苄啶（TMP）的复方制剂，前者作用于细菌体内二氢叶酸合成酶，阻止细菌二氢叶酸合成，从而抑制细菌的生长繁殖；后者作用于叶酸合成代谢的第二步，选择性抑制二氢叶酸还原酶的作用，使二氢叶酸不能还原为四氢叶酸，从而抑制细菌的生长繁殖。该复方制剂的协同抗菌作用，不仅使抗菌活性增强，并且可使抑菌作用转为杀菌作用，减少耐药菌株的产生。该药的不良反应较常见的有过敏反应，如固定性药疹、大疱表皮松解性药疹、光敏反应、药物热等，其他有肝肾损害、恶心、呕吐等胃肠道反应，偶有中枢神经系统毒性症状如精神错乱、定向力障碍、幻觉、欣快感等。该药禁用于磺胺类药过敏者、2 个月以下婴儿、孕妇、哺乳期妇女、严重肝肾功能损害及巨幼细胞性贫血者。

有经验表明，对疖、痈或毛囊炎等化脓性炎症空腹服利福平，成人 3～5g/d，儿童 20～90mg/（kg·d），用药 2～3 日，有效率达 99.6%。

对顽固反复发作的疖与疖病除合理应用抗细菌内用药物外，可采用自家菌苗疗法。方法是以无菌操作取患者病变脓液细菌培养分离所得的病原菌，经灭菌等过程制成菌苗，然后于患者皮下注射，每日 1 次，首次为 0.1mL，以后每次递增 0.1mL，直至每次 1～2mL，连续 10 次为 1 疗程。治疗过程中若出现局部红肿、疼痛或发热等全身反应应停止继续治疗，并对症处理。有严重高血压、晚期肾病、活动性肺结核、妊娠、发热及过敏性体质者禁用该疗法。

此外，对顽固性疖与疖病也可合并应用免疫增强剂如卡介菌多糖核酸（斯奇康）、胸腺肽、转移因子等以及丙种球蛋白肌内注射，以提高机体免疫力，提高机体抗感染的能力。

3. 局部治疗 对早期未化脓性结节可热敷、红外线照射或厚敷 10% 鱼石脂软膏、红霉素软膏或环丙沙星软膏等抗细菌药物软膏，也可用酒精消毒后，用山莨菪碱（654－2）溶液（10mg/mL）外敷，每日 2 次。对已化脓的结节应切开排脓并引流。

五、痈

痈是一种由细菌感染引起的多个相邻的毛囊和毛囊周围的急性化脓性疾病。

本病的病原菌为金黄色葡萄球菌，诱发因素同疖与疖病。

（一）诊断

本病好发于颈部、背部、肩部、臀部及大腿等部位，常为单发性。损害开始为炎性弥漫性浸润性斑块，呈紫红色或暗红色，表面紧张光亮，质坚实，境界不清。局温高。随后迅速向四周及深部发展，直径 5～10cm 或更大，并组织坏死与化脓，外观可见多个脓头似蜂窝状，脓液由此排出。严重者可见患部坏死组织溶解，凹陷形成火山口状深而大的溃疡。最终结疤而愈。自觉症状有疼痛，尤开始时疼痛明显，可呈搏动性疼痛，脓液形成并排出后疼痛减轻。其他表现有局部淋巴结肿大、发热、寒颤与头痛等全身不适，外周血白细胞与中性粒细胞升高，严重者可继发脓毒血症或败血症而导致死亡。

痈的诊断主要依据单发暗红色浸润性斑块、蜂窝状溢脓与局部热痛等表现。

本病应与疖或蜂窝织炎等鉴别。

（二）治疗

1. 一般治疗　同疖与疖病。

2. 内用药物治疗　可选用头孢菌素类、大环内酯类或喹诺酮类抗细菌药物，也可根据细胞培养及药敏结果选择抗细菌药物口服或注射。

3. 局部治疗　早期无脓性损害可用热敷、红外线或紫外线照射或用 50% 硫酸镁（magnesium sulfate）溶液热敷或 75% 酒精外敷，也可厚敷 10% 鱼石脂软膏以消炎消肿。若已形成脓液则应外科手术切开排脓，行"十"字形或"井"字形切口，并深达筋膜。

六、蜂窝织炎

蜂窝织炎是一种主要由细菌感染引起的皮肤疏松结缔组织的化脓性疾病。

本病的病原菌有链球菌、金黄色葡萄球菌、表皮葡萄球菌、大肠杆菌、厌氧杆菌等，诱发因素有皮肤损伤、化学性刺激或异物进入软组织、机体免疫力下降、淋巴管或血管性水肿等。

（一）诊断

本病常发生于四肢和躯干部，为单发性。损害为局限性弥漫性肿块，呈圆形、椭圆形或带状，界线不十分清楚。颜色红或暗红。质地坚实。局温高。较严重者可于损害部位发生大疱，严重者可见有化脓、坏死与出血，甚至发生坏疽。患者多有发热、畏寒和头痛等全身症状，可继发近位淋巴结炎或淋巴管炎。外周血白细胞与中性粒细胞升高。自觉症状为疼痛。病程经 7～10 天或更长，有化脓者脓液排出后结疤而愈，非化脓者损害逐渐消退。但有个别患者可反复发作，称之为复发性蜂窝织炎，久之可引起象皮样肿。

蜂窝织炎的诊断主要依据局限性弥漫性红、肿、热、痛病变。

本病应与痈、丹毒、血栓性静脉炎、痛风和血管性水肿等病鉴别。

（二）治疗

1. 一般治疗　急性期患者应卧床休息，患部抬高。禁忌辛辣与酒类等刺激性饮食。避免挤压损害，以免炎症扩散。加强营养，提高机体免疫力。

2. 内用药物治疗　应常规选择抗细菌药物如青霉素类、头孢菌素类或磺胺类药物治疗。有化脓者最好取脓液做细菌培养，并根据药敏结果合理选择抗细菌药物治疗。

3. 局部治疗　病变早期可选择热敷、紫外线或红外线照射，也可用 50% 硫酸镁溶液热敷等以消炎止痛。对已形成脓肿的损害应切开引流。

七、甲沟炎

甲沟炎是一种发生于甲周组织的由细菌感染引起的炎症性疾病。

本病的病原菌主要是金黄色葡萄球菌,也可由链球菌、绿脓杆菌、大肠杆菌、变形杆菌以及念珠菌引起。诱发因素有机体免疫力低下、甲部与甲周皮肤外伤或病变、接触化学物品以及糖尿病等疾病。婴幼儿长期吮吸指头也能诱发本病。

(一)诊断

本病发生部位为指头或趾头,多为单个指/趾头受累,严重者可发生于多个指/趾头甚至全部指/趾头。急性期损害常开始于一侧后甲皱区出现红肿,可继续扩展蔓延至对侧甲皱区或全部甲皱区,形成脓疱或严重时形成脓肿,并波及甲下,破溃后有脓液溢出。自觉症状主要为明显疼痛和压痛。严重者全身症状可有发热与头痛等。急性期若不及时治疗可进展为慢性甲沟炎,可反复发作,表现为局部红肿不十分明显,甲沟部可见一小窦道,有少量脓液自窦道口流出。由于长期慢性炎症刺激局部则可长出肉芽组织,并向外突出。可发生嵌甲,其甲部变得粗糙、无光泽、污秽浑浊与甲松动,甚至甲脱落。有些慢性甲沟炎并无明显脓液,仅见局部轻度红肿与疼痛感,并不断有炎症后表皮剥脱。

甲沟炎的诊断主要依据发生于甲皱的红肿和/或有脓疱并疼痛。

本病应与真菌感染引起的甲沟炎鉴别。

(二)治疗

1.一般治疗 患者应注意手部及其指甲的清洁卫生,避免过度修剪指/趾甲。甲周创伤后要及时处理。防治湿疹等皮肤及甲病变。避免化学品等刺激物接触。避免手指长时间浸泡于水中。积极治疗全身性疾病如糖尿病等。

2.内用药物治疗 严重者应选用敏感性抗细菌药物如青霉素类、头孢菌素类或红霉素类等药物治疗。若由念珠菌感染引起者应用抗真菌药物(参见第一节中念珠菌病治疗)。

3.局部治疗 早期无化脓时可用热敷或外涂 2%~5%碘酊,或 10%鱼石脂软膏厚敷,或莫匹罗星等抗细菌药物软膏外敷或外涂,或 50%硫酸镁溶液热敷。有化脓时可沿甲沟纵行切开,排出脓液后再涂红霉素等抗细菌药物软膏。有嵌甲发生或甲下脓肿时应行部分或全部甲拔除,清洗后再外敷抗细菌药物软膏。继发有肉芽组织生长时可手术切除过多肉芽组织。若病原菌为念珠菌感染则用 2%~3%碘酊外敷或外涂咪康唑软膏等抗真菌药物。

八、丹毒

丹毒是一种由 β 型溶血性链球菌感染引起的皮肤与皮下组织内淋巴管及其周围软组织的炎症性疾病。

本病的诱发因素有肢体远端皮肤外伤与感染、足癣、机体免疫力低下或糖尿病等慢性消耗性疾病等。

(一)诊断

本病好发于小腿或面部,非对称性发生。最初为局部原发病变部红肿,随后向近端发展,也可原发于皮肤无明显损伤或病变的基础上。损害呈大片境界清楚的水肿性红斑,表面紧张发亮,局部温度升高。自觉症状有疼痛或灼热痛。该疼痛可波及损害周围或患肢。有些可见带状或线状红斑自损害部向近心端延伸,尤其易见于下肢,系淋巴管炎。近位淋巴结多有肿大与疼痛。严重者局部红肿显著,可发生大疱、水疱、脓疱或血疱等损害,又分别称为大疱性丹毒、水疱性丹毒、脓疱性丹毒与血疱性丹毒。有的损害其炎症深达皮下组织,引起皮肤坏疽,称之为坏疽性丹毒。患者外周血白细胞与中性粒细胞多有升高。

丹毒愈后可在同一部位再发,若反复多次发生则称为复发性丹毒。复发性丹毒可引起皮肤淋巴回流受阻,日久则发生象皮样肿,此多见于小腿。

丹毒的诊断主要依据境界清楚水肿性红斑、局温高、疼痛与触痛以及高热等全身症状和外周血象升高。

本病应与蜂窝织炎、接触性皮炎、类丹毒或发生于小腿部的癣菌疹等疾病鉴别。

(二)治疗

1.一般治疗　急性期应卧床休息。发生于小腿者应抬高患肢,避免运动。积极防治诱发因素如外伤感染或足癣。避免辛辣与酒类等刺激性饮食。对复发性丹毒的预防应避免皮肤与黏膜的损伤如挖鼻等。应加强营养,提高机体免疫力,保持皮肤清洁卫生。

2.内用药物治疗　应早期足量应用有效抗细菌药物。首选青霉素80万～200万U,分2～3次肌内注射,或400万～1000万U,分2次静脉滴注。如对青霉素过敏则可选用红霉素、阿奇霉素或磺胺类药物等。

3.局部治疗　损害可用生理盐水500mL加入庆大霉素40万U混匀后湿敷,或50％硫酸镁溶液热敷。有皮肤外伤或继发细菌感染时可外涂莫匹罗星软膏或红霉素等抗细菌药物软膏。有大疱、水疱或血疱时可用无菌空针抽出疱液后用庆大霉素40万U加入生理盐水500mL内加压湿敷。原发损害为真菌感染时应用抗真菌内外用药物治疗。对复发性丹毒可用红外线、紫外线、音频或超短波等物理治疗。

九、猩红热

猩红热是由A组β型溶血性链球菌引起的急性呼吸道传染病。

有资料显示近年来本病有逐渐上升的态势。本病的传染途径是通过呼吸道、日用品接触、食物经口、皮肤创伤伤口(外科型)或产道(产科型)。

(一)诊断

本病好发于冬春季,多见于3～8岁的儿童。临床以发热、咽峡炎、全身弥漫性红斑等症状为特征。潜伏期通常为2～4天,患儿可有轻微乏力、精神萎靡、咽喉与全身不适。根据病程将其分为三期:①前驱期:通常为1～2天,表现有发热、畏寒、全身不适与咽喉痛。部分患儿有呕吐、腹痛或腹泻。咽部充血,扁桃体充血水肿或有脓液。舌苔增厚、舌乳头红肿隆起并伴有白色舌苔(白杨梅舌)。②出疹期:通常为3～5天,表现为前驱期的症状更为明显。皮肤表现为红斑自头、颈、躯干和四肢顺序出现,很快发展成全身性弥漫性红斑,可见针尖大小丘疹或粟粒疹与汗疱疹样丘疹,并在肘窝、腋下、腹股沟和腘窝等皮肤皱褶部形成线条状深红色瘀斑点样损害,称之为帕氏线(Pastia线)。若病情严重,皮肤病变可表现为潮红、肿胀,并可出现瘀斑瘀点。自觉症状可有瘙痒。此期有红杨梅舌、口周苍白圈与皮肤划痕征阳性。③恢复期:通常为1～2天,表现为咽部症状消退、体温正常、皮肤红斑等病变消退伴脱屑。

有学者根据本病的临床表现将其分为普通型、轻型、中毒型、脓毒型和外科型/产科型五型,以普通型和轻型常见。普通型通常起病急骤,有发热、咽峡炎、典型皮疹(弥漫性红斑夹杂有针尖大小红色丘疹)以及疹退后脱屑。轻型主要表现是症状较轻,病程较短,不会出现综合并发症的可能。中毒型目前非常罕见,表现为病情非常严重,患儿会出现明显的中毒性心肌炎、中毒性肝炎以及相关症状。脓毒型主要发生在营养不良儿童,患儿会出现非常严重的化脓性炎症、坏死以及溃疡等症状,甚至出现严重的败血症。外科型/产科型是一种独特的类型,病原菌从患者的伤口进入,症状轻微。

本病并发症主要有中耳炎、鼻窦炎、肺炎、中毒性心肌炎、心内膜炎、风湿热或急性肾小球肾炎等。

实验室检查患者有外周血白细胞升高,中性粒细胞升高,咽拭子培养 A 组 β 溶血性链球菌阳性。

猩红热的诊断主要依据发热、咽峡炎、全身弥漫性红斑等皮肤病变特征和咽拭子细菌培养阳性。

本病应与川崎病、药疹、毒性红斑麻疹或败血症等病鉴别。

（二）治疗

本病应隔离治疗。患儿应卧床休息,多饮水,食易消化食物。

本病内用治疗药物首选青霉素或头孢菌素类抗生素如头孢曲松、头孢噻肟钠、头孢呋辛、头孢唑林以及万古霉素。次选左氧氟沙星与氧氟沙星。近有研究表明本病病原菌对红霉素与克林霉素的耐药率为 100%。

本病大多预后良好。鉴于链球菌有数量非常多的血清型,机体感染后获取的抗菌免疫每个血清型互相之间没有交叉免疫性,不同血清型所产生的红疹毒素也具有显著的差异。因此儿童有非常大的可能性再次出现猩红热疾病。

十、化脓性汗腺炎

化脓性汗腺炎,又称为反常性痤疮(acne inversa),是一种以顶分泌腺(大汗腺)所在部位皮肤脓肿、窦道和疤痕形成为特征的慢性复发性炎症性皮肤病。

化脓性汗腺炎患者有明显的遗传倾向,目前认为是一种单基因遗传性疾病。本病的诱因或危险因素有免疫、感染、毛囊阻塞、雄激素过多、吸烟、局部化学与机械性刺激、卫生状况差以及肥胖等。该病的发生多认为是毛囊漏斗部上皮细胞过度增生,堵塞毛囊口并引起毛囊漏斗部的炎症,同时因皮脂腺排出皮脂受阻伴发细菌感染性炎症,继而累及大汗腺导管与腺体所致。

（一）诊断

本病好发于青中年男女性。病变发生部位主要在腋窝、腹股沟、外生殖器、肛门周围和臀部,也可发生于女性乳晕等部位。病变常为对称性发生,少数也可单侧发生。早期损害为 1 个或数个暗红色小结节,逐渐增大,也可增多,成群或成串珠状,顶端可见脓疱或无脓疱。结节也可相互融合成大片肿块。自觉症状有疼痛和压痛。损害继续发展则深部化脓,可形成脓肿。脓肿穿破表面则形成窦道,并可见潜行不规则溃疡。若不治疗,损害可反复发作呈慢性经过,最终可形成疤痕。患者多无全身症状,但若损害较多,脓肿形成并穿破者可有发热等全身不适,局部淋巴结可肿大。

发生于外生殖器和/或肛门周围的病变多见于男性,可与腋窝病变同时发生或随后发生,也可先于腋窝发生。损害可见于耻部、阴囊、股沟、会阴、臀部或肛周,为豌豆大小坚实结节,很快化脓穿破,形成潜行溃疡,肛门损害可形成肛瘘。

有学者根据损害的严重程度将其分为 3 级：Ⅰ级为炎性丘疹、脓肿，不伴有窦道和瘢痕；Ⅱ级为一处或多处孤立的脓肿，有疼痛以及窦道和瘢痕形成；Ⅲ级为融合的脓肿和窦道形成。

此外，本病常与聚合性痤疮、头部脓肿性穿掘性毛囊周围炎同时发生时则称之为毛囊闭锁三联征。

化脓性汗腺炎的诊断主要依据好发部位、坚实结节、化脓并形成潜行性溃疡。有学者提出该病的诊断标准：①典型皮损为深在疼痛性结节、疖、脓肿、窦道与桥状疤痕。②典型解剖部位是腋下、腹股沟、肛周、会阴、臀部和/或乳房下皱褶部。③病程呈慢性和复发性。

本病应与寻常痤疮、疖、皮肤 Crohn 病、皮肤结核或腹股沟肉芽肿等病鉴别。

（二）治疗

1.一般治疗　注意皮肤清洁卫生，勤洗皮肤，保持局部干燥。避免挤压损害等刺激。避免辛辣等刺激性食物。

2.内用药物治疗　可选用抗细菌药物如红霉素 0.5g，每日 4 次口服；或阿奇霉素 0.5g，每日 1 次口服，或米诺环素 0.1g，每日 2 次口服，均连续 7~10 天。严重者可考虑同时应用糖皮质激素如泼尼松 20~30mg/d，分 2~3 次口服，连续 5~7 天。有些患者可应用维 A 酸类药物如异维 A 酸 2mg/(kg·d)口服，或阿维 A 酯 0.7~1.5mg/(kg·d)口服。其他药物有抗雄性激素药物如非那雄胺与环丙孕酮、免疫抑制剂和生物制剂。对顽固性病例，有学者用维 A 酸联合抗生素和生物制剂如英夫利昔单抗等获得较好疗效。生物制剂可选英夫利昔单抗每次 5mg/kg，分别于第 0、2、6 周静脉注射；依那西普 25mg，皮下注射，每周 2 次；阿达木单抗 40mg，皮下注射，隔周 1 次。

3.局部治疗　早期损害可外敷 10% 鱼石脂软膏或外涂莫匹罗星软膏或红霉素软膏等。已形成脓肿者可切开排脓引流。对慢性顽固性损害可用浅层 X 线局部放射治疗，或外科手术切除或手术切除后植皮。

此外，该病的治疗也可据损害的分级选择：Ⅰ级可用抗生素和/或维 A 酸类药物治疗；Ⅱ级可选择上述内用药物治疗或外科手术治疗；Ⅲ级选择手术治疗。

十一、葡萄球菌性烫伤样皮肤综合征

葡萄球菌性烫伤样皮肤综合征，又称为四"S"病，曾称为新生儿剥脱性皮炎、葡萄球菌性中毒性表皮坏死松解症或 Ritter 病，是一种由葡萄球菌感染引起的皮肤病。

目前认为该病的病因与发病机制是凝固酶阳性噬菌体Ⅱ组 71 型葡萄球菌产生的可溶性毒素（表皮剥脱素）作用于免疫功能低下的机体所致。

（一）诊断

葡萄球菌性烫伤样皮肤综合征常见于出生后 1~5 周的婴儿，也可见于较大婴幼儿或成人。本病发病突然，开始为口周或眼周出现红斑，迅速蔓延至全身皮肤，明显红肿，并出现水疱与松弛性大疱，表皮松解征呈阳性。水疱与大疱因摩擦等脱落后露出鲜红色糜烂面，酷似烫伤。随后红肿略减退，皮肤干燥可形成大片或呈套样剥脱。口周部损害呈放射状皲裂，据称有诊断价值。除皮肤损害外，可见有唇炎。自觉症状有疼痛或明显触痛。全身症状有发热、嗜睡、厌食、呕吐与腹泻等。患者外周血白细胞和中性白细胞升高。少数严重者可并发蜂窝织炎、肺炎以及败血症等危及生命。本病经治疗后病情通常在 5~7 天时开始好转，2 周左右愈。

葡萄球菌性烫伤样皮肤综合征的诊断主要依据婴幼儿发病、全身性红斑基础上出现水疱与松弛性大疱、表皮大片脱落及细菌培养结果为葡萄球菌阳性。

本病应与非感染性中毒性表皮坏死松解症鉴别。

(二)治疗

1.一般治疗　注意对患儿皮肤、口腔和眼睛的护理。预防或清除呼吸道分泌物。注意保暖。避免摩擦皮肤。严重病例应注意水电解质平衡等。

2.内用药物治疗　应早期足量应用抗细菌药物。常规以半合成青霉素如氨苄西林、氯唑西林等疗效好,鉴于这些药物注射前应进行皮内试验,而患者又因弥漫性红斑难以进行皮内试验,故不能选择。其他可选择的药物有红霉素、阿奇霉素、夫西地酸钠、林可霉素、克林霉素或万古霉素等。

(1)红霉素与阿奇霉素用法参见脓疱疮内用药物治疗。

(2)夫西地酸钠(立思酮,sodium fusidate)是一种具有甾体骨架的抗生素,其化学结构与头孢菌素 P 相似,主要通过抑制细菌蛋白质的合成而起抗菌作用。该药对革兰氏阳性菌、奈瑟球菌和结核杆菌有较强的抗菌活性,对多数革兰氏阴性菌无效。该药用法为:成人 500mg,每日 3 次,加入 5％葡萄糖液中静脉滴注;儿童 20mg/(kg·d),分 3 次滴注。该药的不良反应可有皮疹、黄疸、肝功能异常以及恶心等消化道症状。该药慎用于新生儿和肝功能异常者。

(3)林可霉素是由链霉菌产生的一种林可胺类碱性抗细菌药,为抑菌药,但在高浓度下对高度敏感的细菌如葡萄球菌或链球菌等也具有杀菌作用。该药的作用机制为作用于敏感菌核糖体的 50s 亚基,阻止肽链的延长,抑制细菌细胞的蛋白质合成。该药用法为:成人每次 0.6g加入 5％葡萄糖液 250mL 中静脉滴注,每 8～12 小时 1 次;小儿 0.01～0.02g/(kg·d),分 2～3 次加入 5％葡萄糖液中静脉滴注。该药常见的不良反应有恶心、呕吐、腹痛、腹泻等胃肠道反应,少见的有皮疹、肝功能异常、中性粒细胞和血小板减少,大剂量静脉给药可引起血压下降,偶可引起呼吸停止。该药禁用于新生儿、深部真菌感染或对本药过敏者,慎用于溃疡性结肠炎、严重肝肾功能不全、免疫功能低下、恶性肿瘤、念珠菌感染、孕妇及哺乳期妇女。

(4)盐酸克林霉素属林可霉素类抗细菌药物,其抗菌作用同林可霉素,对金黄色葡萄球菌(包括产酶菌株)、表皮葡萄球菌、溶血性链球菌等有较强的抗菌活性。该药用法为:①口服:成人 150～450mg,每日 4 次;4 周或 4 周以上小儿 8～16mg/(kg·d),分 3～4 次。②静脉滴注:成人 600～1800mg,分 2～4 次给药;4 周或 4 周以上小儿 5～40mg/(kg·d),分 3～4 次给药。该药的不良反应有恶心、呕吐、腹痛、腹泻,偶见皮疹,少数可有肝肾功能异常以及一过性中性粒细胞减少。该药禁用于小于 1 个月婴儿及对本类药物过敏者,慎用于溃疡性结肠炎、严重肝肾功能不全、孕妇及哺乳期妇女。

(5)盐酸万古霉素是一种糖肽类抗细菌药物,其作用机制是以高亲和力结合到敏感细菌细胞壁前体肽聚末端的丙氨酰丙氨酸,阻断构成细菌细胞壁的高分子肽聚糖合成,导致细胞壁缺损而杀灭细菌。此外,该药也可能改变细菌细胞膜渗透性,并选择性地抑制 RNA 的合成。该药对金黄色葡萄球菌、表皮葡萄球菌、化脓性链球菌、肺炎链球菌等有较强的抗菌活性,对厌氧菌、炭疽杆菌、放线菌、白喉杆菌、淋球菌、草绿色链球菌和类链球菌等有一定抗菌作用,对多数革兰阴性菌、分枝杆菌属、立克次体属、衣原体属或真菌均无效。该药用法为:成人每 6 小时 7.5mg/kg,或每 12 小时 15mg/kg 静脉滴注。对严重感染者可每日 3～4g 短期应用。0～7 天婴儿先用 15mg/kg,然后 10mg/kg,每 12 小时静脉滴注 1 次;7 天至 1 个月婴儿先用 15mg/kg,然后 10mg/kg,每 8 小时静脉滴注 1 次;儿童每次 10mg/kg,每 6 小时 1 次或每次 20mg/kg,每 12 小时静脉滴注 1 次。盐酸万古霉素静脉滴注时将一次量的药物先用 10mL 灭菌注射用水溶解,再加入至少 200mL 5％葡萄糖液或 0.9％氯化钠注射液中缓慢静脉滴注,滴注时间不少于 60min。该药的不良反应有耳毒性,可出现耳鸣或耳部饱胀感、听力减退甚至缺失、听神经损害,在大剂量、长时间、老年人或肾功能不全者应用时尤易发生;肾毒性主要损害肾小管,早期可有蛋白尿、管型尿,继之出现血尿、少尿,严重者致肾衰竭,在大剂量(血药浓度超过 60～100mg/L)、长时间、老年人或肾功能不全者应用时尤易发生;静脉给药速度过快时少数患者可出现红颈综合征或红人综合征(red man syndrome),表现为寒战或发热、昏厥、瘙痒、恶心、呕吐、心动过速、皮疹或面部潮红,颈、躯干、臂等处发红或麻刺感,偶有低血压和休克样症状。静脉给药可出现局部剧烈疼痛,严重者可致血栓性静脉炎。该药禁用于对万古霉素类抗细菌药物过敏者,慎用于严重肾功能不全者、听力减退或有耳聋病史者、孕妇、哺乳期妇女与老年患者。

若选用盐酸去甲万古霉素则成人每日 0.8～1.6g,分 2～3 次静脉滴注,每次滴注时间不少于 1 小时以减少"红颈综合征"或血栓性静脉炎;小儿每日 16～24mg/kg,1 次或分次静脉滴注。该药的不良反应与禁忌证等同盐酸万古霉素。

除以上主要内用药物治疗外,对中毒症状明显的患者可加用糖皮质激素类药物治疗,以缓解严重病情。

3. 局部治疗 以保护、收敛、消炎和杀菌为原则。红肿明显、疱破糜烂面可用生理盐水 500mL 中加入庆大霉素 40 万 U 混合后湿敷。湿敷时应注意面积不能过大,可分批进行,以免药物经皮肤吸收后引起内脏器官的毒性反应。红肿减退、糜烂减轻后可外涂红霉素软膏或莫匹罗星软膏等,再外扑单纯扑粉。

十二、中毒性休克综合征

中毒性休克综合征是一种起病急骤、进展迅速并以发热、皮疹、低血压、休克和多器官功能损害为特征的严重感染性疾病。

该病的病因主要是 A 组 β 溶血性链球菌感染,其他感染菌可能有金黄色葡萄球菌等或病毒。由链球菌感染引起者又称为链球菌中毒性休克综合征(streptococcal toxic shock syndrome,STSS)。

本病原发感染部位有皮肤软组织、咽喉、鼻旁/鼻窦、肺和腹部等部位,常发生于坏死性筋膜炎。该病的易感因素有肥胖、水痘、应用免疫抑制剂、肿瘤、糖尿病、手术、老年人或器官移植者等。

TSS 的发生机制尚不清楚,认为与链球菌等病原超抗原导致的免疫反应有关。致病菌毒素作为超抗原,刺激大量 T 细胞活化、增殖,继而产生炎性介质和细胞因子 IL-1、IL-2、IL-6 与 TNF,导致发热、低血压、休克和组织损伤等病变。

(一)诊断

本病可发生于任何年龄。其病程大致可分为三个阶段:第一阶段是细菌在局部扩增引起的表现,有明确感染途径的患者局部可有明显的炎症反应,没有明确感染途径的患者很少有明显的炎症,疼痛则是主要的症状;第二阶段细菌继续繁殖并产生毒素,组织释放细胞因子等,出现发热等全身症状;第三阶段是明显的休克与器官衰竭表现,那些感染途径不明显的患者在此阶段可能表现出逐渐明显的深部感染症状。

本病潜伏期短,起病急骤。最初主要表现为持续高热、畏寒、寒颤,伴有头痛、肌痛、关节痛。消化道症状有恶心、呕吐与腹泻,可出现黄疸。随着病情的快速发展患者可出现烦躁、精神错乱、晕厥、低血压等症状,继而发生急性肾功能衰竭、急性呼吸窘迫综合征和心衰等多脏器功能衰竭症状。此外,患者可发生水、电解质和酸碱平衡紊乱以及肝损害、心肌炎和弥漫性血管内凝血等。

皮肤病变开始为感染部位红肿,触之疼痛并局温升高。自觉症状为疼痛。其他可发生水疱、瘀斑与瘀点等损害。病变继续发展则出现皮肤坏死和溃疡。除局部病变外,患者全身可出现弥漫性红斑、丘疹和/或水肿,可呈红皮病样或猩红热样皮疹。随病情缓解红斑颜色由红变暗,并逐渐消退,此时可见皮肤大片脱落(手足部明显)与鳞屑。

实验室检查可见外周血白细胞升高、中性粒细胞升高、血小板减少、红细胞与血红蛋白降低,C反应蛋白升高,肝酶升高,肾功能异常,电解质异常。病变组织液等细菌培养阳性,多为溶血性链球菌。

中毒性休克综合征的诊断主要依据发热、低血压、红斑、脱皮屑、三个以上内脏器官功能异常与细菌培养阳性。若细菌培养结果为链球菌则诊断为链球菌中毒性休克综合征(STSS)。

本病应与葡萄球菌性烫伤样皮肤综合征、猩红热和其他重症感染性疾病鉴别。

(二)治疗

本病治疗要尽早寻找原发感染性病灶,积极抗感染治疗。

1.抗生素治疗　根据细菌培养结果选择敏感抗生素药物。鉴于链球菌对青霉素高度敏感,则通常首选青霉素治疗。对青霉素不敏感菌可选氯林可霉素、红霉素或头孢类抗生素治疗。临床上也可用氯林可霉素联合大剂量青霉素治疗。

2.支持治疗　通常选择补液、输血浆。也可用丙种球蛋白400mg/kg,静脉注射,每日1次,连续3～7日。丙种球蛋白能中和细菌产生的外毒素和单核细胞活化时产生的细胞因子,可抑制超抗原所引起的T细胞免疫反应。

其他需要维持水与电解质平衡、稳定血压、抗休克治疗以及针对内脏器官病变的治疗。

3.皮肤等病变的治疗　皮肤等病变的治疗主要是针对感染性病灶的处理,如脓肿的切排引流、清创等治疗。单一皮肤红肿可选择生理盐水湿敷等方法。

十三、脓皮病

脓皮病是一组由细菌感染引起的慢性炎症性皮肤病。

本病的病原菌有金黄色葡萄球菌、链球菌、绿脓杆菌、大肠杆菌或变形杆菌等。营养不良与机体免疫力下降是主要诱发因素。

(一)诊断

1.面部腺皮病(pyoderma faciale)　有学者认为该病是一种严重的酒糟鼻,并称之为暴发性酒糟鼻(rosacea fulminans)。病变主要发生于青年女性的面颊部与额部。损害开始为局部红肿或结节或囊肿,疼痛,继而穿破形成窦道,可见有多个窦道相连。窦道口流出黄色或草绿色黏稠脓液。经数周或数月消退后遗留瘢痕。

面部脓皮病的诊断主要依据青年女性发病与窦道结节性损害,无黑头粉刺等寻常痤疮。

本病应与聚合性痤疮鉴别。

2.下疳样脓皮病(chancriform pyoderma) 病变主要发生于面部和外生殖器部位,发生于面部者以眼睑部最常见,发生于外生殖器者以冠状沟最多见。病变多为单发性。初发损害为丘疹、水疱或脓疱,也可为小片红斑或硬结,随后逐渐扩大呈直径约1~3cm大小溃疡,边缘高起且硬,似梅毒硬下疳。溃疡面有多少不等分泌物或黄色脓液或脓痂。损害多无明显自觉症状,但有触痛,可有颌下、颈部或腹股沟等近位淋巴结肿大、疼痛与压痛。患者梅毒螺旋体和/或梅毒血清学检查均为阴性。本病有自限性和复发性,病程一般为1~2个月,多数愈后留有瘢痕。

下疳样脓皮病的诊断主要依据好发部位、损害为小片硬下疳样溃疡和梅毒实验室检查阴性。本病应与梅毒硬下疳、坏疽性脓皮病、皮肤结核或基底细胞癌鉴别。

3.芽生菌病样脓皮病(blastomycosis-like pyoderma) 外观似芽生菌病。病变常发生于外伤部位。初发损害为淡红斑,随后呈环状扩大,形成环状斑块。不久该斑块呈疣状并结厚痂,痂下为脓疡。以后中心遗留瘢痕而愈。损害通常有疼痛,可有近位淋巴结肿大。

芽生菌病样脓皮病的诊断主要依据疣状斑块并脓性液痂,脓液细菌培养阳性和真菌等培养阴性。

4.慢性乳头状溃病性脓皮病(pyodermia chronica papillaris et exulcerans) 本病多见于中年以上农民。病变常发生于四肢,尤其是手背部多见,也可见于头面部或躯干部。病变发生在外伤、湿疹或其他化脓性皮肤病周围。最初出现脓疱或红色小结节,逐渐增多并融合成紫红色水肿性斑块,随后斑块破溃形成溃疡,伴疣状或乳头状增生。溃疡边缘呈穿凿性,可向外呈匐行性扩大,有时形成窦道。溃疡表面有脓液或脓痂,挤压窦道有溢脓。自觉症状有疼痛。可见有近位淋巴结肿大。一般无全身症状。本病病程较长,经过慢性,常反复发作。

慢性乳头状溃疡性脓皮病的诊断主要依据有外伤等基础病史、损害特征与细菌培养阳性。本病应与着色真菌病、增殖性脓皮病和疣状皮肤结核等病鉴别。

(二)治疗

1.一般治疗 注意皮肤清洁卫生,避免皮肤外伤。积极防治湿疹等疾病。避免搔抓等刺激,避免辛辣等刺激性饮食。加强营养,提高机体免疫力。

2.内用药物治疗 尽早足量应用有效抗细菌药物,如给予半合成青霉素等或根据细菌培养药敏试验结果选择敏感抗细菌药物治疗。对有些慢性顽固性病例可在应用有效抗细菌药物基础上小剂量应用糖皮质激素治疗。面部脓皮病经抗炎治疗好转后可考虑用异维A酸治疗。

3.局部治疗 早期未形成脓疡或无糜烂等单一红肿性损害可用5‰硫酸镁溶液热湿敷,有溃疡脓液时可用1:5000高锰酸钾液清洗后用生理盐水500mL中加入庆大霉素40万U混合后湿敷,或外涂红霉素软膏或莫匹罗星软膏等。有脓肿或窦道者应切开排脓并引流。

十四、坏死性筋膜炎

坏死性筋膜炎,有称为恶性溃疡,是一种表现为皮肤、皮下组织及深浅筋膜的急性进行性坏死为特征的感染性疾病。

本病的病因是细菌感染。根据致病菌的不同分为3型:一型为多种细菌混合感染,包括金黄色葡萄球菌、溶血性链球菌、肠杆菌和厌氧菌等,约占80%;二型为单一菌感染,包括革兰氏阳性菌和阴性菌,主要为革兰氏阳性菌,约占 15％;三型为梭菌/海洋弧菌感染,约占 5％。其诱发因素有软组织感染、外伤、手术、溃疡、烧伤与蚊虫叮咬等,危险因素有高龄、糖尿病、肝硬化、肥胖、吸毒、HIV 感染、免疫力低下,免疫抑制剂治疗、非甾体抗炎药物、晚期肾功能衰竭、慢性消耗性疾病、营养不良、长期糖皮质激素治疗、外周血管病与肿瘤等。

（一）诊断

本病可发生于各年龄组男女性和身体任何部位,好发部位为颌颈部、躯干、腹壁、肛周和会阴部。病变与病情通常经过 3 期:早期出现红、肿、热、痛,因有与皮肤组织不相称的异常疼痛及组织坚硬,故又称之为痛性红色肿胀。中期出现苍白、青紫与坏死,并散在水疱与大疱,疱液可为淡紫色、红色、黄色、黄绿色或污灰色,疼痛加重并出现发热、脱水和意识淡漠等全身中毒症状。晚期皮肤发黑,皮下组织和浅深筋膜呈进行性、广泛性坏死液化,并伴发中毒性休克综合征而出现高热、寒颤,随后发生休克。患者可在短期内发生多脏器功能衰竭而死亡。由于病情进展迅速,上述 3 期经过不能截然区分。此外,患者可有发热、头痛、乏力和肌痛等全身症状。

坏死性筋膜炎的诊断主要依据为某局部皮肤突然出现痛性红色肿胀,并出现水疱大疱;疱下出现不规则的出血性坏死,并迅速成为境界清楚的皮肤坏疽;伴有高热、休克和衰竭等中毒症状;深部组织细菌培养或血培养可为阳性;组织病理表现为皮肤、皮下组织凝固性坏死,浅筋膜组织坏死,周围组织呈非特异性炎性细胞浸润,血管壁呈纤维蛋白样坏死;超声波可帮助识别筋膜水肿和积气积液具有很高的敏感性和特异性;CT 和 MIR 检查有利于早期发现筋膜增厚、脂肪条纹和皮下积气等特异性症状,对明确诊断有助。切开探查术对早期诊断具有很高的特异性。

有学者提出本病的 6 项诊断标准:①皮下筋膜广泛坏死,伴有广泛潜行灶,逆行向周围扩散。②全身性重度中毒症状伴神志改变。③病变累及肌层。④伤口血培养未发现梭状孢杆菌。⑤有重要血管阻塞症状。⑥清创组织检查病理有广泛细胞浸润、筋膜邻近组织灶性坏死及微小血管栓塞。

坏死性筋膜炎应与丹毒、蜂窝织炎、气性坏疽、肌炎、坏疽性脓皮病和糖尿病坏疽等病鉴别。

（二）治疗

本病诊断一旦成立,应积极治疗。

1. 快速彻底清创　病变部要多点位切开引流或彻底清创,包括筋膜在内所有坏死组织要完全清除,直至有新鲜出血为止,必要时多次清创。

2. 合理应用抗生素　通常是选择联合应用抗生素,如青霉素或头孢类＋氨基糖甙类抗生素＋抗厌氧菌的克林霉素或甲硝唑联用,待细菌培养结果出来后再选择敏感抗菌药物。

3. 全身综合治疗　患者需要营养支持治疗,以纠正低蛋白血症与贫血以及水电解质和酸碱平衡紊乱。

4. 其他治疗　其他治疗有:①静脉注射免疫球蛋白。免疫球蛋白可直接中和细菌外毒素和抑制全身炎症反应综合征。②高压氧疗。该疗法可促进白细胞功能,增加抗生素效果,通常为每周 2 次直至创面达到植皮条件或基本愈合。③后期治疗,包括植皮或整形修复等。

十五、类丹毒

类丹毒是一种由革兰阳性丹毒杆菌感染引起的炎症性皮肤病。

该病的病原菌为猪丹毒杆菌(erysipelothrix insidiosa)，又称为猪红斑丹毒菌丝(erysipelothrix rhusiopathiae)。这种杆菌除了在猪体内外，也存在于火鸡、家禽、鱼、蟹类和其他贝类等体表、肠腔或分泌物中。人感染丹毒杆菌主要是因接触了带此菌的猪、禽及鱼类等所致。

（一）诊断

该病常见于屠宰业、渔业及鱼肉加工业、动物皮毛加工业以及兽医工作者。病变好发于易受外伤的部位，如手(尤其是手指)和足部，也可波及全身。本病分为三型：

1.局限型类丹毒 最为常见。病变发生于皮肤被切割伤或刺伤等等损伤后，也可能发生于无明显损伤处。潜伏期通常为1~5天，平均为2天，短者可为数小时。最初于损伤部位发红，继而红肿扩大，呈境界清楚紫红色浸润性斑。中央可消退，边缘呈环状隆起。严重时其上可发生水疱或血疱，但不化脓。局部症状可有胀痛、灼热痛或跳动痛，也可有瘙痒。多无全身症状，但有个别患者可有发热与头痛等不适。损害若不治疗多经2~4周可自愈。有的愈后也可在一定时间后于原发部位再发。

2.全身型类丹毒 极少见，感染初发于指/趾等部位，再波及全身。病变全身性或散在分布，其损害特征与局限型相同，但红肿等症状可更为明显，尤其是感染侵入肢体者。损害可呈环状或椭圆形等各种图形。自觉症状为明显疼痛。可伴有发热及关节疼痛等。

3.败血症型类丹毒 罕见，患者常无感染初发部位典型皮疹，仅表现为全身性红斑或大小不等盘状红斑，也可出现瘀斑瘀点等。全身症状严重，可发生高热、畏寒、乏力、肢体酸痛等，严重者可继发心内膜炎及脏器损害导致死亡。

类丹毒的诊断主要依据接触感染病史、临床表现与实验室检查等。局限型根据职业、局部刺伤等外伤史、损伤部位为紫红色红肿浸润性损害、自觉有疼痛或瘙痒；全身型可先有指/趾等损伤部位红肿损害、再波及全身并发热等全身症状；败血症型则主要依据其职业、全身广泛性红斑等皮疹、高热等全身症状、血猪丹毒菌丝培养阳性。

本病应与蜂窝织炎和丹毒等病鉴别。

（二）治疗

1.一般治疗 避免局部挤压，避免热水肥皂烫洗及辛辣刺激性食物。

2.内用药物治疗 常规选择青霉素80万~160万U肌内注射，或800万~1600万U静脉滴注，每日1次，连用1周。若对青霉素过敏者可选用红霉素、磺胺类药、环丙沙星、克林霉素或链霉素等治疗，疗程7~10天。

3.局部治疗 可用10%鱼石脂软膏外敷。有疱者可用消毒空针抽出疱液后涂红霉素等软膏或庆大霉素液湿敷。其他可用紫外线或氦氖激光照射。也有用青霉素40万U与1%普鲁卡因溶液适量混合于病灶周围作环形封闭治疗有效者。

十六、炭疽

炭疽是一种由革兰阳性炭疽杆菌感染引起的急性传染性疾病。

本病的传染源主要是患病的马、牛或羊等食草动物，该菌可经与皮肤直接接触、飞沫和/或饮水或食入而传染，其他可经带菌的昆虫叮咬或带菌的物品而传染。

（一）诊断

本病多见于牧民、农民、兽医、屠宰者、厨房工及动物皮毛等加工者。潜伏期短者 12 小时，长者 60 天，一般为 1～7 天，平均为 3 天。根据病菌感染的部位不同将炭疽分为皮肤型和内脏型两型，以皮肤型最为常见，约占 95％左右。

1. 皮肤型炭疽　病变好发于暴露部位如手、前臂、头、颈、肩背以及小腿与足部。开始于接触（感染）部位出现一个红色丘疹或红斑，迅速发展出现水疱或大疱，疱液可呈脓性或血液，周围红肿与浸润明显。随后疱破，局部坏死溃疡。经数日后溃疡结痂，呈木炭样黑色焦痂，周围常绕以水肿性红斑，其上有水疱或脓疱。近位淋巴结肿大，可有红肿、压痛与化脓。皮肤损害常无明显自觉症状。严重病例损害可呈多发性，局部损害更为严重，可因杆菌进入血液中发生败血症或出血性脑膜炎，出现高热衰竭等全身症状，并危及生命。

2. 内脏型炭疽　主要有肺炭疽和胃肠炭疽。肺炭疽又称为吸入型炭疽，是由于吸入带有炭疽孢子的尘埃所致，炭疽孢子先进入肺泡，然后再侵犯肺门、支气管、气管和淋巴结，引起坏死与出血。患者可发生菌血症或败血症等而死亡。胃肠炭疽是由于进食带炭疽杆菌的肉类而发生，引起胃肠坏死与出血，严重时病情发展迅速而致死。

炭疽的诊断主要依据易感人群或有接触感染病史者、临床表现及实验室检查查到炭疽杆菌。皮肤型炭疽也可依据接触传染病史、局部无痛性显著红肿坏死及木炭样黑色焦痂、近位化脓性淋巴结炎可基本诊断，若查到炭疽杆菌可确诊。

皮肤型炭疽应与疖、丹毒、蜂窝织炎等病鉴别。

（二）治疗

1. 一般治疗　尽早隔离患者。患者应卧床休息，多饮水，加强营养，进食流质或半流质，避免辛辣、酒类等刺激性食物。避免挤压损害以防感染扩散。预防皮肤再受伤。患者用过的污染物及排泄物要烧毁。对重症患者要加强支持治疗，补液，注意电解质平衡，补充维生素，必要时输血浆或全血。呼吸困难者应给氧并保持呼吸道通畅。

2. 内用药物治疗

（1）抗细菌药物：首选青霉素 200 万～400 万 U 静脉滴注，每 6 小时 1 次，一般连续 7～10 天。其他可用头孢菌素类药物。若对青霉素或头孢菌素类药物过敏者则用红霉素、米诺环素、磺胺类药、氯霉素或链霉素等治疗，连续 7～14 天。对严重型患者尤败血症、出血性脑膜炎患者可考虑青霉素与其他药物联合应用。

（2）糖皮质激素：可短期用于高热等全身中毒症状严重者。

（3）抗炭疽血清：可与以上治疗同时进行注射。

3. 局部治疗　可用 1∶5000 高锰酸钾溶液冲洗损害部位，然后用红霉素抗细菌药物软膏等外涂。损害避免手术切开。

十七、绿脓杆菌感染

绿脓杆菌感染是一种由革兰阴性绿脓杆菌感染引起的皮肤炎症性疾病。

该病的病菌常存在于土壤、尘埃、水和少数人肠道中，也可暂时寄生于肛门生殖器、腋窝及耳道处。当机体免疫力下降或皮肤损伤或病变时可发生感染，故多为一种继发性感染。

（一）诊断

绿脓杆菌感染的皮肤病变有继发性和原发性两种。继发性病变主要发生于皮肤溃疡等病变基础上,表现为溃疡长期不愈、红肿、有黄绿色脓液脓痂并有异味,对青霉素等抗细菌药物治疗无效。原发性病变可表现为毛囊炎、疖、蜂窝织炎、甲沟炎及外耳道炎等,并出现相关疾病红、肿、热、痛等症状。严重者可有发热等全身症状,可发生绿脓杆菌败血症等危及生命。

绿脓杆菌感染的诊断主要依据皮肤溃疡等病变基础上出现黄绿色脓液与结痂和细菌培养为绿脓杆菌生长。

本病应与其他细菌感染性皮肤病鉴别。

(二)治疗

1. 一般治疗　注意皮肤清洁卫生。避免皮肤损伤。积极治疗皮肤溃疡等病变。避免搔抓以免感染扩散。加强营养,提高机体免疫力。患者所用污染物应烧毁。

2. 内用药物治疗　应选择敏感抗细菌药物治疗,可选择的药物有黏菌素、庆大霉素或羧苄青霉素等。

(1)黏菌素(colistin,多黏菌素 E):该药属多黏菌素类。多黏菌素为一复合体,是从产孢的多黏杆菌培养滤液中分离出的一组抗细菌药物,有 A、B、C、D、E 五种不同的结构,分别由不同的菌株产生。多黏菌素 A、C 和 D 毒性较大,已被淘汰。目前临床上常用的是多黏菌素 B 和多黏菌素 E(黏菌素)。黏菌素抗菌作用机制主要是作用于细菌细胞膜,使胞内重要物质外漏而起杀菌作用。黏菌素属窄谱抗细菌药物,只对革兰阴性杆菌包括铜绿假单胞菌、大肠埃希菌、克雷伯菌属等有强大抗菌活性。黏菌素的用法为口服:成人 50 万 U,每日 2～3 次,重症者剂量可加倍;小儿 2 万～3 万 U/(kg·d),分 2～3 次口服。肌内注射或静脉滴注黏菌素硫酸盐:成人每日 100 万～150 万 U,小儿每日 2 万～3 万 U/kg,连续 10～14 天。黏菌素的不良反应主要有肾毒性、神经毒性和过敏反应等,表现有蛋白尿、血尿、管型尿、血清肌酐及尿素氮升高、头晕、面部麻木、周围神经炎、皮疹、恶心、呕吐等,局部反应(肌内或静脉给药时)可致注射部位疼痛、硬结、静脉炎等。黏菌素禁用于对本药过敏者,慎用于孕妇、肾功能不全者。黏菌素不易长期应用。

(2)羧苄西林钠(carbenicillin sodium,羧苄青霉素钠):该药是一种广谱半合成青霉素,属羧基青霉素类,其作用机制与其他青霉素类药相似,通过与细菌细胞膜有关的青霉素结合蛋白结合,干扰细菌细胞壁的生物合成,从而起抗菌作用。该药作用特点是对铜绿假单胞菌作用较强。用法为成人 1～2g,每隔 6 小时 1 次静脉注射或静脉滴注。对铜绿假单胞菌所致的败血症等严重感染,每日 20～30g,分 2～3 次静脉注射或静脉滴注。儿童 12.5～50mg/(kg·d),每隔 6 小时 1 次静脉注射或静脉滴注。新生儿体重小于 2kg 者首次剂量 100mg/kg,第 1 周按每 12 小时 75mg/kg 静脉滴注,出生第 2 周起每次 100mg/kg,每 6 小时 1 次;体重超过 2kg 者,第 1 周按每 8 小时 75mg/kg,静脉滴注,以后每 6 小时 75mg/kg 静脉滴注。该药的不良反应有过敏反应,用药前应皮试,阳性者禁用;其他不良反应有恶心、呕吐、肝功能异常,大剂量可发生出血性疾病、抽搐等。该药禁用于对青霉素类药过敏者,慎用于孕妇、哺乳期妇女、严重肝肾功能障碍者。

(3)庆大霉素:是一种氨基糖苷类药,其作用机制是作用于细菌体内的核糖体,抑制细菌蛋白质合成,并破坏细菌细胞膜的完整性。该药对铜绿假单胞菌、变形杆菌、奈瑟菌、金黄色葡萄球菌等有较强的抗菌活性。该药用法为:①肌内注射:成人 8 万 U(80mg),每日 2～3 次,间隔 8 小时,或每次 1～1.7mg/kg,每 8 小时 1 次,共 7～14 日。小儿、早产儿或 1 周以内足月产新生儿每次 2.5mg/kg,每 12～24 小时 1 次;1 周以上新生儿或婴儿每次 2.5mg/kg,每

12 小时 1 次；儿童每次 2～2.5mg/kg，每 8 小时 1 次，共 7～14 日。②静脉滴注：成人剂量同肌内注射，将每次剂量加入生理盐水或 5％葡萄糖液 50～200mL 中，使药物浓度不超过 1g/L（相当于 0.1％的溶液），在 30～60min 内缓慢滴入；小儿剂量同肌内注射，静滴方法与成人相同。庆大霉素的不良反应可有听力减退、耳鸣、眩晕、步履不稳、血尿、蛋白尿等。庆大霉素禁用于对本药或其他氨基糖苷类药过敏者，慎用于脱水患者、听神经与肾功能损害者、孕妇与哺乳期妇女、儿童与老年体弱者。

3. 局部治疗　可用庆大霉素 40 万 U 加入生理盐水 500mL 中清洗后湿敷，然后可用紫外线或红外线照射，以使病变部干燥。

十八、窝状角质松解症

窝状角质松解症或沟状跖部角质松解症，曾称为足跖沟状角化瘤，是一种发生于足部的慢性皮肤病。

该病的病因尚不十分清楚，目前多认为与棒状杆菌和细链霉菌感染有关，也有推测本病的病原菌是刚果嗜皮菌，属一种浅部真菌病。

（一）诊断

本病常见于种水稻赤脚的农民以及长期穿长筒靴或橡胶鞋者，多汗的手足于夏季也可发生。病变对称性发生于足底部，以着地或负重的掌及跟部明显。基本损害为厚角质基础上出现圆形点凹，数目多少不等，可散在或密集分布。有的损害可相互融合成坑凹状或槽沟状。表面粗糙，由于多汗常伴有恶臭，但无其他自觉症状。

窝状角质松解症的诊断主要依据好发部位和损害特征。

（二）治疗

保持局部清洁干燥，避免手足部长期浸泡于水中。局部多汗者可用醋酸铅液泡。局部可涂红霉素软膏、克林霉素软膏、咪康唑或克霉唑软膏等。对严重病例可用红霉素内服治疗，剂量为每日 1g，分 4 次口服，连续 1 周。

十九、皮肤结核病

皮肤结核病是由结核分枝杆菌感染皮肤所引起的一组慢性炎症性皮肤病。

皮肤结核病的病原菌是人型或牛型结核杆菌，以人型为主。皮肤结核病的感染途径有两种：自身感染和外来感染。自身感染是绝大多数皮肤结核病的感染途径，可经血液循环传播、经淋巴液传播、经邻近的局部病灶直接传播或自体接种等；外来感染是极少数皮肤结核病的感染途径，如通过损伤的皮肤感染等。此外，皮肤结核病可由牛、羊、猪、马、兔等家畜传播，也可通过游泳池等传播。个人卫生状况、营养不良与机体免疫功能下降是皮肤结核病的重要诱发因素。

迄今，有关皮肤结核病的分类尚无一种较为理想的标准，通常分为局限性和播散性（血源性）。作者认为以皮肤结核病的感染途径进行分类似更好。

（一）诊断

在临床上，皮肤结核病的感染（传染）途径不同，其病变发生部位、损害特征等临床表现也不相同，有以下数型：

1. 寻常狼疮（lupus vulgaris）　寻常狼疮在皮肤结核病中最常见。大约有半数以上的患者有其他部位结核病的证据。本病好发于青少年。多由邻近淋巴结或骨关节结核病灶直接波及皮肤而引起,也可能是内脏器官结核经血行传播至皮肤或结核杆菌经皮肤损伤处侵入所致,也可发生于接种卡介苗的部位。90%寻常狼疮发生于头颈部,其余可发生于躯干或四肢等处,也可累及口腔或呼吸道黏膜。基本皮肤损害为粟粒至黄豆大小不等结节,单个或多个发生。颜色呈暗红色或褐红色,微隆起于皮面,质地柔软。用玻片压结节时呈淡黄色或黄褐色,该颜色又似苹果酱色,故被称为苹果酱现象(apple jelly phenomenon)。有的损害若用探针轻压时容易刺入而引起少量出血,称为探针贯通现象。随着病程进展,结节可继续扩大或多个结节相互融合成较大片红褐色浸润性斑块,表面高低不平,其上可覆有黏着性鳞屑。在病程中有些损害常发生破溃形成边缘不齐、潜行性的溃疡,基底呈暗红色或紫红色,可见少量浆液或脓液。溃疡边缘可继续扩大,也可于溃疡中央或一侧结疤而愈,但可在已愈的瘢痕上再发生新的结节破溃形成溃疡。有少数结节或斑块损害可自愈,遗留瘢痕。由于本病易造成组织溃疡等破坏性损害,损害发生在某些部位时最终可致残缺等毁容性病征,如发生于耳垂时可像被咬掉一样,发生于眼睑时可引起睑外翻,发生于唇部时口唇萎缩缩小,发生于鼻部时可整个鼻被破坏仅见鼻骨,发生于指/趾部时可引起骨破坏形成残肢畸形等。

根据感染后机体反应不同和皮肤损害等特征,寻常狼疮还有多种名称,如扁平狼疮、结节性狼疮、疣状狼疮、乳头瘤样狼疮、肥大性狼疮、溃疡性狼疮、匐行性狼疮、残毁性狼疮和播散性狼疮等。

除皮肤损害外,寻常狼疮也可发生于黏膜,可单独或与皮肤损害同时存在。最常受累的黏膜是鼻与口腔黏膜。黏膜损害多为小结节,但很快破溃形成乳头瘤样或溃疡性损害、易出血,可影响患者进食或呼吸。

寻常狼疮多无明显自觉症状如疼痛等。除伴有内脏结核病有发热外,一般无全身症状。但若伴有其他细菌感染时可有严重疼痛,或有近位淋巴结肿大或发热等全身症状。

本病病程缓慢,某些损害可几十年不变或终生存在。本病在整个病程中可并发某些细菌性感染如疖、丹毒等。发生于四肢者可因其破坏淋巴管导致淋巴回流障碍而发生象皮样肿。鳞状细胞癌可发生于狼疮溃疡或瘢痕基础上。

寻常狼疮的诊断主要依据:①病史中多有其他内脏器官结核病或结核病预防接种史。②特征临床表现如苹果酱色结节以及溃疡长期不愈,愈后遗留瘢痕且无疼痛等自觉症状。③组织病理学表现主要为上皮样细胞、淋巴细胞和巨细胞形成的肉芽肿。④结核菌素试验阳性(目前常用结核菌纯蛋白衍生物,即 purified protein derivative,PPD 进行皮内试验)。若仍有困难可进行治疗试验观察。

本病应与结节病、盘状红斑狼疮、瘤型麻风、结节性梅毒疹和深部真菌病等鉴别。

2.结核疹(tuberculids) 本病多因内脏器官结核经血液循环至皮肤感染所致。结核疹常见于那些对结核病有较强免疫力的青年人。在许多病例中,可导致结核杆菌的快速破坏与个别损害的自行消退,但由于潜在的结核病灶之结核杆菌经血行播散源源不断,故新损害会不断出现。常见的结核疹有以下两种类型:

(1)丘疹坏死性结核疹(papulonecrotic tuberculid):本病青年女性多见。春季多发。病变好发于四肢尤其是四肢伸侧、肘膝关节面及掌指背与足背,其他常见部位有躯干部、面部、臀部与耳部等。皮损呈对称性分布,可散在或群集并成批出现。基本损害为暗红色或淡红色丘疹,较坚实。随后其顶部发生脓疱,损害继续扩大,坏死则形成溃疡,表面结痂。经数周或数月后可自愈,遗留萎缩性瘢痕与色沉。也有些损害可不经坏死结痂而愈,不留痕迹。由于有的损害消退且有新的损害不断发生则可在同一患者见到丘疹、脓疱、结痂、溃疡与萎缩性瘢痕等损害。病变多无瘙痒等自觉症状。本病可与硬红斑、寻常狼疮同时出现,也可发展成寻常狼疮。

丘疹坏死性结核疹可见有两种变型:①阴茎结核疹:病变发生于龟头或包皮或冠状沟。主要损害为单个或多个暗红色坚实丘疹与脓疱,破溃后结痂并形成溃疡,愈后遗留萎缩性瘢痕。有的损害也可不破而自行消退。②结核性痤疮:病变可发生于额部、颧部、鼻唇沟与耳轮,也可发生于小腿外侧及臀部。损害多散在分布,为暗红色坚实丘疹,顶端有脓疱并坏死结痂。损害可长期不愈,愈后遗留萎缩性瘢痕。

丘疹坏死性结核疹的诊断主要依据有内脏结核病史、多见于青年人、损害为对称性脓疱性坏死性丘疹、愈后遗留萎缩性瘢痕、无自觉症状、组织病理为上皮样细胞和巨细胞浸润为主的结核样结构以及结核菌素试验阳性。

本病应与毛囊炎、脓疱性痤疮和丘疹脓疱性梅毒疹等鉴别。

(2)瘰疬性苔藓(lichen scrofulosorum):也称为苔藓样皮肤结核。本病通常见于儿童或青少年,并患有淋巴结或骨髓等结核。病变常发生于躯干和/或四肢伸侧,多见于肩、腰与臀部,群集或散在对称性分布。初发损害为粟粒大小或稍大黄红色或棕红色角化性丘疹,顶平覆有少量细屑。有些损害可融合成小片或呈盘状。无自觉症状。经数月后有的损害可缓慢自愈,遗留短暂色素沉着。也可有新发损害发生。患者结核菌素试验呈阳性。

瘰疬性苔藓的诊断主要依据有结核病史、损害特征、无疼痛等自觉症状与组织病理学示非干酪性结核样肉芽肿等。

本病应与光泽苔藓、扁平苔藓、二期梅毒、结节病等鉴别。

3. 硬红斑(erythema induratum) 也称为 Bazin 硬红斑,是一种较为常见的经血液循环传播至皮肤的皮肤结核病。

本病多见于中年女性。病变好发于小腿屈部。损害为直径 1～4cm 大小或更大皮内皮下结节,质坚实,可微隆起于皮面,边界不十分清楚。颜色暗红或呈紫红或青紫色。数目多为单个,少数可多个,可对称或不对称。损害有疼痛、灼热或酸胀痛,并有触痛,这可能与损害较深、伴有血管炎或压迫有关。通常无全身症状,但有个别患者可有轻度发热等。病情发展过程中结节可破溃形成溃疡,愈后遗留瘢痕。有些损害可经数周或数月后自愈,但可不断有新发损害。患者结核菌素试验呈阳性反应。

硬红斑的诊断主要依据有内脏器官结核病史,病变好发于中年女性小腿屈部,损害多为单个结节、愈后遗留瘢痕,组织病理学主要表现为肉芽肿样改变并有明显干酪样坏死的结核结构以及结核菌素试验阳性等。

本病应与结节性红斑、结节性血管炎、结核性多动脉炎、三期梅毒树胶样肿和其他感染等引起的脂膜炎等疾病鉴别。

4. 急性粟粒性皮肤结核(acute miliary tubercolosis of the skin) 又称为播散性粟粒性皮肤结核或全身性粟粒性皮肤结核,是一种罕见的严重的内脏器官结核病经血液循环播散至皮肤的结核病。

本病常见于抵抗力较差的婴幼儿。病变广泛分布于全身皮肤,可散在或密集。损害为粟粒大小或更大暗红色丘疹、斑丘疹和/或斑疹,可伴有瘀斑、瘀点、水疱或脓疱、坏死与结痂。

愈后可遗留色沉或瘢痕。损害无瘙痒等自觉症状。患者多有全身症状如发热、寒战、乏力、头痛和夜汗等。

急性粟粒性皮肤结核的诊断主要依据有严重内脏器官结核病史,好发于免疫力低下婴幼儿童,皮肤损害为全身性分布粟粒大小不等丘疹并坏死结痂、无自觉症状,病变检查有结核杆菌或组织病理检查中发现结核杆菌或结核性浸润与结核菌素试验阳性。

5. 瘰疬性皮肤结核(scrofuloderma)　又称为皮肤瘰疬或液化性皮肤结核,是一种主要发生于淋巴结及其皮肤的结核病。由骨或关节结核或少数内脏器官结核病灶直接或经淋巴管道或血液循环播散所致。

本病多见于儿童或青年女性。病变好发部位为颈部与胸上部,其他可发生于腋下、腹股沟等处,多单侧发生。初发损害为单个外观正常肤色皮下结节或淋巴结,黄豆至蚕豆大小,质硬,可推动,与皮肤无粘连。无触痛,也无自发性疼痛等。随后损害增多、增大、可相互融合成较大的肿块,高出皮面与皮肤粘连。表面呈暗红色或紫红色。继而结节或肿块中央软化、坏死、破溃形成不规则形或潜行溃疡与窦道,伴有疼痛。有干酪样物或脓液自溃疡或窦道中溢出。最终脓液减少、干燥结痂,留瘢而愈。但在病程中可反复发生新的结节、破溃等病变。本病病程经过慢性,若相关结核病灶未治愈则历时数年或长久存在。此外,有少数由血源播散而来的瘰疬性皮肤结核(又称为结核性树胶样肿)常发于四肢,不与淋巴结相连。

瘰疬性皮肤结核的诊断主要依据有结核病史,病变好发部位为颈、腋与腹股沟部位,损害为无痛性结节或肿块、易破溃、形成溃疡与窦道、愈后遗留瘢痕以及组织病理见结核样浸润并中央有干酪样坏死与结核菌素试验阳性。

本病应与梅毒树胶样肿、化脓性汗腺炎、放线菌病及深部真菌病等病鉴别。

6. 疣状皮肤结核(tuberculosis verrucosa cutis,warty tuberculosis)　疣状皮肤结核是一种由结核杆菌直接感染外伤等损伤的皮肤而引起的结核病。

本病常见于男性成年人。病变多发于暴露部位如手部、足部或小腿等处,也可发生于其他非暴露部位如臀部或股部等部位。作者所见数例均为男性臀部或股部以及腰腹部。病变多为单发,极少数可多发。最初为感染部位起一暗红色丘疹,渐渐增大形成结节,质坚实,可扩大成斑块,粗糙不平,并呈疣状增殖或乳头状外观。随后结节或斑块中央软化、坏死、破溃,形成溃疡或结痂,有少量脓液溢出。溃疡愈后遗留萎缩性瘢痕,但其周围损害可继续扩大,形成大片环状、马蹄形或不规则形疣状斑块或结节性损害,其边缘呈暗红色或紫红色。有些可于瘢痕上再发生结节等损害。患者无明显自觉症状,偶可有轻度瘙痒。本病病程慢性,常缓慢发展或持续不变历经数年乃至数十年,但有个别损害可自愈,此多见于免疫力较强者。

疣状皮肤结核的诊断主要依据特征性皮肤表现为中央萎缩性瘢痕,周围结节性或斑块状疣状损害,边缘暗红色或紫红色晕,无明显自觉症状,病程慢性以及组织病理可见表皮呈角化过度、疣状增生或假上皮瘤样增生和真皮有结核样结构。

本病应与疣状狼疮、盘状红斑狼疮、结节病或深部真菌病等病鉴别。

(二)治疗

1. 一般治疗　患者应注意适当休息。加强营养以提高身体免疫功能。积极寻找与治疗内脏器官结核病。避免辛辣与酒类等刺激性食物。

2. 内用药物治疗

(1)抗结核病药:抗结核病药是治疗皮肤结核病的重要治疗药物。与治疗内脏器官结核病一样,为了有效地治疗皮肤结核病,要遵循以下用药原则:一是尽早诊断,尽早用药;二是联合用药,以利有效地防止耐药菌株的产生,提高治疗成功率,在肝肾功能正常情况下主张用杀菌剂如首选异烟肼、利福平与吡嗪酰胺联合治疗,可达到疗程短且疗效显著;三是坚持全程按计划而规则用药;四是药物用量要足。此外,对有些患者尤其是免疫受损的患者,除遵循以上原则外,也应注意个体化治疗方案,常用的抗结核病药有以下一些。

①异烟肼(雷米封):该药是一种具有杀菌作用的合成抗菌药,其确切的作用机制尚不明确,可能是通过阻碍结核杆菌细胞壁中磷脂和分枝菌酸的合成,使细胞壁通透性增加,细菌失去抗酸性而死。同时,该药可干扰 DNA 和烟酰胺嘌呤二核苷酸磷酸盐脱氢酶活性,使之失去递氢作用而抑制结核菌生长等。异烟肼用法为:成人 300mg,每日 1 次顿服。与其他抗结核药合用时为 5mg/(kg·d),最高为 300mg/d,或每次 15mg/kg,最高 900mg,每周 2~3 次。小儿 10~20mg/(kg·d),每日不超过 300mg,顿服。对不能口服者可肌内注射或静脉滴注,剂量同口服。治疗应持续 6~24 个月。该药的不良反应有恶心、呕吐、腹痛、巩膜与皮肤黄染、头痛、失眠、兴奋、易怒、幻觉、排尿困难,周围神经炎可见步态不稳、四肢无力、手足麻木、疼痛、针刺感或灼热感,以及贫血、白细胞减少、男性乳房女性化、月经不调、药疹等。为防止或减少周围神经炎可同时口服维生素 B_6 50~100mg/d。用药时出现胃肠道刺激症状可与食物同服,亦可服制酸剂,但应在口服制酸剂前至少 1 小时服用该药。该药的禁忌证有对本药及乙硫异烟胺、吡嗪酰胺、烟酸及其他化学结构相关的药物过敏者,慎用于有精神病或癫痫病史、肝功能损害、严重肾功能损害、孕妇及哺乳期妇女。

②利福平:该药是一种利福霉素类半合成广谱杀菌剂,其作用机制是与依赖 DNA 的 RNA 多聚酶 β 亚单位牢固结合,抑制细菌 RNA 的合成,防止该酶与 DNA 连接,从而阻断 RNA 转录过程。利福平用法为:成人每日 0.45~0.6g 于早餐前 1 小时或餐后 2 小时顿服;也可体重小于 50kg 者每日 0.45g,体重 50kg 及以上者每日 0.6g 口服,疗程半年以上。新生儿每次 5mg/kg,每日 2 次口服;1 个月以上者每日 10~20mg/kg 顿服。该药的不良反应有恶心、呕吐、腹痛、腹泻、肝肿大、转氨酶升高、黄疸、蛋白尿、血尿、白细胞减少、血小板减少、血红蛋白减少、心律失常、低钙血症、皮疹、类流感样综合征,尿液、汗液等排泄物橘红色。该药单独应用可能迅速产生耐药性,故必须与其他抗结核药合用。该药禁用于对本药及其他利福霉素类药物过敏者、严重肝功能不全者、胆道阻塞者及 3 个月以内的孕妇,慎用于酒精中毒、肝功能损害、婴儿、3 个月以上孕妇及哺乳期妇女。

③吡嗪酰胺(pyrazinamide,异烟酰胺):该药是一种烟酰胺的衍生物,其作用机制尚不明了,可能与吡嗪酸的代谢有关,如该药透入吞噬细胞后进入结核杆菌菌体内,菌体内的酰胺酶使其脱去酰胺基,转化为吡嗪酸而发挥抗菌作用。此外,因该药在化学结构上与烟酰胺相似,可取代烟酰胺参与细胞代谢,干扰脱氢酶并阻止脱氢作用,妨碍结核杆菌对氧的作用,从而影响细菌的代谢,造成细菌死亡。吡嗪酰胺用法为:成人每日 15~30mg/kg,或每次 50~70mg/kg,每周 2~3 次顿服,每日口服最大剂量为 2g,每周 3 次者最大剂量为每次 3g,每周 2 次者最大剂量为每次 4g。小儿每日 20~30mg/kg,顿服。该药的不良反应有食欲减退、恶心、胀痛、肝肿大、肝功能异常、皮肤与巩膜黄疸、高尿酸血症、痛风性关节炎、低色素性贫血、皮疹、光敏反应等。该药禁用于对本药及乙硫异烟胺、异烟肼、烟酸、高尿酸血症者,慎用于糖尿病患者、有痛风病史者、严重肝肾功能减退、儿童和孕妇。

④链霉素:该药属氨基糖苷类药,与其他抗结核病药联合用于治疗各种结核病。该药的

作用机制是作用于细菌体内的核糖体,抑制细菌蛋白质合成,并破坏细菌细胞膜的完整性等。链霉素用法为:成人每次 0.5g,肌内注射,每日 2 次,或每次 0.75g,肌内注射,每日 1 次。小儿每次 20mg/kg,每日 1 次肌内注射,最大剂量每日不超过 1g。用药前必须做皮试,皮试阳性者不能使用。该药的不良反应有眩晕、头痛、恶心、平衡失调、听力减退、耳鸣、耳部胀满感、蛋白尿、管型尿、血尿、尿量减少,面部、口唇与四肢麻木,皮疹及过敏性休克等。该药禁用于对本药或其他氨基糖苷类过敏者,慎用于脱水患者(脱水患者血药浓度增高,增加产生毒性反应的可能性)、第 8 对脑神经损害者、重症肌无力或帕金森病、孕妇及哺乳期妇女、儿童与老年体弱者、接受肌肉松弛药治疗者。

⑤乙胺丁醇(ethambutol):该药是一种合成抑菌抗结核病药,其作用机制尚不完全清楚,可能主要是该药与二价锌离子结合,干扰聚胺及金属离子的功能,影响戊糖代谢和脱氧核糖核酸、核苷酸的合成,从而阻碍核糖核酸的合成,抑制结核杆菌的生长。乙胺丁醇用法为:成人每次 15mg/kg,每日 1 次顿服,或每次 25~30mg/kg,最大剂量为 2.5g,每周 3 次口服,或每次 50mg/kg,最大剂量 2.5g,每周 2 次口服。儿童 13 岁以上用量与成人相同,13 岁以下尚缺乏用药资料。该药的不良反应有视神经损害可出现视力减退、末梢神经炎、过敏反应、恶心、呕吐、肝功能异常、粒细胞减少等。该药禁用于对本药过敏者、糖尿病已发生眼底病变者及酒精中毒者,慎用于肾功能不全、有高尿酸血症及痛风病史者、孕妇、哺乳妇女、糖尿病患者及视神经炎患者。

以上抗结核病药物应用时多采用联合用药,开始多采用"三联"或"四联"疗法,如异烟肼、利福平和吡嗪酰胺联合使用,治疗 2 个月后再用异烟肼和利福平联合治疗 4 个月以上;或用异烟肼、利福平、吡嗪酰胺、链霉素或乙胺丁醇联合治疗 42 天后再改用异烟肼和利福平联合治疗 5 个月以上。

(2)糖皮质激素与非甾体抗炎药:严格地讲结核病是禁用糖皮质激素的,但对硬红斑早期病变可考虑用小剂量糖皮质激素。用药前提条件:一是无明显内脏结核病,或有但很轻微;二是规范内用抗结核病药物治疗;三是血管炎症严重且疼痛剧烈者。此外,也可用消炎痛 25mg,每日 2~3 次,对血管炎症所致疼痛有一定作用。

3. 局部治疗 在全身性应用抗结核病药物的同时,对某些病变可局部进行治疗,如结核结节等损害破溃时可用 1:5000 高锰酸钾液清洗后再用 2%~2.5%异烟肼溶液局部湿敷。对疣状皮肤结核早期损害可手术切除;或对内用抗结核病药治疗效果差且有明显不良反应者可进行损害内及损害周围环状注射。方法为链霉素 0.2~0.4g,用注射用水溶解加入普鲁卡因 2mL 混合后注射,每 4~6 日 1 次。若仍无效果者可考虑彻底手术切除后缝合或植皮。对某些疣状增殖性损害可用 5%~10%水杨酸软膏包敷或外涂三氯醋酸等腐蚀。

二十、麻风病

麻风病或称为麻风,曾称为汉森(Hansen)病,是一种由麻风分枝杆菌感染引起的慢性传染性疾病。

在我国,尽管已称基本消灭麻风病,但每年仍可见到极少新发病例,至 2010 年底,我国麻风病患病率为 0.45/10 万。本病的传染源为未经治疗的麻风病患者,主要是瘤型和界线类多菌型患者,其皮肤和黏膜中含有大量麻风杆菌,传染性大。本病的传染方式与途径是与患者的直接接触和间接接触经受损伤的皮肤或呼吸道黏膜。机体的免疫力下降、对麻风杆菌的遗传易感性以及温暖潮湿的气候环境、经济与卫生状况等在麻风病的传染中起着十分重要的作用。

（一）诊断

麻风病可发生于任何年龄的男女性，但以 20～30 岁男性为高发者。自麻风杆菌侵入人体后到出现临床症状的潜伏期一般为 2～5 年，最短 3 个月，最长可达 10 年之久。潜伏期长短与感染的麻风杆菌数量和机体免疫力密切相关，如感染的麻风杆菌数量多、机体免疫力弱则潜伏期短，否则潜伏期长。此外，机体的免疫力，尤其是对麻风杆菌特异性免疫力的强弱直接影响到麻风病变的轻重与程度，如免疫力强则病变轻而局限，否则病变重而广泛。

1. 皮肤病变　皮肤病变可发生于任何部位，包括皮肤及其附属器。皮肤损害的类型多种多样：①斑疹：多为麻风病的初发损害，直径常在 1cm 大小左右，可发展成或融合成较大斑块，数目多少不一，分布广泛对称，也有少数损害局限，呈非对称性者有的可自行消退。斑疹可为红斑、色减斑、色素脱失斑、色素沉着斑和/或靶形斑。②丘疹：针头大小，坚实。皮色或暗红色。密集或呈环状、半环状排列。也可见于斑块周围。③结节：多高出皮面，黄豆至核桃大小，多发生于斑块基础上。数目多少不一，少则几个，多则数十个，波及全身。结节呈玫瑰色、黄红色或暗红色，也可呈棕褐色或紫黑色。边界不十分清楚，质软有弹性，但有的结节质坚实。结节表面可光滑或有少量鳞屑，有的结节可破溃、结痂。结节消退后遗留萎缩瘢痕与色沉。④斑块：可由斑疹发展而来，也可为初发，较大，数目可多可少，分布可局限或广泛对称。斑块可呈圆形、扁平状、环状或不规则形状，呈红色、鲜红色或暗红色，表面多干燥、覆有少量鳞屑。⑤弥漫浸润性损害：是指广泛的累及身体某一部位如面、耳或四肢等部位的损害，有表浅和深部浸润之分。前者仅累及真皮，多见于面与四肢，表面光滑，无明显边缘，呈粉红色或蜡黄色，似"水肿"或"醉酒"状；后者累及皮下组织，可原发或由表浅发展而来，也可由斑块或结节融合而成，以面部与四肢多见，呈灰褐色或棕褐色，皮肤肥厚，皮纹明显，表面高低不平、质坚实，以致用手指不能捏起皮肤，于面部者呈"狮面"外观，发生于小腿的损害有些干燥、覆有少量鳞屑。⑥溃疡：有二种。一种是由于麻风细胞高度浸润所致，另一种是继发于局部神经与血管功能障碍及各种物理性损伤所致。⑦毛发脱落：其中眉毛脱落最为常见，见于中、晚期瘤型患者。⑧其他：有水疱、出汗减少或无汗、皮肤粗糙、鱼鳞病样改变、皲裂、甲增厚并失去光泽等。

以上皮肤病变无瘙痒等自觉症状，局部出现感觉如冷热温度觉、触觉和痛觉减退或消失，具有重要诊断意义。

2. 神经病变　麻风杆菌具有嗜周围神经的特性，几乎所有的患者迟早都有不同程度的神经损害，有些麻风病的发生多以神经症状为主要初发表现，且有少数患者仅有神经损害症状而无皮肤损害，称之为纯神经麻风病。还有少数患者在麻风病愈后仍遗留有神经症状。神经病变主要表现有神经粗大和神经功能障碍。

（1）神经粗大：是麻风病重要且常见的特征之一，并对其诊断、鉴别诊断与预后的评定有重大价值。神经粗大常发生于颈神经、耳大神经、眶上神经、肘尺神经、桡神经、正中神经、胫神经、腓总神经等。病变对称性发生，可呈均匀、梭形、结节形或念珠状形粗大。粗大神经常无疼痛，但也有压痛或呈放射性麻痛。

（2）神经功能障碍：表现有：①浅感觉障碍：此是麻风病的重要症状与体征，是麻风病致残的主要因素。浅感觉障碍包括感觉异常、感觉过敏和感觉缺失。初起为蚁爬感、紧绷感、刺痛感,个别有奇痒,随后温度觉和触觉先后减退或消失。②神经痛:主要见于急性反应期,严重时局部皮肤红肿热痛,待病情稳定或反应消退后,其疼痛缓解并消退。③运动障碍:多发生于感觉障碍之后,是因神经病变致肌肉萎缩或瘫痪之故,如尺神经受累可致小指和无名指弯曲,小鱼际肌群及骨间肌萎缩致手指活动障碍呈"爪形手",正中神经受累可导致大鱼际肌群瘫痪和萎缩形成"猿手",桡神经受累可形成垂腕及垂指畸形,腓总神经受累可导致垂足,面神经受累可形成兔眼、口角向健康侧歪斜等。④营养性障碍:主要表现为皮肤病变有神经支配区的皮肤干燥、粗糙、皮肤变薄、失去光泽、色素异常或毛发生长异常;骨病变有广泛脱钙、骨质疏松、易发生骨折以及关节强直、脱位、畸形等;肌肉病变有肌萎缩、肌功能障碍等。⑤循环障碍:有局部温度降低、肿胀、发绀等。⑥出汗障碍:表现为出汗减少或无汗等。

3.其他脏器病变 麻风病除上述皮肤和神经等病变外,还可有其他多脏器受累而发生相应病变,如可发生眼炎、鼻中隔穿孔、腭溃疡穿孔、巨唇、咽丛神经受累致吞咽和发音困难、浅表淋巴结肿大、肝脾肿大、睾丸结节并肿大等。

4.麻风病分类及其特征 根据麻风病的临床、细菌、病理和免疫学将其分为五级,即五级分类。该分类以光谱概念,将免疫力最强的结核样型麻风病(TT)和免疫力最弱的瘤型麻风病(LL)作为两级,两级之间是免疫力和稳定性不同的界线类麻风病,依次为界线类偏结核样型麻风病(BT)、中间界线类麻风病(BB)和界线类偏瘤型麻风病(BL),从 TT、BT、BB、BL 到 LL 连起来像一连续光谱,各型之间是连续移行,可以演变的。在 1973 年第十届国际麻风会议上增加了未定类麻风病,故目前仍为六级分类。

(1)结核样型麻风病(tuberculoid leprosy,TT):①皮肤损害局限且单一。病变好发于面、四肢及臀部等处。通常仅有 1～2 片红色或暗红色斑或斑块,边缘清楚,呈圆形、环形或地图形不等。可逐渐增大,表面干燥,毳毛脱落、无汗、浅感觉障碍出现早而明显。②神经病变多限于 1～2 条周围神经粗大,常受累及的是尺神经、腓总神经和耳大神经。皮损处可有粗大的神经。神经功能障碍出现早而明显,可发生严重的肌萎缩、运动功能障碍及畸形。部分患者仅有神经损害而无皮肤损害,称为纯神经炎性麻风病。③此型一般眉毛和头发不脱落,无黏膜、淋巴结、眼及内脏器官病变等。④皮肤损害常规涂片作麻风杆菌检查阴性。⑤麻风菌素试验晚期反应多为阳性,细胞免疫试验正常或接近正常。⑥组织病理以结核样肉芽肿为特征,主要为上皮细胞灶状浸润,可见较多朗格汉斯巨细胞被多层淋巴细胞包绕,皮神经常被破坏但难辨认,抗酸染色阴性。⑦此型麻风病患者抵抗力强,经治疗后多可在短期内治愈,有的未经治疗也可自愈。如果病变在周围神经干,由于神经受损较重,常导致相应部位畸形。

(2)界线类偏结核样型麻风病(borderline tuberculoid leprosy,BT):①皮肤病变好发于面部、躯干部和四肢。损害数目较多,分布对称或不对称。常见的损害有红斑、斑块或色减斑,部分边缘清楚,部分边缘不十分清楚。较大的损害周围常见有小的卫星状损害。有些损害可呈环状,中央为圆形或椭圆形无损害区,称为免疫区。②神经病变多发,可不对称,神经粗大明显、较硬。除面部外,皮损浅感觉障碍明显,畸形出现早而重。③损害部毛发可脱落,黏膜、淋巴结、睾丸与内脏较少受累且轻。④皮肤损害涂片作麻风杆菌检查阳性(1＋～2＋)。⑤麻风菌素试验晚期反应多为可疑或弱阳性,细胞免疫试验结果比正常人低。⑥组织病理与 TT 相似,不同点为表皮下有狭窄的无浸润带,抗酸染色阳性。⑦预后较好,但不如 TT 快,少数患者可自愈,部分患者可演变成 TT 或 BB,且可致严重残疾。

(3)中间界线类麻风病(mid－borderline leprosy,BB):①皮肤病变分布广泛但不对称。

损害多形如斑疹、丘疹和结节等。颜色可呈红色、暗红色、淡红色、黄褐色不等。形状呈圆形、椭圆形、环形、不规则形、靶形绒带状。面部损害可呈展翅蝙蝠状，边缘清楚或不十分清楚。②神经病变多但不对称。神经中度粗大，质软而均匀。功能障碍程度介于 TT 与 LL 之间。③毛发可不对称脱落。④黏膜、淋巴结、睾丸和内脏可发生病变。⑤皮肤损害涂片作麻风杆菌检查阳性(2＋～4＋)。⑥麻风菌素试验晚期反应阴性，细胞免疫试验结果介于 TT 与 LL 之间。⑦组织病理兼有 TT 与 LL 特点，表皮下可见明显无浸润带，真皮内可见上皮细胞肉芽肿，细胞散在，周围无淋巴细胞浸润，无朗格汉斯巨细胞，神经束膜可呈洋葱样变，有的可见组织细胞及不十分典型的泡沫细胞，抗酸染色阳性。⑧预后介于 TT 与 LL 之间，此型极不稳定。易经过麻风反应演变为 BT 或 BL 或 LL。

(4)界线类偏瘤型麻风病(borberline lepromatous leprosy,BL)：①皮肤病变分布广泛，但不完全对称。损害多数类似 LL，有斑疹、斑块、浸润性损害、结节等。颜色呈淡红或棕红色或橘红色。表面光滑，但不如 LL 皮损那样光亮多汗。有的损害可呈环形，内缘清楚，外缘模糊不清。②神经病变为多发。神经粗大、质软而均匀，但不如 LL 完全对称。浅感觉障碍出现较迟且轻，畸形出现较迟且不完全对称。③眉毛不对称脱落，部分头发可脱落。黏膜、淋巴结、睾丸、内脏病变出现较早，可形成鞍鼻、淋巴结肿大等。④皮肤损害涂片作麻风杆菌检查阳性(4＋～5＋)。⑤麻风菌素试验晚期反应阴性，细胞免疫功能试验有明显缺陷。⑥组织病理表现为表皮萎缩，表皮下有无浸润带，真皮内见有巨噬细胞肉芽肿，有典型的泡沫细胞，有的可见上皮样细胞，肉芽肿内有成堆的淋巴细胞，抗酸染色阳性。⑦预后较 LL 略好，但多数演变为 LL，也可演变为 BB。

(5)瘤型麻风病(lepromatous leprosy,LL)：分为早、中、晚三期。①皮肤病变早期分布广泛对称，为淡红色或淡黄色或色减斑，边缘不清，表面光亮。时有蚁爬感或瘙痒。中期损害增多，除斑疹外可见浅表弥漫性浸润和结节等损害，表面光亮，边界不清。面部浸润及眼结膜充血，形成"醉酒"样面孔。晚期斑疹、斑块和结节等损害更为明显，浸润性损害可遍及全身，尤其是面部结节和斑块形成"狮面"状。鼻唇肥厚，耳垂肥大，肢端溃疡损害较多见。②神经病变早期不明显，中晚期广泛，对称性神经粗大、质软而均匀，有明显的感觉障碍和闭汗，可致严重畸形与残废。③眉毛由部分到全部脱落，黏膜损害早而明显。中晚期可见鼻黏膜溃疡、鼻中隔穿孔、鼻骨吸收塌陷形成鞍鼻，淋巴结肿大明显，睾丸萎缩，眼病变可失明，肝肾及脾也常受累。④损害涂片作麻风杆菌检查阳性(5＋～6＋)。⑤麻风菌素试验晚期反应阴性，细胞免疫功能试验有明显缺陷。⑥组织病理见表皮萎缩，表皮下有无浸润带，真皮内主要为巨噬细胞肉芽肿，淋巴细胞少而散在，有典型的泡沫细胞，抗酸染色阳性。⑦预后与早期发现早期治疗与否相关，若早期发现并早期治疗预后较好，致残发生较少，否则，或中晚期可导致严重的残畸或毁容。

(6)未定类麻风病(indeterminate leprosy,I)：未定类麻风病是麻风病的早期表现，其临床症状与组织变化无两极型麻风病特点，常演变成其他类型麻风病。①皮肤病变数目较少，常为1～2片淡红色斑或色减斑，边界清楚或不清楚，有轻度感觉障碍。②神经病变较轻，运动障碍和畸形不明显。③无脱发脱眉，无黏膜、淋巴结及内脏受累。④皮肤损害涂片作麻风杆菌检查多为阴性，少数阳性(＋)。⑤麻风菌素试验后期反应可为阳性或阴性，细胞免疫试验有的正常或接近正常，有的明显缺陷。⑥组织病理为非特异性炎症表现，抗酸染色常为阴性。若见到真皮内的神经小分支内有雪旺细胞或抗酸染色阳性则有诊断意义。⑦预后取决于机体的免疫力,免疫力强预后好,可自行消退,免疫力弱可演变为 TT、BL 或 LL。

除上述分类外,1981 年,WHO 化疗研究组将麻风分类为多菌型和少菌型,后来有分别提出了皮肤涂片查菌分类法和皮损神经损害计数分类法。目前采用的分类法为多菌型麻风>5个皮损,少菌型麻风≤5 个皮损。在分类有疑问时,治疗按多菌型方案治疗。

此外,在临床上可见到一种特殊形态的麻风病损害,称为组织样麻风瘤(histoid lepro-ma)。特征是在面部、躯干和四肢弥漫浸润损害基础上发生隆起的结节,可单个或密集成群,可融合,表面发亮,质软,中央可软化、破溃,形成溃疡或瘢痕,有的状如神经纤维瘤或皮肤纤维瘤或瘢痕疙瘩。损害涂片作麻风杆菌检查阳性(5+～6+),组织学改变似皮肤组织瘤。这种损害可见于 BL 或 LL 病例中,可发生在砜类药物治疗后病情恶化或复发的病例,认为与氨苯砜耐药可能有关。

麻风病的诊断主要依据:①有接触传染病史。②皮肤病变主要为斑疹、斑块和/或结节以及浸润性损害,并不同程度触觉、痛觉、温度觉等感觉障碍。③皮肤损害部闭汗,毛发脱落。④周围神经干粗大,功能障碍致畸形与残缺。⑤皮肤损害查麻风杆菌阳性。⑥组织病理学特征。

本病应与体癣、深部真菌病、皮肤黑热病、皮肤纤维瘤、结节病、寻常狼疮、皮肤肉样瘤以及周围性损伤等所引起的皮神经炎等疾病鉴别。

(二)治疗

1.一般治疗 本病一旦确诊应隔离患者。患者所用物品应消毒处理。仔细做好患者思想工作,关心患者,使患者能充分认识麻风病,树立患者战胜疾病的信心,积极配合治疗。应加强营养,提高患者抵抗力。避免过热或低温接触皮肤,以免造成皮肤损伤。

2.内用药物治疗 用于治疗麻风病的内用药物有氨苯砜、利福平、氯法齐明以及氧氟沙星、米诺环素和甲红霉素等。

(1)氨苯砜(dapsone,二氨二苯砜,diaminodi-phenylsulfone,DDS):为砜类抑菌剂,其作用机制主要是针对细菌的二氢叶酸合成酶,干扰叶酸的合成,对麻风杆菌有较强的抑制作用。该药常与一种或多种抗麻风病药合用。氨苯砜用法为:成人每日 50～100mg,一次顿服,或按 0.9～1.4mg/(kg·d),一次顿服,每日最大剂量为 200mg;小儿 0.9～1.4mg/(kg·d),一次顿服。

(2)利福平(rifampicin,RFP):该药对麻风杆菌有明显的杀菌作用,其作用机制见皮肤结核病治疗中。利福平通常用法为:成人每次 0.6g,每日 1 次口服;小儿每次 10mg/kg,每日 1次口服。治疗麻风病成人为 600mg,每月 1 次,儿童为 150～450mg,每月 1 次。该药的不良反应、禁忌证等见皮肤结核病治疗中。

(3)氯法齐明(clofazimine,氯苯吩嗪、克风敏、B663):该药抗麻风病的作用机制是通过干扰麻风杆菌的核酸代谢,抑制依赖 DNA 的 RNA 聚合酶,阻止 RNA 的合成,从而抑制细菌蛋白的合成发挥抗菌作用。氯法齐明用法为:成人口服每日最大剂量不超过 300mg,一般为 50～100mg,每日 1 次;小儿为 1mg/kg,每日 1 次。该药的不良反应:①皮肤黏膜着色。为该药的主要不良反应,服药 2 周后即可出现皮肤和黏膜着色(呈粉红色、棕色、甚至黑色),着色程度与剂量疗程成正比,停药后数月或数年后可消退。此外,约 70%～80% 的患者有鱼鳞病样皮肤改变,偶有皮肤瘙痒、色素减退。②消化系统有食欲减退、恶心、呕吐、腹痛、腹泻等,偶有脾硬死、胸梗阻、消化道出血、肝炎、黄疸等。③其他有尿液、汗液、精液、唾液呈淡红色,偶有出汗或泪液减少、眩晕、嗜睡、视力减退、光敏反应等。该药禁用于对本药过敏和严重肝不全者，慎用于肠道疾患尤其是有肠息肉、肠结核等易导致肠梗阻发生者。

（4）氧氟沙星（ofloxacin，氟嗪酸，OFLO）：是第二代喹诺酮类抗菌药中治疗麻风病最有希望的药物之一。该药的作用机制是通过作用于细菌 DNA 旋转酶 A 亚单位，抑制细菌 DNA 合成与复制而起杀菌作用，对麻风杆菌的杀菌作用介于 RFP 和 B663 之间。氧氟沙星治疗麻风病最适剂量是每日 400mg 口服。该药的不良反应有口干、食欲减退、恶心、呕吐、腹痛、腹泻、便秘等，偶见有转氨酶升高、头痛、头晕、眩晕、失眠、抽搐等。长期大剂量用可引起轻微精神障碍、皮疹、皮肤瘙痒、光敏反应，偶有血小板减少及肌肉痛等。该药禁用于对氟喹诺酮类药过敏者、孕妇及哺乳期妇女，慎用于脑动脉硬化、癫痫等中枢神经系统疾病、肝肾功能减退、18 岁以下及老年人。

（5）米诺环素（minocycline，美满霉素，MINO）：该药是一种半合成四环素类广谱抗细菌药物，对麻风杆菌有显著杀菌活性，但比 RFP 和 DFLO 低。米诺环素用法为 100mg，每日 1 次口服。该药的主要不良反应有恶心、呕吐、腹痛、胃部不适等消化道反应以及头痛、眩晕等。

（6）甲红霉素（clarithromycin，CLARI）：该药属大环内酯类抗细菌药物，对麻风杆菌具有显著的杀菌作用。甲红霉素口服剂量为 500mg/d。该药的主要不良反应有恶心、呕吐等胃肠道反应等。

在治疗麻风病中由于单用 DDS 耐药病例的不断增加和其他抗麻风病药耐药病例的出现，单用任一抗麻风病药治疗均可能产生耐药性，尤其是 RFP。因此，1981 年世界卫生组织（WHO）推荐对麻风病采用联合化疗（multidrug therapy，MDT）作为最基本的治疗方案。MDT 是采用两种或两种以上作用机制不同的有效杀菌性药物，但必须包括 RFP。为适应麻风病 MDT 的应用将麻风病分类为：①多菌型麻风病（multibacillary leprosy，MB），包括六级分类法中的 BB、BL 和 LL 病例以及皮肤涂片阳性的任何其他类型患者。此外，我国还将涂片查菌阴性的 PB，皮损≥6 块和/或神经损伤≥2 条者，以及单皮损病例，皮损面积很大，占半个肢体或 1/4 躯干者按 MB 治疗。②少菌型麻风（paucibacillary leprosy，PB），包括六级分类法中皮肤涂片查菌阴性的 TT、BT 和 I 患者，凡属于这些型的任何患者只要皮肤涂片查菌阳性均按 MB 方案治疗。

MDT 方案：①MB（成人）：RFP 600mg，每月 1 次，监服；DDS 100mg/d，自服；B663 300mg，每月 1 次，监服和 50mg/d，自服；疗程 24 个月。②PB（成人）：RFP 600mg，每月 1 次，监服；DDS 100mg/d，自服；疗程 6 个月。③各年龄组药物剂量见表 2-1。

表 2-1　各年龄组药物剂量表

药物	用法	5 岁以下	5～9 岁	10～14 岁	15 岁以上
RFP	每月 1 次（监服）	150mg	300mg	450mg	600mg
B663	每月 1 次（监服）	50mg	100mg	200mg	300mg
B663	每月 1 次（自服）	50mg（隔日）	50mg	50mg	50mg
DDS	每月 1 次（自服）	25mg（隔日）	25mg	50mg	100mg

麻风病内用药物治疗中有关问题与处理：

1）药物不良反应等特殊情况的治疗：对有特殊情况的麻风病患者 WHO 推荐的方案是：①因药物的不良反应或严重肝脏疾病不能用 RFP 或麻风杆菌对 RFP 耐药者，用 B663 每日 50mg 加 DFLO、MINO 和 CLARI 中的两种药物治疗 6 个月（DFLO 每日 400mg、MINO 每日

100mg 或 CLARI 每日 500mg），随后用 B663 每日 50mg，加 MINO 每日 100mg 或 OFLO 每日 400mg，至少再治疗 18 个月。②因皮肤色素沉着等颜色性改变而完全不能接受 B663 治疗者，用 OFLO 每日 400mg 或 MINO 每日 100mg 替代 B663，或用 RFP 600mg、OFLO 400mg 和 MINO 100mg 联合治疗，每月服药 1 次，连续 2 年。

2）疗程与疗效：在疗程方面：MB 的疗程为 2 年，每月自服药物不得少于 20 天，否则此月不计入疗程。一年中至少服药 8 个月，连续中断治疗超过 4 个月者须重新计算疗程开始治疗。2 年月疗程可在 3 年内完成，每年服药时间少于 8 个月者为治疗不规则。PB 疗程为 6 个月，每月自服药物不得少于 20 天，否则此月不计入疗程。6 个月疗程可在 9 个月内完成，连续中断治疗 3 个月以上者须重复 6 个月疗程治疗。考虑到 MB 的 MDT 疗程 2 年较长，近些年来 WHO 试验的短程 MDT 疗程缩短到 1 年而不增加发生 RFP 耐药的危险已取得成果。

在疗效方面：MB 用 MDT 方案治疗能迅速终止传染和防止耐药的发生。LL 患者治疗半年至 1 年左右，结节和斑块基本消退，但红斑及浸润需 1～2 年才能消退，细菌指数（BI）逐渐下降，复发率为 0.01%～5.84%。对于复发 MB 病例可再用 MDT 治疗 1 个疗程。PB 用 MDT 方案的疗效并不优于单用 DDS，在疗程结束后仍有 1/3～2/3 的患者病情活动，由于机体有一定的免疫力，停止治疗后活动性皮损会逐渐消退。但在复发率方面，PB 患者在 MDT 治疗后的复发率比单用 DDS 治疗者要低得多。

3）麻风反应：麻风反应是指在麻风病的过程中，由于机体免疫状态的改变而对麻风杆菌抗原产生的一种急性超敏性反应。麻风反应表现有病情突然加剧，如原有的皮损扩大、红肿并出现许多新发损害，或有剧烈的周围神经肿胀、疼痛、虹膜睫状体炎、淋巴结炎、睾丸炎或发热等全身症状。麻风反应可以是麻风病初发或复发的症状，也可是各型麻风病演变的重要因素之一。麻风反应发生的诱因有手术、感染、酗酒、精神创伤、疲劳、妊娠等。麻风反应会给患者造成极大痛苦，易导致畸形。麻风反应有 I 型麻风反应、II 型麻风反应和混合型麻风反应。I 型麻风反应是机体对麻风杆菌抗原的一种迟发型超敏反应，属细胞免疫反应，主要发生在免疫状态不稳定的界线类麻风（BT、BB、BL）患者，随着患者免疫力的增加或降低，I 型麻风反应可向两极变化，若免疫力增强经过反应后则向 LL 转变，称为降级反应，但在临床上以升级反应为多见。II 型麻风反应又称为麻风结节性红斑，为好发于面部或四肢的大小不等暗红色或棕红色结节、疼痛，是麻风杆菌抗原与相应抗体相结合而引起的免疫复合物反应，属体液免疫反应。II 型麻风反应常发生在 LL 或 BL 患者，且其发生率随抗麻风病治疗时间积累逐渐上升，多见于治疗 7～10 个月以后，单独用 DDS 治疗的患者更容易发生。混合型麻风反应即 I、II 型麻风反应同时存在，主要见于 BB～BL 患者。

麻风反应的治疗应积极，在进行抗麻风反应治疗的同时，应继续或加用抗麻风病药物的治疗。抗麻风反应的治疗应根据患者反应的类型与病情而定。用于抗麻风反应的药物有沙利度胺、泼尼松与 B663。

沙利度胺（thalidomide，反应停）为谷氨酸衍生物，具有镇静催眠、止痛止痒、退热等作用。其作用机制尚不十分清楚，可能通过抑制溶酶体膜、稳定溶酶体膜、抑制中性粒细胞的趋化及免疫抑制作用等起作用。该药抗麻风反应的常规剂量为成人每日 100～200mg，分 4 次口服，对于严重麻风反应，可增加至每日 300～400mg。反应得到控制后逐渐减量维持，对长期反应者需长期用药，每日或隔日 25～50mg 口服。

泼尼松为 I 型麻风反应首选药物，每日 40～60mg，分次口服，待病情缓解后逐渐减量应用,治疗持续时间为 4～6 个月,对伴有神经炎者应延长至 1 年左右。沙利度胺与 B663 对 I 型麻风反应疗效差。Ⅱ型麻风反应可选用沙利度胺、泼尼松与 B663 治疗,可单独应用或两种药联合应用。

B663 作用缓慢,一般在用药 4～6 周才有效,适用于对泼尼松治疗有依赖性或结节性红斑持续性反复发作和用沙利度胺有禁忌证者,用法为每日 200～400mg 口服,连续 3 个月,待症状控制后逐渐减量至每日 50mg 维持治疗。

4)治疗后监测:麻风病规范治疗结束后,必须由麻风病防治机构继续进行监测,以便及时发现复发或麻风反应病例,并给予治疗。通常 MB 患者治疗结束后应每年进行一次临床与细菌学检查,监测 10 年;PB 患者至少监测 5 年。

3.局部治疗　麻风病之皮肤黏膜等病变无特殊局部治疗,多为对症性治疗,如皮肤干燥、皲裂可适当外涂凡士林,溃疡可用盐水或肥皂水清洗或浸泡后干燥,有坏死组织时应予清除,并有其他细菌感染时应局部外用相应抗细菌药物。对畸形或残毁器官可手术矫正或截肢。

二十一、细菌性阴道病

细菌性阴道病(BV),曾称为非特异性阴道炎、棒状杆菌性阴道炎、阴道嗜血杆菌性阴道炎、厌氧性阴道炎或加德纳菌性阴道炎,是一种主要由阴道加德纳菌(Gardnerella vaginalis,GV)感染引起的阴道疾病。由于该病的炎症性表现并不明显和分泌物中白细胞稀少,故有别于其他阴道炎。

加德纳菌是一类革兰染色阴性或阳性厌氧的短杆菌,细菌大小为 $1.5～2.5\mu m \times 0.5\mu m$,无鞭毛,无荚膜,无芽胞。有学者利用加德纳菌对马尿酸水解、β半乳糖苷酶试验、脂酶试验的不同将其分成 8 种生物型,并发现以 1、2 和 5 型为常见。但 BV 与非 BV 患者其生物型分布无显著差异。有研究结果表明 BV 患者主要为 2、4、5、7 型。也有学者发现 BV 患者主要为 1、2、3、4 型。BV 的发病机制至今仍不清楚。目前认为该病的发病机制是由于阴道内微生态平衡失调,厌氧菌和阴道加德纳菌过盛生长,兼性厌氧性乳酸杆菌受抑制所引起的一种无阴道黏膜炎症表现的综合征。

加德纳菌主要在性交时传染,有调查加德纳菌感染的妇女其配偶尿液培养阳性率很高。其配偶未经治疗的妇女,重复感染率高,故男性一般被认为是无症状的携带者。在性关系混杂的人群中,加德纳菌有高度的流行率。有资料显示在性传播疾病中发生率约占 33%～64%。

其他感染的危险因素包括黑人种族、吸烟、放置宫内节育器、过早性生活、口交、多个性伴侣、频繁阴道冲洗(每周 1 次以上)、经期性生活、同性恋以及菌群失调、雌激素减少与免疫功能失衡。但也有资料表明无性生活史的女性也可患有此病。

（一)诊断

本病发病年龄在 14～44 岁之间,多发生于有性生活的女性。临床表现主要有白带增多并散发异味等。有别于其他阴道炎的特异性症状是稀薄与牛奶样的分泌物均匀地覆盖在阴道壁上,分泌物量多少不定,但有强烈的鱼腥味。若将分泌物从阴道壁拭去,阴道黏膜无充血的炎症表现。性交时碱性前列腺液可引起胺类挥发而臭味加重。部分患者有轻度阴道和外阴瘙痒或灼热感。在临床上也有近半数患者可以没有任何症状。

一些研究表明本病患者无论是否有临床症状,均可合并多种并发症,如孕妇早产、胎膜早破、绒毛膜羊膜炎、产褥期感染、低体重新生儿以及子宫颈癌和宫颈表皮不典型增生等病变，且可增加 HIV 的易感性。近年有报道，加特纳菌可引起脑炎、肾盂肾炎、肝脓肿或肺脓肿等以及输卵管炎、盆腔炎、异位妊娠与不孕。

细菌性阴道病的诊断主要根据以下 4 项指标：①阴道分泌物 pH＞4.5。②稀薄均质性阴道分泌物。③胺试验阳性（在阴道分泌物中加 10％氢氧化钾 2 滴，出现氨味者为胺试验阳性）。④线索细胞阳性（线索细胞为细菌性阴道病特征性细胞，是阴道上皮细胞因细菌繁殖覆盖而使其边缘模糊，线索细胞占全部细胞 20％以上为线索细胞阳性）。⑤阴道涂片革兰染色镜检见到大量革兰阴性短杆菌，而乳酸杆菌形态细菌缺乏或仅 1～5 个/油镜视野。具备上述 5 项中 4 项者可诊断，其中最后两项为诊断的必备条件。

此外，该病诊断也可采用 Amsel 诊断标准：①阴道 pH 值＞4.5。②阴道分泌物增多、变稀呈奶状、有异味。③胺试验阳性，即在阴道分泌物中加入 10％氢氧化钾液产生鱼腥味。④阴道刮片可见线索细胞。这 4 个标准符合 3 个即可诊断为 BV，但最近的一项研究证实这 4 个标准简化为任意两个指标并不影响诊断的敏感性或特异性，其中阴道 pH 值是最敏感的指标（89％），氨气味是最具有高度特异性的指标（93％）。

（二）治疗

1.一般治疗　患者要注意个人清洁卫生，加强营养，提高机体的免疫力。避免辛辣等刺激性食物。避免热水烫洗外阴皮肤与黏膜。治疗期间避免性生活，并对性伴侣进行相关病原检查与治疗。

2.内用药物治疗　内用药物首选甲硝唑 200mg，口服，每日 3 次，连服 7 日。其他可选用替硝唑 1g，口服，每日 1 次，连服 5～6 日；也可用替硝唑 0.8g，静脉滴注，每日 1 次，连续 5～6 日。也可用氨苄青霉素 500mg，口服，每日 4 次，连服 7 日；或氯洁霉素 300mg，口服，每日 2 次，连服 7 日。近有研究表明克林霉素和罗红霉素治疗本病有很好的疗效，而甲硝唑因细菌耐药性的产生已对多数患者无效。

3.局部治疗　局部治疗可选 0.75％甲硝唑软膏（5g），阴道内给药，每日 2 次，共 5 日；或 2％克林霉素软膏（5g），阴道内给药，每晚 1 次，共 7 日。也可用替硝唑阴道泡腾片 0.2g，置于阴道后穹隆部，每晚 1 次，连续 7 日为 1 疗程。有资料显示替硝唑对厌氧菌、类杆菌具有较强的抗菌活性，同时无抗乳酸杆菌作用，其疗效与甲硝唑类似，不良反应少，有助于阴道正常菌群的重建。

甲硝唑局部治疗减少了全身的吸收，因此可能有较少的不良反应。然而，一些青春期少女不便于阴道内用药，宜选择口服药。尽管克林霉素和甲硝唑局部用药有相似的临床功效，但最近的一项研究表明用克林霉素治疗 BV 与抗细菌药物耐药相关。不到 1％的厌氧菌对甲硝唑表现出初始耐药。然而，有 17％的厌氧菌对克林霉素表现出初始耐药，在治疗后会增加到 53％。而且初始就有 40％的妇女至少存在一种对克林霉素耐药的厌氧菌菌群，在接受克林霉素治疗的人群中，这个比例会增加到近 80％。

4.复发性细菌性阴道病的治疗　尽管细菌性阴道病在 1 周治愈率是 80％～90％，但在 3 个月内有 15％～30％的妇女会复发，在 50％长期随访的妇女中至少有 1/4 的妇女复发。研究表明大部分复发和新的性接触有关。细菌性阴道病的复发是因为没能重建一个健康的阴道生态环境，即以产过氧化氢的乳酸杆菌占主导地位的生态环境，而并不是再感染。到目前为止，预防复发的方法只获得有限的成效，包括"细菌疗法"或益生菌的应用来替代乳酸杆菌以维持阴道正常的生态环境，或用抗细菌药物防止与细菌性阴道病相关细菌的过度增长。有学者认为各种治疗方法的联合应用可能会取得较好的成果。

二十二、腋毛菌病

腋毛菌病，旧称为腋毛癣，是一种由棒状杆菌（corynbacterium）感染腋毛和/或阴毛而引起的疾病。局部多汗、潮湿和卫生不良是本病重要的诱发因素。

（一）诊断

本病好发于炎热的夏季。病变发生在腋毛和/或阴毛，于毛干上出现 1～2mm 大小黄色、红色或黑色结节，呈鞘状包绕毛干。质硬或柔软。病变毛干脆性增加易折断。局部皮肤无红斑等病变。无自觉症状。

腋毛菌病的诊断主要依据上述临床特征及细菌检查阳性（取结节损害在玻片上压碎，加 10%氢氧化钾液，在高倍镜下可见短而细的棒状杆菌。若进行细菌培养则有细菌菌落生长，进一步可作细菌鉴定）。

（二）治疗

保持局部清洁干燥，内衣裤应煮沸消毒。刮除腋毛和/或阴毛。局部外涂红霉素或克林霉素等抗细菌药物软膏。严重者可口服红霉素等抗细菌药物。

第三节　病毒感染性疾病

病毒（virus）是一种体积最小的非细胞形态的微生物，广泛存在于自然界中。病毒主要由核酸和蛋白衣壳两部分组成，核酸为病毒体的核心，由脱氧核糖核酸（DNA）或核糖核酸（RNA）组成，根据其核酸的组成不同将病毒又分为 DNA 病毒和 RNA 病毒两大类。

与真菌和细菌感染一样，病毒感染是引起人类疾病的重要病因之一。病毒性皮肤黏膜疾病是指由病毒感染所引起的皮肤与黏膜的病变，其病毒大多为 DNA 病毒，少数为 RNA 病毒。由病毒感染所致的皮肤黏膜病变可以是局限性的，病变限于皮肤和/或黏膜某一部位，也可以是全身性的，病变累及全身皮肤和/或黏膜，并可出现相应的其他症状，严重者可危及患者生命。

病毒性皮肤黏膜疾病的传染途径主要是通过呼吸道和直接与病变或病原体接触而感染，有些疾病则可通过接触患者用过的物品而间接传染如人乳头瘤病毒（human papilloma virus, HPV）感染引起的疣类疾病，或通过输血或血液制品传染如由人类免疫缺陷病毒（human immunodeficiency virus, HIV）感染引起的艾滋病，或母婴传染如 HIV 等。人能否感染病毒性皮肤黏膜疾病除了有病毒的传染源外，病毒的毒力和机体的免疫力在绝大多数个体中起着十分重要的作用，若病毒毒力强则易被感染，否则不易被感染；若机体免疫力下降如有某些慢性消耗性疾病如糖尿病、结核病、红系统性斑狼疮、器官移植者、白血病、恶性肿瘤以及长期应用糖皮质激素等免疫抑制剂者则易感染；艾滋病患者易患带状疱疹与单纯疱疹。此外，某些个体可能存在有对某种病毒的易感性增强，而对某种病毒免疫力强而不易被感染等。

人感染病毒后可以表现有临床症状称为显性感染，也可以不表现出临床症状，称为隐性感染。这种现象很大程度上取决于患者或被感染者的免疫力强弱及病毒的毒力强弱，如患者免疫力强，病毒毒力弱则多表现为隐性感染；反之，如患者免疫力弱，病毒毒力强则多表现为显性感染,此常见于 HPV 或 HIV 等病毒感染中。

有关病毒性皮肤黏膜疾病的诊断与治疗主要根据病种。就诊断而言,多以临床表现为主要依据,疱疹病毒感染性疾病可取疱液涂片细胞学检查等辅助诊断,疣类病变则可通过组织病理学检查,而有的感染如 HIV 则主要通过血液学检查确诊。就治疗而言,除 HIV 外,大多数病毒性皮肤黏膜疾病是自限性病程,因此,其治疗是对症性的,治疗的主要目的是缩短病程,减轻症状,避免其他并发症的发生等。

鉴于病毒性皮肤黏膜疾病感染的主要途径不同,本节就多数病毒性皮肤黏膜疾病分别介绍,而少数疾病如疣类疾病中的尖锐湿疣以及生殖器疱疹和艾滋病将在性传播疾病中介绍。

一、单纯疱疹

单纯疱疹是由单纯疱疹病毒(herpes simplex virus,HSV)感染引起的一种局限性皮肤与黏膜的疾病。

HSV 是一种 DNA 病毒,有Ⅰ型和Ⅱ型之分,分别称为 HSV-1 和 HSV-2。该病毒生物学特性是繁殖快、溶解细胞、在感觉神经节中潜伏。通常 HSV-1 感染引起腰部以上部位病变,主要在头面部;而 HSV-2 感染则引起腰部以下部位病变,主要在外生殖器与肛门。目前研究发现 HSV-1 和 HSV-2 感染部位可交叉,即 HSV-1 也可感染腰部以下部位,HSV-2 也可感染腰部以上部位,HSV-1 和 HSV-2 也可同时感染某一部位。通常,将由 HSV 感染腰部以上部位而引起的病变称为单纯疱疹,由 HSV 感染腰部以下部位如外生殖器和肛门等处而引起的病变则称为生殖器疱疹。

人是 HSV 唯一的自然宿主,传染源是急性期患者及慢性带病毒者。HSV 主要通过呼吸道黏膜或与患病者病变直接接触传染,少数可通过患者用过的物品如牙刷、食具病变等间接传染,患病孕妇也可导致胎儿宫内感染。机体免疫力下降以及发热、受凉、过度疲劳、环境与气候变化、创伤、情绪激动、紫外线照射、胃肠功能紊乱、妇女经期与妊娠等是主要的诱发或激惹因素。由于 HSV 可长期潜伏于体内,故可反复发作。

(一)诊断

单纯疱疹可发生于任何年龄男女性,以中青年及儿童多见。初发性疱疹潜伏期为 2~12天,平均为 6 天。发疹前多有高热、受凉和疲劳等诱因。病变好发于皮肤与黏膜交界处,如口角、唇缘和/或鼻孔处,也可发生于颧颊部、眼部、耳部、臀部、口腔或咽部等部位。损害多为单发,极少数可多发。最初损害为小片红斑,迅速肿胀并起单个或多个水疱,疱壁较厚或较薄,疱液清,继发细菌感染时可发展成脓疱。皮肤黏膜交界处因摩擦破溃呈现轻度糜烂面,随后干燥结痂,脱痂而愈。自觉症状有灼热感、瘙痒或刺痛感,可先于红斑或与红斑等损害同时发生。患者大多数无全身症状,但若病情严重或继发细菌感染时可有发热、头痛及乏力等症状出现,近位淋巴结可肿大并疼痛。单纯疱疹的自限性病程为 7~14 天,损害愈后多不留瘢痕,然有极少数发生于面颊部者愈后可遗留色素沉着或轻度萎缩性瘢痕。此外,单纯疱疹可反复发作,称之为复发性单纯疱疹。

在临床上,根据单纯疱疹的表现特征与发生部位又将其分为以下多种类型:

1. 原发性单纯疱疹与复发性单纯疱疹　原发性单纯疱疹为初次发病,复发性单纯疱疹为损害在同一部位反复发作。

2. 皮肤单纯疱疹　多见于成人原发性单纯疱疹或复发性单纯疱疹。病变可发生于身体任何部位,尤其好发于皮肤与黏膜交界处,其次为面颊部。

3.口腔单纯疱疹 又称之为疱疹性龈口炎。病变发生于口腔黏膜、舌、齿龈与咽部(疱疹性咽炎),甚至可延伸至食管。患者局部疼痛明显、拒食、流涎,可伴有发热、颌下和/或颈部淋巴结肿大。

4.疱疹性角膜结膜炎 又称为眼疱疹。病变发生于眼角膜与结膜。开始为角膜与结膜充血肿胀,水疱很快破溃形成浅溃疡。有畏光、流泪。病变进一步发展可引起角膜穿孔,也可因反复发作导致瘢痕,造成永久性视力损害,甚至失明。

5.接种性单纯疱疹 病变发生无特定部位,主要局限于接种部位,即单纯疱疹病毒直接接种于损伤或正常皮肤所致。通常在接种5～7天后,局部起丘疹、水疱,可发生脓疱。近位淋巴结可肿大、疼痛。可有发热等全身不适。通常牙科医护人员及麻醉医师接触口腔单纯疱疹者易发生手指接种性疱疹,表现为局部红肿明显,水疱壁厚,易融合成蜂窝状或形成大疱,疼痛明显,此又称为疱疹性瘭疽。

6.播散性单纯疱疹 少见。多见于几个月及3岁左右儿童,也可发生于患者有营养不良或淋巴瘤等疾病、严重烧伤及使用免疫抑制剂者。因局限性单纯疱疹病情加重并播散到全身皮肤与黏膜。损害为广泛性水疱,可呈脐窝状。患儿全身情况极差,可因病毒血症引起高热、惊厥,严重者可死亡。也可因发生疱疹性脑炎或疱疹性肝炎等而致死。

7.新生儿单纯疱疹 因患儿母亲有生殖器疱疹,大多数是胎儿出生时经产道而感染,或在母亲妊娠期感染疱疹后,病毒经宫颈进入宫腔导致宫内感染。多数于出生后5～7天发病,病变可局限于某处皮肤与黏膜或眼结膜,也可呈播散性。患儿有高热、黄疸与肝脾肿大等,严重者可因波及中枢神经系统等器官而致死。此外。孕妇宫内感染的胎儿可早产,或出生时呈各种形式的先天畸形,或出生后身体智力发育障碍,即所谓"TORCH"综合征。

TORCH 源于 toxoplasmosis(T,即弓形虫病)、other viruses(O,即其他病毒)、rubella virus(R,即风疹病毒)、cytomegalovirus(C,即巨细胞病毒)、herpes simplex viruses(H,即单纯疱疹病毒),因为这些病毒感染均可经宫内感染导致类似的危害。

8.疱疹性湿疹 有称之为湿疹样单纯疱疹。该病变通常是在原有皮炎或湿疹的基础上,合并 HSV 感染后发病。损害主要为水疱,并有糜烂、渗出与结痂。此外,原有皮炎或湿疹病变加重,严重者可继发细菌感染,或病毒进入血液循环播散。

9.单纯疱疹性脑炎 无论初发还是复发性单纯疱疹均可导致脑炎,感染多来源于 HSV 经鼻咽部沿嗅神经直接侵入脑部所致,也可经血液循环,由病毒血症所致。病毒主要累及颞叶和脑干,以颞叶为重,常形成出血性坏死灶,可先损害一侧,再延及对侧,并波及脑膜。患者表现有畏寒、发热、头痛、恶心、呕吐、谵妄、惊厥、昏迷等。单纯疱疹性脑炎在发病后2周内约有 2/3 死亡,幸存者亦常留有不同程度的后遗症。

单纯疱疹的诊断主要依据群集水疱等临床特征,必要时借助于病变的细胞学检查、PCR检查、病毒培养及组织病理学检查以确诊。HSV 的血清学抗体检查阳性不可作为单纯疱疹的诊断依据。HSV 血清学抗体检查阳性者只能说明患者曾感染过 HSV,该检查仅用于病毒分型或流行病学调查。单纯疱疹需与带状疱疹鉴别。

(二)治疗

1.一般治疗 由于单纯疱疹是一种自限性疾病,病程约7～14天,故治疗的目的是缩短病程、减轻症状、预防细菌感染与并发症和减少复发。

发病时患者应注意休息,严重者应卧床休息。加强营养,避免辛辣等刺激性食物。损害避免热敷等。同时应积极防治诱发或激惹因素。患者应与易感人群实行必要的隔离,避免与湿疹患者接触。

2.内用药物治疗

(1)抗病毒药物:抗病毒药物是治疗本病的主要药物,可选择一下药物:

①利巴韦林:口服:成人每次 300mg,每日 3 次,连续 7 日;6 岁以上儿童 10mg/(kg·d),分 4 次口服,疗程 7~10 日,6 岁以下儿童剂量未定。静脉滴注:成人每日 500~100mg,分 2 次加入生理盐水或 5％葡萄糖液中(药物稀释浓度为 20mg/mL)静脉滴注,每次滴注时间为 20min 以上,连续 3~7 日;儿童 10~15mg/(kg·d),分 2 次给药,稀释法、滴注时间与成人相同。利巴韦林是一种广谱抗病毒药,其作用机制尚未完全明确,可能的机制是药物进入被感染的细胞后迅速磷酸化,其磷酸化产物作为病毒合成酶的竞争性抑制剂,抑制肌苷单磷酸脱氢酶等,从而使细胞内鸟苷三磷酸减少,影响病毒蛋白质合成。

②阿昔洛韦(无环鸟苷):成人口服:普通片剂,每次 200mg,每日 5 次,共 5~10 日;或每次 400mg,每日 3 次,共 5 日。儿童口服:2 岁以下儿童剂量尚未确立,2 岁以上儿童按每次 20mg/kg,每日 4 次,共 5 日;体重 40kg 以上者同成人剂量。静脉滴注:成人每次 5~10mg/kg 用注射用水稀释后加入生理盐水或 5％葡萄糖液 100mL~200mL 中(药物浓度不超过 7g/L),在 1 小时以上匀速滴入,每 8 小时 1 次,连续 5~10 日(每日最大剂量为 30mg/kg)。儿童最大剂量为每 8 小时按体表面积给予 500mg/m²。阿昔洛韦是一种合成的核苷酸类抗病毒药,在组织培养中对 HSV 具有高度的选择性抑制作用,该药进入被 HSV 感染的细胞后,与病毒编码的特异性胸苷激酶结合,迅速转化为无环鸟苷单磷酸,再通过细胞鸟苷激酶的作用转化为无环鸟苷二磷酸,又经其他细胞酶转化为无环鸟苷三磷酸而与鸟苷三磷酸竞争,干扰单纯疱疹病毒 DNA 聚合酶,从而抑制病毒 DNA 的合成。该药对 HSV-1 的活性优于阿糖腺苷,对 HSV-2 也有抑制作用。

③伐昔洛韦:成人每次 300~500mg,每日 2 次口服,连用 5~7 日;2 岁以上儿童可参照成人剂量减量应用。伐昔洛韦是阿昔洛韦的 L-缬氨酸酯,口服后在体内很快转化为阿昔洛韦,其作用机制同阿昔洛韦。该药阿昔洛韦的血药浓度比口服阿昔洛韦的血药浓度要高 3~5 倍,生物利用度为 65％,明显高于阿昔洛韦,故疗效较阿昔洛韦强,该药对 HSV-1 和 HSV-2 的抑制作用强,对水痘带状疱疹病毒、EB 病毒及 CMV 的抑制作用较弱。

④更昔洛韦:成人每次 5mg/kg 用注射用水 10mL 稀释后加入生理盐水或 5％葡萄糖液 100mL 中(药物浓度不超过 10mg/mL),静脉滴注(每次滴注时间为 1 小时以上),每日 1 次,连续~7 日;或 0.3~0.5g,每日 1~2 次口服,连用 5~7 日。更昔洛韦是一种核苷类抗病毒药,是鸟嘌呤核苷衍生物,与阿昔洛韦是同系物,其抗病毒作用较阿昔洛韦更强,尤其对艾滋病患者 CMV 有强大的抑制作用。该药的作用机制是其进入细胞后迅速被磷酸化形成单磷酸化物,然后经细胞激酶的作用转化为三磷酸化合物,可竞争性抑制 DNA 多聚酶,并掺与病毒及宿主细胞的 DNA 中,从而抑制 DNA 合成,该药口服吸收差。

⑤阿糖腺苷:主要用于播散性单纯疱疹、单纯疱疹性脑炎、新生儿单纯疱疹。用法为 15mg/(kg·d),加入 5％葡萄糖液 1000~1500mL 中(药物浓度应小于 700mg/L),缓慢静脉滴注,时间应超过 2 小时为宜,每日 1 次,连续 10~14 日。阿糖腺苷是一种嘌呤核苷抗病毒药,其抗病毒的确切机制尚未完全明了,主要与阻断病毒 DNA 合成、抑制病毒的复制有关,而

且该药的抗病毒作用部分取决于宿主的免疫功能。阿糖腺苷的不良反应与用药剂量面正比。消化系统有恶心、呕吐、腹痛、腹泻、便秘、食欲减退、肝功能异常；中枢神经系统偶见震颤、眩晕、幻觉、共济失调、癫痫发作、头痛、意识模糊、血液系统有血细胞减少；其他可引起低血钾、皮疹、皮肤瘙痒，注射部位疼痛及血栓性静脉炎、发热、乏力。动物实验表明该药有致畸作用，可致突变，导致肝、肾、甲状腺与小肠等肿瘤。阿糖腺苷的禁忌证有对本药过敏者、孕妇与哺乳期妇女。慎用于肝肾功能不全等。由于阿糖腺苷的不良反应与潜在致肿瘤的风险，有些国家如美国已禁用该药的注射制剂，仅给予眼膏剂，用于眼部疱疹。

（2）免疫增强剂：对重症单纯疱疹可选用胸腺肽、转移因子、人丙种球蛋白或人免疫球蛋白。对复发性单纯疱疹除早期用抗病毒药外，可用左旋咪唑每次 50mg，每日 3 次，连服 3 天，停 11 天，持续 3～4 个月以上；也可用卡介菌多糖核酸制剂如斯奇康 1mL，肌内注射，或干扰素 100 万～300 万 U，肌内注射，每周 2～3 次，连续 3 个月或更长疗程。

（3）其他：对继发有细菌感染者应选用抗细菌药物口服或注射。全身性感染者应相应对症支持治疗。损害疼痛明显者可口服肠溶阿司匹林等。

3.局部治疗　对病情较轻者可仅采用局部对症性治疗。红肿明显者用生理盐水或 3% 硼酸溶液冷湿敷，其他可用红霉素软膏、莫匹罗星（百多邦）软膏或阿昔洛韦软膏等外涂，每日 2～3 次。单纯疱疹性角膜结膜炎可用 3% 阿糖腺苷眼膏或 0.1% 碘苷滴眼液点眼。

二、带状疱疹

带状疱疹，有称之为"蜘蛛疮""串腰龙""缠腰火丹"，是由水痘－带状疱疹病毒（varicella－zoster virus，VZV）感染引起的一种急性疱疹性皮肤病。

VZV 是一种 DNA 病毒，主要存在于患者的病变黏膜及皮肤组织、疱疹液及血液中。VZV 进入机体后繁殖快，溶解细胞，并在感觉神经节中潜伏，经一定潜伏期后发病。现症患者是唯一的传染源。人类对 VZV 有普遍易感性，通过患者的口鼻飞沫经空气传播，也可直接接触患者疱液而传播。通常人感染 VZV 后引发水痘（见后），但有些感染者因抵抗力强等可无表现，病毒可长期潜伏于某一感觉神经节中，在生命中的某一时期，因疾病、精神紧张、疲劳、使用免疫抑制剂、皮肤损伤等因素引起全身性和/或局部免疫力下降时则潜伏病毒被激活增殖，并沿感觉神经纤维传播到皮肤与黏膜而发病。

（一）诊断

带状疱疹可发生于任何年龄，但多见于成年人，儿童少见。男女性患病率无太大差别。本病潜伏期数年至数十年，可有或无水痘病史。病变常发生于头部、躯干或四肢某一单侧感觉神经节分布区，极少超过中线，好发于胸背部或腰腹部。发病初期患者可有乏力等不适，局部皮肤感觉异常、麻木感、灼热感、针刺痛、蚁爬感、痛觉敏感或疼痛等先驱症状，部分有发热和头痛等，随后出现皮疹。皮疹可于先驱症状之前、之后或同时发生，有的可无明显先驱症状，有的先驱症状如疼痛剧烈且持续时间可长达 1～2 周，随着皮疹的出现，疼痛更为明显。但也有极个别患者，尤其是青年患者可仅为轻度瘙痒。原发损害为红色丘疹、丘疱疹、厚壁水疱，严重者见有血疱。继发细菌感染时见有脓疱。损害呈群集性，可一群或多群散在或密集分布排列成"带状"。损害处可见轻度到明显红肿。继发细菌感染者可有近位淋巴结肿大并发热等全身症状。经数日后疱等损害减退结痂脱落而愈。然少数严重者损害可破溃、糜烂、溃疡并继发细菌感染而有明显渗液或脓液，愈后多留有瘢痕和/或色素沉着。

在临床上,由于患者免疫力不同及病毒侵入感觉神经节的部位不同等尚表现有以下一些特殊类型与特殊部位带状疱疹。

1.无疹型带状疱疹 多因患者免疫力强,病毒不足以引起皮肤损害,常只出现某一单侧肢体局限性疼痛,而无皮疹发生。

2.不全型或顿挫型带状疱疹 患者免疫力较强,仅出现红斑或少量丘疹,不发生典型水疱。

3.眼带状疱疹 多见于老年人。受累部位为三叉神经第一支或第二支。病变发生于患者一侧眼睑、额部或头顶部。损害为水疱及红肿等炎症反应明显,疼痛剧烈。病变可波及眼角结膜和眼球各部,可形成溃疡性角膜炎,严重者最终可因瘢痕导致失明。

4.耳带状疱疹 由病毒侵犯听神经所致。病变主要在外耳道、耳廓,可波及鼓膜。伴有耳及乳突部疼痛。可引起内耳功能障碍如耳鸣、听力障碍、眩晕、恶心、呕吐、眼球震颤与味觉障碍等。若膝状神经节被侵犯,面神经的运动和感觉纤维受累可出现面瘫。

耳部疱疹、耳痛和面瘫三联症状称为耳部疱疹、耳痛和面瘫三联征,或膝状神经节综合征,或 Hunt 综合征(Hunt syndrome)或 Ramsay Hunt 综合征(Ramsay Hunt syndrome)。有学者将该综合征分为 4 型:Ⅰ型表现出全部神经症状或单纯耳带状疱疹的皮肤症状;Ⅱ型表现为皮肤病变伴面神经性麻痹;Ⅲ型表现为皮肤病变伴面神经麻痹及听觉障碍;Ⅳ型表现为皮肤病变伴面神经麻痹及眩晕、恶心、耳鸣、耳聋等梅尼埃病。

5.大疱性带状疱疹 多见于老年人与免疫功能明显低下者如恶性肿瘤并长期使用化疗等药物治疗者。损害主要为大疱,易破溃、坏死、形成溃疡,并易继发细菌感染等。

6.血疱性带状疱疹 多见于老年人与功能低下者。损害为血疱,局部红肿等炎症明显,易坏死形成溃疡或继发细菌感染。愈后易遗留瘢痕。

7.坏疽性带状疱疹 多见于老年人或营养不良患者,患者免疫力极低。损害中央坏死,形成黑色结痂并可继发细菌感染。愈后留有瘢痕。

8.泛发性带状疱疹 泛发性带状疱疹,又称为播散带状疱疹。多见于免疫功能极低者。常见于 HIV 感染或艾滋病患者、淋巴瘤等恶性肿瘤或长期大量应用免疫抑制剂者。病毒可通过血液循环播散。表现为全身泛发水疱或水痘样损害,并有高热等全身症状。病情严重可导致死亡。

9.内脏器官带状疱疹 病毒可经脊髓神经前、后根向上进入中枢神经系统引起脑膜炎。表现有头痛、呕吐、惊厥等。病毒也可经脊髓后根神经节进入交感神经与副交感神经的内脏神经纤维,引起胃肠道及泌尿系统症状等。

10.带状疱疹神经痛 神经痛是带状疱疹主要症状之一,也可是患者最严重的症状。前已述及带状疱疹的疼痛可发生于带状疱疹损害发生之前、之后,也可与损害同时发生。其疼痛的性质可为顿痛、刺痛、跳痛、烧灼痛、牵拉痛、撕裂痛、刀切割痛或绞痛,与病情严重程度及患者对疼痛的敏感性有关。疼痛多见于老年患者,年龄越大疼痛越明显,常剧烈难忍,不能入睡。有些患者可因剧痛欲跳楼自杀以解除其痛苦。带状疱疹的疼痛症状多数随皮疹消退而停止,但仍有少数患者即便是皮损完全消退后其疼痛仍持续不减,可达数月甚至数年到 10 余年,称为带状疱疹后遗神经痛(post-herpetic neuralgia)。带状疱疹后遗神经痛的原因主要是病变严重发生溃疡等致神经组织损伤后修复过程较慢所致。但损害消退后形成的瘢痕组织挛缩等也是疼痛持续长久的重要原因。作者见到一例腰腹部带状疱疹患者,其损害消退后剧烈疼痛持续半年,经切除腰腹部交感神经节后疼痛仍不减轻。

带状疱疹的诊断主要依据病变发生于单侧肢体、损害为群集水疱等与自觉症状为疼痛。

本病应与单纯疱疹和生殖器疱疹鉴别。对于无皮肤损害仅有局部疼痛的患者,应注意与相应部位内脏疾病鉴别如三叉神经痛、肺部疾病、冠心病等心脏疾病、肝、脾、胆囊、胃肠、胰腺与肾脏等疾病鉴别。在临床上有较多的带状疱疹,在无皮肤病变发生时,因带状疱疹的疼痛而误诊为冠心病、肝炎、胆囊炎、胆结石、肾结石、胃溃疡等疾病者。

作者的经验是若遇有某一单侧局限性肢体疼痛,在无外伤和相关检查排除该部位内脏疾病者应考虑为无疹型带状疱疹,一旦疼痛部位出现损害则可确诊。

(二)治疗

由于带状疱疹是一自限性疾病,整个病程约 2～4 周,故本病治疗目的是缩短病程、减轻症状、预防细菌感染等并发症。带状疱疹愈后一般可获得终身免疫,偶有复发,多见于机体免疫功能严重低下如艾滋病患者。

1.一般治疗　患者应适当休息,严重者应卧床休息。加强营养,提高免疫力。避免辛辣与酒类等刺激性食物。避免热敷损害或热水肥皂烫洗,避免摩擦或抓破或挑破损害以防继发细菌感染。尽管带状疱疹无传染性、也不必隔离,但易感儿童或孕妇接触患者病损后可感染 VZV 而发生水痘,故带状疱疹患者应避免与易感人群或孕妇与其直接接触。

2.内用药物治疗　以抗病毒、止痛和消炎为原则。为预防带状疱疹后遗神经痛等并发症所有的治疗均应及早使用。

(1)抗病毒药物:可选用:①阿昔洛韦:成人口服普通片剂每次 400～800mg,每日 5 次,共 7～10 日。缓释片剂每次 400mg,每日 3 次(每 8 小时 1 次),共 5～10 日。其他用法与用量等见单纯疱疹治疗中。②伐昔洛韦:国内用法与用量等见单纯疱疹治疗中。国外成人每次 1000mg,口服,每日 3 次,共服 7 天。③其他可选用利巴韦林、泛昔洛韦或更昔洛韦等,其用法与用量等见单纯疱疹治疗中。抗病毒药物应用应尽可能早,在发病 48 小时以内应用疗效最好。

(2)干扰素:对严重病例,在应用抗病毒药物的同时可加用干扰素-α 100 万～300 万 U,肌内注射,每日或隔日 1 次,连用 7～10 次。该药有抗病毒及调节免疫双重作用。干扰素可缩短病程和减少后遗神经痛的发生。对泛发性带状疱疹、肿瘤患者并发带状疱疹应及早应用干扰素治疗。

(3)止痛药:疼痛明显时可选用:①消炎痛 25mg,每日 2～次。②阿司匹林 300～600mg,每日 3 次,必要时每 4 小时 1 次,但 24 小时内不超过 2000mg,缓释片为每次 150～225mg,每日 3 次。③布洛芬 200～400mg,每 4～6 小时 1 次,每日最大剂量不宜超过 2.4g。

(4)维生素类药:对改善或缓解神经炎与神经疼痛有一定帮助。可用维生素 B_1,每次 10～20mg,每日 3 次口服,或 100mg 肌内注射,每日 1 次,连续 10～14 日;维生素 B_{12},250～500μg 肌内注射,每日 1 次,连续 10～14 日。

(5)免疫增强剂:以提高患者免疫功能,增强抗病毒能力,可选用胸腺肽、转移因子或丙种球蛋白等,也可输新鲜血浆。

(6)抗细菌药物:对伴有或继发细菌感染及有发热等全身症状者,应加用抗细菌药物治疗。可选用青霉素类、头孢菌素类及大环内酯类等抗细菌药物口服或注射。

(7)糖皮质激素:带状疱疹用糖皮质激素治疗一直存在争议。因带状疱疹属病毒感染性疾病,且在机体抵抗力或免疫力下降时发病,此时用免疫抑制剂糖皮质激素可能使患者免疫力更为低下,导致带状疱疹病情加重,并可诱发内脏带状疱疹或泛发性带状疱疹,故不主张使用糖皮质激素。但在临床上确有许多病例因病情严重、局部红肿等炎症明显,以至继发溃疡,后期导致瘢痕而增加带状疱疹后遗神经痛发生的机会,给患者造成痛苦,故有学者主张适量应用糖皮质激素以抑制炎症反应过程,减少炎症后瘢痕形成并缓解疼痛等。

作者建议使用糖皮质激素的原则应是:①无糖皮质激素禁忌证如糖尿病、高血压、胃肠溃疡病、结核病、严重细菌性与真菌性感染及骨质疏松等。②严重病情如皮损面积大、红肿等炎症症状明显、血疱性带状疱疹、坏疽性带状疱疹、泛发性带状疱疹、耳带状疱疹或眼带状疱疹等。③早期应用,尽可能在发病后 3～5 天之内应用,否则疗效差。④小剂量短疗程。可选泼的松 10mg,每日 3 次口服;或地塞米松注射液 5mg,维生素 C 2～3g 加入 5% 葡萄糖液 500mL 中静脉滴注,每日 1 次,连续 5～10 日。然后,可根据病情逐渐减糖皮质激素剂量至停用。

3. 局部治疗　以消炎、收敛、干燥、预防继发细菌感染为原则。一般无须处理,若损害炎症明显、疼痛部位特殊以及疼痛明显时可用以下方法:

(1)药物:红肿明显时用炉甘石洗剂外涂或生理盐水或 3% 硼酸溶液冷湿敷。有糜烂、溃疡并渗液明显时用生理盐水或 3% 硼酸溶液湿敷。伴有脓液时用生理盐水 500mL 加入庆大霉素注射液 40 万 U 混合后湿敷,干燥后包氧化锌糊剂或外涂抗细菌药物软膏。眼病变除按上述用药外,应用 0.1% 碘苷滴眼液等抗病毒眼药水或眼膏滴(点)眼,每日数次;有疱疹性角膜炎和虹膜睫状体炎时还应加用 0.1% 地塞米松滴眼液滴眼或氢化可的松眼膏点眼,每日数次;也可用干扰素滴眼液滴眼,每日数次。

此外,有经验将阿司匹林 3g 加入凡士林 100g 中,局部外涂治疗带状疱疹神经痛及其他皮肤和肌肉表面疼痛有较好的镇痛作用。也可将阿司匹林加入炉甘石洗剂中局部外涂,每日 1～3 次,可早期用于预防带状疱疹后遗神经痛。

(2)物理疗法:可选用氦氖激光局部照射,每日 1～2 次,每次 15min;或音频电疗法或紫外线照射等,可加速炎症消退、溃疡愈合、减轻疼痛。

4. 带状疱疹后遗神经痛的治疗　前已述及带状疱疹后遗神经痛是带状疱疹患者,尤其是老年带状疱疹患者最常见的并发症之一。其疼痛因人而异。目前,对带状疱疹后遗神经痛尚无特别有效疗法,可选用以下治疗方法。

(1)止痛药物:多塞平(doxepin,多虑平)25mg,每日 2～3 次口服;或盐酸氯米帕明(clomipramine hydrochloride)10～25mg,每日 3 次口服;或卡马西平(carbamazapine,痛可灵),开始时每次 100mg,每日 2 次,饭后立即服药可减少胃肠道反应,第 2 日后隔日增加 100～200mg,直至疼痛缓解,维持量为每日 400～800mg,分次服,每日最大剂量不超过 1200mg;或盐酸曲马多(tramadol hydrochloride),视疼痛程度而定,一般成人中度疼痛单次剂量为 50～100mg 口服,必要时 4～6 小时后可重复使用,每日最大剂量不超过 400mg,连续用药不超过 48 小时,累及剂量不超过 800mg,严重疼痛初次可用 100mg。

(2)维生素类药物:维生素 B_1、维生素 B_{12} 口服或注射,维生素 E 口服。

(3)针灸与理疗:针灸对某些带状疱疹后遗神经痛患者有明显的疗效。

(4)普鲁卡因:普鲁卡因 4～8mg/kg 加入 5% 葡萄糖液或生理盐水 500mL 中缓慢静脉滴注,每日 1 次,可连续 10～15 次。也可用 0.25～1% 普鲁卡因溶液作疼痛部位浸润或环状封闭,每次用量不超过 500mg,注射时可加入浓度为 1∶200000～1∶300000 肾上腺素。

（5）西咪替丁：西咪替丁 200～400mg，每日 3～4 次口服，或每次 200～600mg 加入 5％葡萄糖液 250～500mL 中静脉滴注，每日 1 次（1 日剂量不超过 2g）。

（6）糖皮质激素：有学者以小剂量泼尼松治疗。尽管对少数患者能起到缓解疼痛的作用，但考虑到该药的诸多不良反应，作者建议不常规应用。有学者比较了糖皮质激素与安慰剂治疗带状疱疹后遗神经痛的疗效，结果无明显差别。

（7）复方甘草酸苷：据报道该药对带状疱疹后遗神经痛有一定疗效，用法为每次 50～75mg，每日 3 次口服。

三、水痘

水痘是由水痘－带状疱疹病毒（VZV）感染引起的一种急性疱疹性皮肤病。

该病是一种高度传染性疾病，现症患者是唯一的传染源，主要通过口鼻飞沫经空气传播，也可通过直接接触患者病变或通过输血传播（处于潜伏期的供血者）。此外，新生儿水痘传播途径主要为胎盘垂直传播，也可于出生后呼吸道传播。若母体患水痘的时间与分娩的时间偶有 1 周以上的间隔，新生儿可通过胎盘从母体获得一定的抗体来减轻水痘感染，若间隔时间小于 1 周，则新生儿不能获得足够的抗体而易患水痘，且病情多较严重。若孕妇产前患水痘，最好在皮疹消退后 5 天进行生产，通过延迟分娩来减少娩出无母体抗体的水痘患儿的概率。

水痘好发季节是冬季和春初，流行高峰在 3 月份。当 VZV 侵入上呼吸道等上皮细胞内后进行复制，然后进入血流，到白细胞内复制后大量进入血液循环形成病毒血症，再播散于全身各器官组织引起病变。

（一）诊断

水痘主要发生于儿童，近年青少年发病者也逐渐增多。潜伏期约为 12～21 天，平均为 14 天。胎传新生儿水痘通常出现在生后 10～12 天内，而生后经呼吸道传播的水痘则出现在 12～28 天。发病急，最先出现发热、头痛、肌痛、关节疼痛、全身不适、咳嗽和食欲不振等前驱症状，随后约数小时或 1～2 天出现皮肤病变即水疱。水疱首先发生于躯干或头面部，再波及四肢和手足部，鼻咽、眼、口腔及外阴等部位的黏膜也可发疹。病变以胸背与头面部较多，数目有数十个到数千个不等，单个不融合。水疱初发在一红斑基础上，数小时变为深红色丘疹，随后变为水疱，少数中央呈脐窝状即水痘。水疱疱壁较薄、有的易破，周围红晕明显。疱液初为透明，后变为混浊，继发细菌感染变为脓疱。自觉症状常有瘙痒，也可无明显瘙痒。水痘多分批出现，在第一批损害逐步演变过程中，后续新一批损害出现，故可在同一时间内见有红斑、丘疹、水疱与结痂等损害。随患者机体免疫力增强，损害逐渐减少。损害也常因抓或擦破继发细菌感染，可有近位淋巴结肿大和疼痛。未发生脓疱的损害自疱形成后 2～3 天开始干涸结痂，再经数日后痂脱而愈，不留瘢痕。水痘损害发生时发热等前驱症状可加重，随着损害的消退，发热等全身症状也逐渐消退，整个病程约 2 周。

在临床上有极少数患者因机体免疫力较低，水痘损害较大形成大疱称为大疱性水痘，有的水疱内为血液称为出血性水痘，并可见到皮肤黏膜瘀斑瘀点，甚至发生大片坏死。

此外，重症水痘患者可发生以下并发症：①继发细菌感染：除前述发生脓疱外，还可发生蜂窝织炎、败血症或脓毒血症等。②肺炎：可发生于发病第 1～6 天，轻者无明显症状，重者可表现有高热、咳嗽、胸痛、咯血、呼吸困难及发绀，X 线拍片可见双肺弥漫性结节状阴影，以肺门及肺底部明显。③脑炎：可发生于出疹后 3～8 天，极少数见于出疹前或出疹后 1～2 周，多见于5～7岁男性儿童。起病缓急不一，常见症状为头痛、呕吐及感觉异常或伴有共济失调、眼球震颤、眩晕及语言障碍等症状，严重者可有惊厥、瘫痪、昏睡或昏迷，预后严重，可有5%～25%的患者死亡，愈后可遗留精神异常、智力迟钝及癫痫等后遗症。④其他：可出现血小板减少性紫癜、肝组织灶性坏死、肝肿大、肝功能异常及黄疸、肾炎、间质性心肌炎与心律失常可致猝死。妊娠早期感染水痘可引起胎儿畸形如肢体萎缩、皮肤萎缩与疼痛及小头等，妊娠后期感染水痘可引起胎儿先天性水痘综合征，可出现肠梗阻、白内障、小眼球、脉络膜视网膜炎以及神经系统病变，胎儿常死亡。

水痘的诊断主要依据：①婴幼儿童好发。②发热等全身症状后1～2天分批出现皮肤损害。③损害全身性，呈向心性分布。④损害以水疱为主，有红斑、丘疹、水疱与干涸结痂过程。⑤病史中可有与水痘患者接触史。

水痘应与丘疹水疱性荨麻疹鉴别，伴有感染时应与脓疱疮鉴别。

（二）治疗

水痘是一种自限性疾病，治疗的主要目的是控制病情并缩短病程，预防细菌感染等并发症，尤其是成人水痘或严重者应尽早进行治疗。

1.一般治疗　隔离患者，包括呼吸道隔离和接触隔离。隔离期应自出疹开始到出疹后7天，或损害干涸时为止，通常为15天。患者应卧床休息。保持皮肤、手及口腔卫生。避免摩擦与搔抓损害，避免热水肥皂烫洗，避免辛辣等刺激性食物。

2.内用药物治疗　原则是抗病毒，控制并预防细菌感染等并发症。

（1）抗病毒药物：可选用阿昔洛韦、利巴韦林、伐昔洛韦或更昔洛韦等，用法与疗程见单纯疱疹治疗中。新生儿水痘通常用阿昔洛韦，每次5mg/kg，每8小时1次。

（2）干扰素：可用于重症水痘患者，常用干扰素100万～300万U，肌内注射，每日1次，连续5～10次。该药可快速控制皮肤损害发展，加速病情好转至痊愈。

（3）抗组胺药物：用于有瘙痒症状者，可选扑尔敏4mg，每日2～3次口服，等。

（4）抗细菌药物：对有细菌感染者应加用抗细菌药物治疗，可选用头孢菌素类或阿奇霉素等口服或注射。

（5）丙种球蛋白：对严重病例或新生儿病例应用丙种球蛋白支持治疗。

（6）糖皮质激素：糖皮质激素禁用于水痘治疗，因其可造成水痘的病情加重。但患者因有某种疾病在应用糖皮质激素治疗的过程中发生水痘，则应慎重处理。若糖皮质激素应用的时间不长、剂量不大或该疾病不十分严重，则应立即停用；若糖皮质激素应用时间较长且该疾病十分严重或用量较大，停药后糖皮质激素后会导致其病情加重并危及生命者，则不能骤停，可适当减量应用并加强抗病毒药物等治疗。然而，对水痘所引起的某些严重并发症如肺炎或脑炎等危及生命时，在足量应用抗病毒药物前提下，仍可考虑短疗程加用糖皮质激素治疗。

3.局部治疗　损害无破溃可用炉甘石洗剂外涂，每日数次；有破溃或脓疱时可外涂0.5%活力碘（面部不宜使用）或红霉素等抗细菌药物软膏。

四、水痘样疹

水痘样疹，又称为卡波西（Kaposi）水痘样疹、疱疹性湿疹、疱疹样湿疹、牛痘样湿疹、急性水痘样脓皮病、种痘样湿疹、柯萨奇湿疹，是指在原有皮肤病如湿疹或特应性皮炎等基础上感染单纯疱疹病毒、水痘—带状疱疹病毒、牛痘病毒或柯萨奇病毒而引起的一种皮肤病。机体免疫力以及皮肤的屏障功能受损等参与本病的发病。

有学者认为疱疹性湿疹(eczema herpeticum)和卡波西水痘样疹有所不同。疱疹性湿疹是指在特应性皮炎或其他类型皮炎的基础上感染单纯疱疹病毒所致,而卡波西水痘样疹是指任何皮肤疾病伴有单纯疱疹病毒引起的弥漫性皮肤感染,这些疾病不仅包括特应性皮炎,还包括 Darier 病、落叶性天疱疹以及蕈样肉芽肿等。除单纯疱疹病毒外,牛痘病毒或柯萨奇A16 病毒也可引起 Kaposi 水痘样疹。

（一）诊断

水痘样疹主要发生于 3～5 岁以内的婴幼儿童,也可见于成人。患者有湿疹、特应性皮炎以及脂溢性皮炎或红皮病等疾病,在接种牛痘或与单纯疱疹或柯萨奇 A16 等病毒感染的患者接触后经过 7～14 天潜伏期,在原有皮肤病变上突然出现散在或密集水疱,迅速变为脓疱。疱呈脐窝状,基底较红,周绕以红晕。少见有血疱。水疱等损害也可发生在正常皮肤上。同时,原有皮肤病变加重,伴有高热,体温达 39～40℃,有乏力、嗜睡、全身不适、恶心、呕吐等症状。近位淋巴结可肿大。经 2～3 天后损害可融合成大片,但附近仍有疱疹成批出现。约 1～2 周后疱干涸结痂,脱落后遗留色素沉着或可有浅表性瘢痕,发热等全身症状也随之消退,原有皮肤病变也减轻。水痘样疹绝大部分预后良好。但有少数患者可并发咽炎、扁桃体炎、鼻炎、中耳炎、结膜炎与角膜炎或角膜溃疡、气管炎、胆囊炎或脑炎等。

水痘样疹的诊断主要依据:①患者有湿疹或特应性皮炎等病史。②发病前有种痘或与种痘及单纯疱疹等患者接触史。③突然起病,脐窝状水疱等临床特征。本病应与水痘鉴别。

（二）治疗

1. 一般治疗　患者应适当隔离,卧床休息,多饮水,加强支持治疗,加强皮肤等护理,预防并发症。避免刺激性食物。注意对原发病治疗。

2. 内用药物治疗　应适当选用抗病毒药物,如给予阿昔洛韦等。有继发细菌感染时应加用抗细菌药物治疗。有高热时应冰敷等物理降温或可用退热剂口服。病情较重者可用丙种球蛋白 3～6mL 肌内注射,每周 1～2 次。必要时可少量多次输新鲜血或血浆。

3. 局部治疗　结合原发病变合理选择外用药物,若红肿明显可用生理盐水或 3％硼酸溶液冷湿敷,干燥结痂后外涂红霉素或克林霉素等软膏等。

五、B 病毒病

B 病毒病,又称为猴疱疹病毒病,是由感染 B 病毒的猴抓伤或咬伤后引起的一种皮肤病。

B 病毒与人单纯疱疹病毒相似,在约 60％以上的正常猴能发现该病毒,通过抓伤或咬伤人皮肤而传染给人,有人与人传染的报道。

（一）诊断

皮肤病变发生在被猴抓伤或咬伤后约 1～3 天,局部出现水疱,群集似单纯疱疹损害,常因伤口继发细菌感染而红肿明显。可见有硬结并疼痛,可有发热、头痛、乏力及局部淋巴结肿大等。严重病例可并发脑炎或脑脊髓炎,出现中枢神经系统症状与体征,患者多死于脑炎或脑脊髓炎或呼吸衰竭。

B 病毒病的诊断主要依据有被猴抓伤或咬伤史和局部出现单纯疱疹样损害。

（二）治疗

本病尚无特殊疗法。猴抓伤或咬伤处立即清创冲洗,用碘酊或酒精消毒。肌内注射丙种球蛋白,及早使用阿昔洛韦等抗病毒药物,预防并治疗脑炎等并发症。

六、传染性单核细胞增多症

传染性单核细胞增多症是由 EB 病毒感染所引起的一种急性单核－巨噬细胞系统的增生性疾病。

EB 病毒又称为人疱疹病毒 4 型（HHV－4），是一种双链 DNA 病毒。该病的传染源是病毒携带者与患者,经口密切接触为主要传染途径,也可经飞沫或经输血传播,也可经性接触传播。人感染 EB 病毒后,病毒可在口咽部上皮细胞（包括涎腺上皮细胞）内长期存在,并在上皮细胞内繁殖而释放病毒至唾液内,排毒时间可长达数月。本病的发病机制尚不完全清楚,入侵的病毒进入血液循环导致毒血症,并进一步累及淋巴系统各组织与脏器,最先受累的是 B 淋巴细胞,因其表面具有 EBV 的受体（CD21）病毒使 B 淋巴细胞抗原性改变,继而引起 T 淋巴细胞的强烈反应,直接对抗被 EBV 感染的 B 淋巴细胞,致使其被破坏后释放自身抗原,引起自身抗体产生而发生一系列症状。本病呈世界性分布广泛,多呈散发性,一年四季均可发病,并可在学校等人群中流行。

（一）诊断

本病多见于 15～30 岁女性,以 20 岁以下者为多,35 岁以上患者少见。病情可呈显性或隐性感染。隐性感染通常无明显症状。显性感染潜伏期 5～15 天,多数为 10 天。起病急缓不一,多数患者有头昏、头痛、畏寒、鼻塞、恶心、呕吐、食欲不振与全身不适等前驱症状,其临床表现多种多样,较常见而典型的症状有以下一些。

1. 发热　除极轻症型外,患者均有发热,体温达 38～40℃不等。热型有弛张型、不规则型或稽留型,持续时间可达数日至数周,也有长达 2～4 个月者。在发热时可伴有畏寒或寒战。

2. 淋巴结病变　见于 60％～90％的患者有淋巴结病变,常表现为颈、腋和腹股沟等浅表淋巴结肿大,中等硬度,无粘连,无明显疼痛或压痛,无化脓,可不对称。通常在 3 周之内缓慢消退。除浅表淋巴结肿大外,其他部位如纵隔以及肠系膜淋巴结也可被累及。

3. 咽峡炎　约半数以上病例有咽峡炎,表现为咽、硬腭与软腭、悬雍垂、扁桃体充血、水肿或肿大,可见有出血点、伪膜与溃疡。患者有咽喉疼痛或吞咽困难。

4. 肝脾肿大　约 10％患者有肝肿大,50％患者有脾肿大。多数患者有肝功能异常,少数患者可发生黄疸,严重者可发生脾破裂。

5. 皮肤病变　约 10％患者于发病后 4～6 天有皮肤病变。皮肤病变多见于躯干、面部、上肢和小腿。损害呈多形性如淡红色斑疹、斑丘疹以及猩红热样、结节性红斑或荨麻疹样与麻疹样皮疹。无自觉症状。皮肤病变持续 1 周左右消退。

6. 其他　少数患者有神经系统症状,表现为脑炎、脑膜炎及周围神经炎等。其他可见有肺炎、心肌炎和肾炎,但极少见。

本病实验室检查:①外周血象白细胞总数在病初期可正常,发病后 10～12 天白细胞总数可升高达 $60×10^9/L$,第 3 周恢复正常。但淋巴细胞和单核细胞增多,可出现异常淋巴细胞。异常淋巴细胞可占外周血有核细胞数的 10％～30％,若在 10％以上或绝对值大于 $1×10^9/L$ 时具有重要意义。②嗜异性凝集试验阳性率达 80％～90％。该试验原理是患者血清中常含有属于 IgM 的嗜异性抗体（heterophilic antibody,在体内可持续 2～5 个月）,可与绵羊红细胞或马红细胞凝集,其效价在 1∶80 以上具有诊断价值。若每周测定该抗体,其效价上升 4 倍以上则意义更大。③其他：血清抗 EB 病毒 IgM 抗体阳性，此抗体出现较早，持续 4～8 周；IgG 早期升高，可终身阳性。用牛红细胞溶血试验测定血清中溶血素的效价，滴度在 1：400以上对诊断本病有重大价值。

传染性单核细胞增多症的诊断主要依据上述临床表现、外周血象和嗜异性试验阳性。EB 病毒 IgM 和 IgG 抗体阳性有助于诊断。

本病应与巨细胞病毒病、甲型病毒性肝炎、渗出性扁桃体炎以及急性淋巴细胞性白血病、风疹或伤寒等鉴别。

（二）治疗

传染性单核细胞增多症大多数能在 2 周左右自愈，故治疗多为对症性。

1. 一般治疗　急性期患者应隔离。患者应卧床休息，多饮水。应给予高营养易消化食物。高热时加强护理，进行冰敷等物理降温。要警惕脾破裂发生的可能。

2. 内用药物治疗　抗病毒药可选用阿昔洛韦等。抗细菌药物用于伴有细菌感染时。糖皮质激素用于咽喉部严重水肿性病变及中枢神经系统病变或其他内脏器官病变者。肝功能异常与黄疸者应给予相应治疗。

3. 局部治疗　口腔黏膜炎症性病变可用庆大霉素 40 万 U 加入生理盐水 500mL 中漱口，每日数次；皮肤病变可外涂炉甘石洗剂等。

七、幼儿急疹

幼儿急疹，又称为猝发疹（exanthma subitum），又称为婴儿玫瑰疹（roseola infantum）、第六病（sixth disease），是由人疱疹病毒 6 型（humanherpes virus，HHV－6）感染引起的一种婴幼儿急性发疹性疾病。

HHV－6 是一种嗜淋巴细胞与单核吞噬细胞的 DNA 病毒。有报道人疱疹病毒 7 型（HHV－7）也可能引起本病。本病多见于冬季和春季，传染源为典型患者或感染者，传染途径主要通过呼吸道飞沫传染。病毒从口咽部侵入后很快到达局部淋巴组织，在其内生长繁殖，然后大量进入单核细胞，并随血液循环播散至全身器官组织引起病变。

（一）诊断

本病常发生于 6 个月至 2 岁婴幼儿，6 个月以下婴儿因在胎儿时有来自母体的被动抗体而很少发病。潜伏期为 7～17 天，平均为 10 天。患儿起病急骤，突然发热可高达 40℃以上，呈持续性或昼夜高低波动。发热时患儿精神等全身状况大多良好，少数患儿可出现惊厥、抽搐、恶心与呕吐，以及有轻度咳嗽、流涕与倦怠，可见有耳后或颈部淋巴结肿大，常疑为败血症或脑膜炎。通常高热持续 3～5 天，可长达 9 天后突下降或在 1～3 天内降至正常。在体温下降时或退热后数小时至 1～2 天，出现皮肤病变。皮肤病变可先发生于颈部及躯干上部，很快漫延至余部皮肤，但鼻部、颊部、肘与膝关节下部较少发疹，掌跖部通常不发疹。损害为直径 1～5mm 大小鲜红玫瑰色斑丘疹或斑疹，散在或可融合成片，类似荨麻疹样或猩红热样。无瘙痒等自觉症状。损害于 1 天内出齐，再经 1～2 天后消退，不留痕迹。患儿发热初期外周血白细胞总数可增高，中性粒细胞明显降低，而单核细胞与淋巴细胞明显升高，体温与皮疹消退后则恢复正常。

除上述临床表现外，HHV－6 病毒还可引起以其他脏器感染为主的表现：①婴儿热症：约占 10％左右。患儿有发热而无皮肤损害，可伴有烦躁不安、咳嗽等呼吸道症状、耳痛、呕吐与腹泻等,13%的患者有高热惊厥。②脑炎及其他神经系统疾病:可有神志不清、瘫痪、癫痫、智力障碍等,严重者可发生死亡。③肝炎:主要表现为肝功能异常。

幼儿急疹的诊断主要依据2岁以内发病,突发高热,热退后皮肤出现玫瑰红色斑疹或斑丘疹,无自觉症状,外周血白细胞总数和中性粒细胞开始升高,随后下降,并淋巴细胞和/或单核细胞升高。从血液、唾液、脑脊液中分离出HHV-6病毒或用PCR法检查DNA抗原阳性可确诊,恢复期血清学特异性IgG抗体水平升高有助诊断。

本病应与败血症、脑膜炎、风疹或麻疹等病鉴别。

(二)治疗

幼儿急疹无特殊疗法。该病为自限性病程,大多数患儿预后较好,极少数伴有脑炎、肝炎以及免疫力低下或免疫缺陷者预后较差,可遗留后遗症,甚至死亡。

本病治疗主要为对症性。患者应卧床休息,少活动,多饮水,给予富含营养的易消化饮食,高热时采用冰敷等物理降温,必要时用小量退热剂如阿司匹林等。抗病毒药物治疗本病尚不理想,但有认为更昔洛韦或膦甲酸钠疗效较好。其他应预防并对症治疗其他内脏病变或细菌感染等。

八、麻疹

麻疹是由麻疹病毒感染引起的一种急性传染性皮肤病。

麻疹病毒为RNA病毒。人是麻疹病毒的唯一宿主,患病者以及病毒携带者为传染源。传染途径主要通过飞沫经呼吸道传播,密切与传染源接触者可经污染病毒的手直接传染。易感人群为6个月至5岁小儿及免疫力低下的未患过麻疹、也未接种过麻疹疫苗或曾接种过疫苗而抗体水平已下降者。易感者与麻疹患者接触后90%以上发病。除儿童外,近些年来在20岁左右青少年中发病者增多,且病情较重。患麻疹后的患者绝大多数有持久免疫。麻疹好发于夏初冬末,其发病机制与过程是:病毒侵入鼻咽部和呼吸道其他部位或眼结膜,在上皮细胞内生长增殖,随后进入局部淋巴组织,然后进入白细胞血液循环,导致第一次病毒血症,并将病毒播散在肝脾骨髓及淋巴结等网状内皮组织和其他器官的淋巴组织中,并大量增殖后再次进入血液循环导致第二次病毒血症,从而引起广泛病变。

(一)诊断

麻疹的潜伏期为6~21天,一般为10天,感染严重或经输血感染者可短至6天,曾接种过麻疹疫苗或接受过免疫球蛋白、血清或全血者可长至3~4周。典型麻疹的病程可分为三期,即前驱期、出疹期和恢复期。

1.前驱期 主要表现为上呼吸道和/或眼结膜炎症的呼吸道卡他症状,有发热、流涕、畏光、流泪与咳嗽等。随着病情发展,患者有全身不适、精神不振与食欲减退,眼红肿明显,体温升高可达39~40℃以上,并有头痛与头晕。小儿可有烦躁哭闹或高热惊厥,咳嗽明显。咳嗽多为干咳无痰,声音嘶哑。患者可有恶心、呕吐以及腹泻等胃肠道症状。发病后2~3天,口腔及咽部明显充血,并在第1~2磨牙处的颊黏膜上出现紫色或灰白色或白色小点,直径0.5~1mm大小,周有红晕,称为麻疹黏膜斑,即科氏斑(Koplik spot),为麻疹前驱期的特征性表现,对麻疹有早期诊断价值。该黏膜斑初起只有1个或数个,可增多且可融合,也可见于整个颊黏膜以及口唇内侧牙龈等处,也可偶见于睑结膜。黏膜斑通常持续2~3天或于皮肤损害发生后消退,但也有持续时间较长者。

前驱期一般为 3～5 天,体弱重症者可长至 7～8 天,而曾接种过麻疹疫苗或有被动免疫力者可短至 1 天。

2.出疹期 当呼吸道等卡他症状及发热等达高峰时,约在发热后第 3～4 天开始出现皮肤病变。皮疹先从耳后颈部发际处逐渐延至面部、颈部、胸背部和腰腹部,最后波及四肢及掌跖部。损害为直径 2～5mm 大小斑丘疹,开始为鲜红色,渐变为暗红色,散在和密集分布,部分可融合。皮肤病变无自觉症状。随皮肤病变明显时,高热等全身中毒症状加重。患者有精神萎靡、烦躁不安、咳嗽加重时且有痰、咽部极度充血、眼红肿并分泌物增多(卡他症状)、颈部淋巴结肿大,可有肝脾肿大与肺部病变等,严重者可出现心肺衰竭危及患者的生命。

3.恢复期 当皮肤病变出完全后则按出疹顺序从耳后颈部开始逐渐消退,遗留轻度暂时性棕褐色色素沉着,且可见有少量糠状鳞屑。发热等其他症状也随之消退。若无并发症发生整个病程约 10～14 天。

除上述典型麻疹表现外,在临床上尚可见到某些非典型或重型麻疹。这些非典型或重型麻疹可表现为:潜伏期可延长;前驱期短且不明显;发热与卡他症状等轻或不明显;黏膜斑不出现或不典型;皮肤损害稀疏色淡或皮肤损害可为出血性,表现为瘀斑瘀点,甚至发生内脏出血、呕血、咯血及便血等,称为出血性麻疹;较严重麻疹可并发肺炎、脑炎及心血管功能不全等,可危及患者生命。

麻疹的诊断主要依据:①有与麻疹患者接触的传染病史。②发热以及上呼吸道与眼结膜炎症并卡他症状。③口腔黏膜斑(科氏斑)。④皮肤病变发生特点。⑤出疹期外周血白细胞总数降低。⑥血清麻疹病毒 IgM 抗体增高。

本病应与风疹、幼儿急诊、败血病或麻疹型药物疹等鉴别。

(二)治疗

目前,对麻疹尚无有效抗病毒药物,治疗目的是缓解病情和预防并发症。

1.一般治疗 应隔离患者,时间至少至出疹后 5 天,如并发有肺炎应再延长 5～10 天。不与有呼吸道感染患者接触。患者应卧床休息。保持室内空气新鲜,温度与湿度适宜,能晒到阳光。加强皮肤、眼、鼻与口腔清洁等护理,可用生理盐水清洗或漱口。多饮水。饮食应营养丰富易消化,避免辛辣等刺激性食物。高热时采用冰敷等物理治疗。

2.内用药物治疗 根据病情选择:高热用物理降温无效时可用退热剂阿司匹林等;剧烈咳嗽和烦躁不安者可给予小量鲁米那或异丙嗪或安定等镇静剂;为减轻中毒症状尤其是免疫力低下者可在早期给予丙种球蛋白 1.5～3mL 或 0.1～0.15mL/kg,最大量不超过 6mL,肌内注射,每日 1 次,连用 3 次。维生素 A 有提高免疫力和改善预后作用,可每日口服液 5 万～20万 U。疑有细菌感染时加用抗细菌抗生素;对合并有肺炎、脑炎及心血管功能不全等病情急危者,在抗感染等对症治疗的同时可短程应用糖皮质激素治疗。

3.特殊患者的防治 特殊患者指孕妇、新生儿和免疫力低下者。孕妇患麻疹后病情相对重,易并发肺炎;孕妇患麻疹后尽管不像患风疹易使胎儿发生畸形,但可在妊娠早期引起死胎,后期可发生自然流产、死产或早产;患麻疹的孕妇在分娩前可将病毒经胎盘传给胎儿,可使出生的新生儿发生麻疹;免疫力低下者如肿瘤患者长期应用糖皮质激素等免疫抑制剂者以及营养不良等患者与麻疹患者接触后可能发生麻疹等。这些情况都应尽早使用丙种球蛋白肌内注射预防或治疗。该药的预防剂量为 0.2～0.6mL/kg(总量不超过 15mL/次,1 岁以下婴儿及免疫力低下者剂量应大);治疗剂量为 0.1～0.5mg/kg,每日 1 次,连续 3 次。

九、风疹

风疹是由风疹病毒感染引起的一种急性传染病。

风疹病毒属 RNA 病毒。风疹的传染源是风疹患者,主要通过飞沫经呼吸道传染,其他可通过被污染的奶瓶、奶头或衣被等传染。本病在世界各地均可发生,以冬春两季多见,可在幼儿园、学校和军队中流行。患病后大多数有终生免疫。本病发病机制是当风疹病毒感染人体后,首先在上呼吸道黏膜及颈淋巴结中增殖,随后进入血液循环引起病毒血症,再播散到全身淋巴组织引起淋巴结肿大等病变。目前多认为皮肤病变是由于风疹病毒导致的抗原抗体复合物而引起的真皮浅层的毛细血管炎症所致。

(一)诊断

本病可发生于任何年龄,好发于 5～9 岁儿童,6 个月以下婴儿因有来自母体的被动免疫,故很少患病。风疹的潜伏期为 4～21 天,平均为 18 天。典型风疹的病程可分为前驱期和出疹期。

1. 前驱期　表现有低热或中度发热、头痛、乏力、咳嗽、喷嚏、流涕与咽痛等上呼吸道症状,可有眼结膜充血和食欲减退,偶有呕吐与腹泻等消化道症状以及牙龈肿胀和鼻出血等。部分患者于软腭及咽部可见红色斑或瘀斑,但颊黏膜光滑,无麻疹的科氏斑。前驱期一般为 1～2 天,但可延长到 5～6 天。

2. 出疹期　通常在发热 1～2 天后出现皮疹。病变开始于面部,随后迅速向躯干和四肢发展,而手掌和足底部多无病变。损害为淡红色或粉红色 2～3mm 大小斑疹和/或斑丘疹,散在或密集分布,部分可融合。无瘙痒等自觉症状。皮疹发生的同时,可有全身浅表淋巴结肿大,特别是枕部、耳后与颈部淋巴结肿大明显,有轻度压痛。经 1～2 天后皮疹消退,可有少量鳞屑,体温随之下降至正常,肿大淋巴结消退,其他症状也相继消失。

除上述症状外,风疹患者可有脾肿大,少数患者伴有中耳炎、咽喉炎、支气管炎、关节炎、心肌炎或脑膜炎等。外周血象白细胞总数减少,淋巴细胞增多,并有异形淋巴细胞。有的患者在感染风疹病毒后只表现有发热、咳嗽等上呼吸道症状以及淋巴结肿大疼痛,而不发生皮疹;有的没有任何症状与体征,仅血清学检查风疹病毒抗体阳性,称为隐性感染。有调查发现有皮疹等症状与无皮疹或隐性感染的比例为 1∶6～1∶9。

孕妇感染风疹病毒后,其病毒可在病毒血症阶段随血流经胎盘而感染胎儿,胎儿被感染风疹病毒的机会随孕龄变化:孕龄在第 1 个月感染风疹,胎儿被感染的机会为 10%～50%;在第 2 个月为 10%～30%;第 3 个月为 5%～20%;第 4 个月为 1%～5%;此后的孕龄可能有少数胎儿被感染。胎儿被风疹病毒感染后,其病毒在体内广泛存在,并随胎儿细胞分裂增殖时侵入下一代细胞,且不断增殖传代形成持续的多器官的全身性感染,并由此引起先天性缺陷症状,称为先天性风疹综合征。该综合征表现有胎儿发育迟缓、出生时体重与身长等比正常新生儿低、白内障、小眼畸形、视网膜病、青光眼、虹膜睫状体炎、神经性耳聋、前庭损害、中耳炎、先天性心脏病、心肌坏死、高血压、间质性肺炎、消化道畸形、肝脾肿大、淋巴结肿大、肾小球硬化、血小板减少性紫癜、溶血性贫血、再生障碍性贫血、脑炎、脑积水、脑膜炎、小头畸形和/或智力障碍等,严重者可导致死胎、流产或早产。

风疹的诊断主要依据有风疹接触史、发热、皮肤病变特征和枕后与耳后等浅表淋巴结肿大。必要时通过检测患者血清中风疹特异性 IgM 和 IgG 抗体或分离风疹病毒确诊。

风疹应与幼儿急疹、麻疹、药疹或传染性单核细胞增多症等病鉴别。

(二)治疗

通常,风疹患者病情绝大多数较轻,预后良好,不需要特殊治疗。风疹的治疗主要是对症处理,预防并发症。

1.一般治疗　应隔离风疹患者,通常应隔离至出疹后5天。患者应卧床休息。多饮水。饮食应富含营养易消化的流质或半流质,避免辛辣等刺激性食物。出疹期避免热水肥皂烫洗皮肤。有高热时可采用冰敷等物理降温。

2.内用药物治疗　可选择利巴韦林或干扰素等抗病毒药物治疗有助于减轻病情。高热不退者可用小剂量阿司匹林等退热药。有咳嗽及咽喉肿痛时可适当给予抗细菌药物治疗。

3.特殊情况处理　孕妇,尤其是早期孕妇(孕龄在1～4个月)患风疹者建议终止妊娠,因胎儿感染风疹病毒并导致先天性风疹综合征可能性大。对发生先天性风疹综合征者应根据所发生的畸形或病变不同进行矫正治疗。

十、扁平疣

扁平疣,又称为青年扁平疣,是由人乳头瘤病毒(HPV)感染引起的皮肤病。

HPV是一种DNA病毒,迄今已发现有100余种亚型,不同亚型可引起不同疾病,同一亚型也可引起多种疾病。扁平疣主要由HPV1～5、7、10、27、41型或HPV57型等引起。

本病的传染途径主要通过与患者病变的直接接触或接触被患者污染的物品间接接触传染,也可通过母婴传染或自体接种传染。人体对HPV有普遍易感性,免疫力低下者或长期使用糖皮质激素等免疫抑制剂者易感性增加。本病的发病是HPV侵入宿主皮肤或黏膜上皮细胞后在细胞核内复制并转录形成病毒颗粒后释放,并逐渐感染邻近的细胞,最终导致细胞增生而发生病变。

(一)诊断

本病主要发生于青少年。潜伏期最短3周,最长2年,平均为3～4个月。病变好发于颜面部,其次为手背与前臂,其他可见于颈部、胸部和/或腿部。损害为大头针头大小至绿豆大小或更大的扁平丘疹,呈圆形、椭圆形和/或多角形,散在或密集分布,极少数有融合,但可分出有几个扁平丘疹组成。损害颜色多呈淡褐色或正常皮肤色,极少数可呈黑褐色或淡红色。多数患者无自觉症状,然有少数患者尤其在病变发展时可有瘙痒,常因搔抓导致新发损害沿抓痕发生,并呈线状排列,称为同形反应。扁平疣病程呈慢性经过,可长达数年甚至十余年,有些可自愈,但可反复发生,愈后绝大多数不留痕迹,但有极个别患者遗留色素沉着持久不退。

扁平疣的诊断主要依据病变好发部位与扁平丘疹等临床特征。皮肤CT检查对本病诊断有重要价值。

扁平疣应与汗管瘤等病鉴别。

(二)治疗

目前用于治疗扁平疣的疗法较多,其疗效因人而异。有些患者的病变不经任何治疗也可自愈。

扁平疣的治疗原则是抗病毒与提高身体免疫力。

1.一般治疗　患者应加强营养,避免紧张与疲劳,积极防治免疫性疾病等。

2.内用药物治疗

(1)抗病毒药与免疫增强药物:可选择:①干扰素100万～300万U,肌内注射,每日或隔日1次,连续20～30次以上。该药的作用机制及不良反应等见尖锐湿疣治疗中。②聚肌胞注射液2mg,肌内注射,每周2次。该药是一种内源性干扰素诱导剂,进入机体后通过诱导白细胞产生干扰素而起抗病毒与提高免疫作用。该药不良反应可见有头晕、发热、口干、恶心与乏力等。鉴于目前已有干扰素则已基本不用该药。③胸腺肽注射剂10～40mg,肌内注射,每日1次,或胸腺肽肠溶片5～10mg,每日3次口服。该药通过增强机体细胞免疫功能而起到抗病毒作用。该药的不良反应有发热、荨麻疹与头昏,偶有胸闷,对该药过敏和器官移植者禁用,孕妇及哺乳期妇女慎用。④卡介菌多糖核酸(斯奇康)1mL,肌内注射,隔日1次,连续2～3个月。⑤转移因子2mL(3mg),皮下注射,每周1次,或给予口服剂。⑥左旋咪唑片50mg,每日3次口服,连服3天停11天,连续2～3个月,以提高机体免疫力。⑦甲氰咪胍(西米替丁)0.2g,每日3次口服。该药具有抗病毒及提高机体免疫功能作用,此外,也有用阿昔洛韦0.2g,每日5次口服,连用3～5周,或阿昔洛韦0.25g,用生理盐水10mL溶解后加入复方氯化钠注射液500mL中,静脉滴注,每日1次,连续6～8次。近年也有用复方甘草酸苷或匹多莫德治疗扁平疣者。

(2)其他药物:这类药物治疗本病的作用机制尚不十分清楚。①维胺酯(三蕊)胶囊25～50mg,每日2～3次口服,或异维A酸(13-顺维A酸,泰尔丝)10mg,每日2～3次口服,连用4～6周。有关维甲酸类药的作用、不良反应及禁忌证等见痤疮与银屑病治疗中及第四章相关内容。②乌洛托品0.3～0.6g,每日3次口服,6日为1疗程,可连续用4个疗程。③双嘧达莫50mg,每日3次口服,7日为1疗程。疗效不显著者可增加至每次75mg,平均用药25日。④维生素A15万U(每丸2.5万U),每日3次口服,疗程1～4周。近研究该药具有免疫增强作用。⑤链霉素0.5g,加注射用水2.5mL,每日2次肌内注射,7日为1疗程。⑥异烟肼0.1g,每日3次口服,疗程2周以上。⑦西咪替丁或雷尼替丁(国外资料为大剂量,疗程3～4个月)。⑧锌制剂口服。

3.外用药物治疗 可选用:①0.025%～0.5%维甲酸软膏,每晚薄涂1次。该药可调节局部免疫环境,抑制表皮细胞增生。连续用药若出现红肿或瘙痒时应暂停,连用3～4周无效时停药。②3%酞丁胺霜或3%酞丁胺二甲基亚砜溶液外涂,每日3～4次。③5%5-氟脲嘧啶软膏或1.5%～5%5-氟脲嘧啶溶液外涂,尽可能不涂于正常皮肤上,每日1～2次。该药可抑制病毒DNA合成,抑制细胞增生。该药连续大量应用可引起局部红肿、糜烂,且对部分患者有刺激,用药后可遗留色素沉着,应注意。作者曾用该药水溶液外涂治疗面部扁平疣,嘱患者每日1次(患者每日涂2次),一周后损害全部消退,但整个颜面部呈黑褐色色素沉着,后缓慢消退。④咪喹莫特软膏外涂,每日1次,每次涂药后6～8小时洗去药膏。⑤干扰素溶液(每毫升合100万～300万U)外涂,每日2～3次。⑥平阳霉素3万U,溶于二甲亚砜溶液6mL,加蒸馏水4mL外涂,每日2次(涂药后4～6小时勿用水洗),10日为1疗程。⑦10%硫酸锌溶液或20%氧化锌外涂。扁平疣局部外用药物治疗时应注意避免所用药物浓度过高。用药过程中,一旦出现红肿等反应则应立即停用,并适当处理,以免病变加重,愈后遗留瘢痕等。

近年来,有学者用中国科学院研制、北京派特博恩生物技术开发有限公司生产的纯中药制剂伊尔治疗扁平疣获得较好的疗效。该制剂由大青叶、苦参、金银花、五倍子和醋酸氯已定等组成,对 HPV 有杀灭作用。该制剂使用方法:先用无菌针头将疣体表面轻轻摩擦至粗糙程度(以不出血为度),然后涂伊可尔液,每日 2 次,连续 5~7 天,或至疣体干燥、颜色变深、结痂即可停止涂药,待疣体脱落。若疣体未完全脱落,可重复用药。若疣体较多、面积较大者,可用双层纱布浸透伊可尔 20 倍稀释液(1mL 药液加 20mL 凉开水)湿敷,每日 1 次,每次 5min 左右,连续 1 个月;或至疣体干燥停药待其脱落。该制剂使用安全方便,愈后不留疤痕。使用该制剂时应注意:①眼睛周围的病变应慎用,切勿将药液流入眼睛内。②用药部位如发生严重红肿与刺痛时应暂停用药,外涂沙棘籽油,待症状缓解后继续使用。③用药期间注意防晒,不用劣质或特殊用途化妆品;少吃辛辣与刺激性食物,忌酒。④个别患者疣体脱落后局部皮肤会出现色素沉着,此时应避免摩擦,等待其自行消退。

4.其他疗法 对少数损害顽固者可选用:①冷冻或激光(染料激光)疗法,但应避免过度破坏以免遗留瘢痕。②自体疣埋植疗法:方法是选取较新发的疣体 1 个,消毒并去角质层,植入上臂三角肌下方真皮层,以刺激机体免疫反应达到去除疣的目的。作者不推荐自体疣埋植疗法作为治疗扁平疣的常用方法,主要原因是对患者的损伤较大,如植入部位人为造成的瘢痕等,同时很难保证手术过程中疣体不接触表皮,除非切口较大,否则可造成扁平疣接种而感染,得不偿失。③光动力疗法。

就作者的经验,扁平疣的治疗主要选择干扰素和/或其他免疫增强剂等内用药物治疗,适当辅以刺激性较小的外用药。

十一、寻常疣

寻常疣,俗称瘊子、刺瘊或千日疮,是由 HPV 感染引起的一种病毒性皮肤病。

引起本病的 HPV 亚型为 HPV1、2、4、7、27、29、40 与 HPV54 等,其传染途径、发病和潜伏期与扁平疣相同。

(一)诊断

本病可发生于任何年龄男女性,但多见于青少年与儿童。病变可发生于皮肤任何部位,但好发于手部,也可发生于口角、眼睑及鼻孔等皮肤黏膜交界处,也可见于唇、颊及舌黏膜处。损害多为单发,少数为多发。根据病变发生部位的不同可有不同的名称,如发生于甲周则称为甲周疣,发生于甲下则称为甲下疣,发生于足底则称为跖疣。寻常疣损害初发时为大头针大小光滑半透明扁平圆形或多角形丘疹,逐渐增大成绿豆、黄豆至蚕豆大小或更大。损害表面粗糙不平,呈密集短小棘刺状或乳头瘤样突起,质坚硬,无明显自觉症状。颜色可呈皮色、淡黄色、污黄色或污褐色。损害发生于甲缘时病变可向甲下发展,破坏甲,并将甲掀起,导致甲裂,引起疼痛,也可发生细菌感染导致局部红肿疼痛等。发生于足部的损害常因多汗等潮湿发展迅速。

除上述表现外,有的寻常疣疣体呈丝状突起,长约 1cm 左右,顶部角化。这种损害好发于颈部、眼睑与额部,称为丝状疣;有的疣体外观呈长短不一的多个指状突起,顶端角化,基底较软,好发于头面部与趾间,称之为指状疣。

寻常疣的诊断主要依据损害发生部位与损害特征。

寻常疣应与脂溢性角化病等病鉴别,跖疣应与胼胝或鸡眼鉴别。

(二)治疗

目前用于治疗寻常疣的疗法较多,其疗效因人而异。有些患者的疣不经任何治疗也可自愈。寻常疣的治疗原则是抗病毒与提高身体免疫力。

1. 一般治疗　患者应加强营养,避免紧张与疲劳,积极防治免疫性疾病等。

2. 内用药物治疗　因为寻常疣多数为单发性,故很少选择内用药物治疗。但对顽固性寻常疣或多发性寻常疣或跖疣可联合内用药物治疗。寻常疣治疗所选内用药物与扁平疣相同,主要选择干扰素治疗。对多发性或巨大寻常疣或跖疣,有学者用阿维 A 治疗获得较好疗效。

3. 局部治疗

(1)药物敷涂:可选用:①5% 5-氟脲嘧啶软膏外涂后包敷,每日 1 次,至疣体坏死脱落;也可用 5% 5-氟脲嘧啶液(注射用原液)外涂,每日 2~3 次至疣体坏死脱落。②10%水杨酸软膏外涂后包敷。③10%乳酸软膏外涂后包敷。④30%三氯醋酸外涂。⑤30%冰醋酸外涂。⑥10%甲醛外涂。⑦中药鸦胆子捣烂成糊状外涂后包敷。⑧30%补骨脂酊外涂。⑨斑蝥素软膏外涂。此外,硝酸银、维生素 D 衍生物、地蒽酚、维 A 酸、西多福韦或咪喹莫特等也可选择。以上药物均有明显刺激性或腐蚀性,在应用时应避免伤及正常皮肤组织,包敷时应对周围正常组织进行保护,一旦引起红肿等炎症反应时应停止治疗并适当处理。

除以上外用药外,有资料表明伊可尔治疗寻常疣/跖疣有良好的疗效。该制剂使用方法:用药前用温水将疣体泡软,再用刀片将角质层削至最薄程度,然后将浸湿伊可尔的棉片敷在处理过的疣体上并覆盖塑料膜,随后用胶布固定,每日 1~2 次,连续 3 天,或直至疣体完全脱离,局部皮肤变平、光滑为止。

(2)药物损害内注射:可选用①干扰素 100 万~300 万 U 注入疣体内及其基底部,每 2~3 日 1 次,一般 3~5 次后疣体可缩小或消失,不留瘢痕。对多发性寻常疣可分批注射。②平阳霉素配成 0.05%~0.1%平阳霉素生理盐水或 2%普鲁卡因溶液(或 10mg 平阳霉素加入 1%普鲁卡因 20mL 稀释),根据寻常疣的大小每次于每个损害内注射 0.1~0.5mL,每周 1 次,一般注射 2~3 次,疣体可脱落。该药的作用机制是破坏 DNA 模板,阻止 DNA 的复制,其不良反应可见有过敏性休克等反应,慎用于老年患者等。③博来霉素(争光霉素),使用的浓度是 1U/mL,根据疣体大小,每个疣每次 0.1~0.2mL,注入疣体内使其发白。治疗后疣体逐渐变为黑色焦痂,约 2~3 周脱落,若不完全消退可重复 1 次。该药注射后可引起疼痛,通常持续 24~72 小时。单个注射无明显其他不良反应。④氯丙嗪 25mg 加 1%普鲁卡因 2mL,注入疣体内。⑤聚肌胞注射液与 2%利多卡因 4:1 混合后注射到疣体内,使疣体呈苍白隆起状,每周 2 次,2 周为 1 疗程,必要时可重复 1 疗程。⑥95%乙醇注入疣基底部,使疣体变为苍白时停止注射,未愈者 2 周后再次注射。⑦40%乌洛托品注射液 0.2~0.4mL,注入疣体使其呈灰白色。⑧盐酸异丙嗪 2mL 加 1%普鲁卡因 0.25mL,用 5 号针于疣基底部交叉注射至疣体变白;或异丙嗪 0.15mL 于疣体根部注射,未愈者 1 周后再次注射。

4. 物理治疗　物理治疗可选择:①冷冻疗法。②脉冲染料激光。作者观察用染料激光治疗某些顽固性寻常疣获得较好效果。③CO_2 激光疗法或手术切除疗法:对单个损害尤其是丝状疣可选激光疗法或手术切除疗法等。④光动力疗法。⑤温热疗法:将疣体加热至 40~44℃,每次 30min,连续 3~4 天,作者不推荐常规选择 CO_2 激光或手术切除疗法,原因是:手术复杂;遗留瘢痕;对甲周、甲下、趾/指部疣体不能清除干净,若强行去除病变则损伤较大,易造成细菌感染、伤口愈合困难,甚至可发生骨髓炎等;治疗后复发问题。

此外,有用[90]Sr 敷贴或[32]P 敷贴治疗寻常疣有效;对多发性顽固性寻常疣或跖疣也可用 X 线放射治疗。

就作者的经验,寻常疣若为单发性,首选干扰素损害内注射,多发性者除用干扰素损害内注射外,可联合用干扰素肌内注射和/或其他免疫增强剂口服或注射。若用干扰素治疗有困难时可用伊可尔等外用药物治疗,并联合用斯奇康等免疫增强剂。对顽固性寻常疣或跖疣选物理治疗如染料激光等。作者在 20 世纪 80 年代遇到 1 例双手足部长满寻常疣(跖疣),数以百计。在当时所能应用的疗法均使用过,结果无效。最后用饱和盐水(食用非含碘盐)浸泡,每日 2 次,每次 10~15min,然后用盐水纱布湿敷,连续 1 周后损害缩小,较小的个别损害消退,1 个月后损害全部消退。

十二、鲍恩样丘疹病

鲍恩样丘疹病,曾译为鲍温样丘疹病,是一种在组织病理学上具有鲍恩病样特征的丘疹性疾病。

本病由 HPV16、18、39、42 所致,尤其是 HPV16 与本病关系密切。有关鲍恩样丘疹病的生物学潜能存在争议,有资料显示本病有可能发展呈侵袭性鳞状细胞癌,而多数病例为良性临床经过。鉴于该病近年来逐渐增多,绝大多数发生在性活跃男女性,且发病前多有非婚姻性生活史,发病主要在外生殖器部位,故作者认为性传播可能是其主要传染途径。也有学者认为本病是尖锐湿疣的一种亚型。

(一)诊断

本病常见于 30 岁左右男女性。病变主要发生在外生殖器如男性阴茎、包皮、冠状沟与阴囊,女性大小阴唇与会阴部。其他可发生于肛门周围、阴毛处和/或腹股沟。病变多为单发或多发,常为多发性。损害为直径 0.2~1cm 大小圆形、椭圆形或不规则形扁平或半球状丘疹。个别损害较大,直径可达 2cm,或可融合成较大斑块。颜色多呈黑褐色或黑色,少数呈红褐色或正常皮肤色。表面轻度角化呈疣状或较光滑或可有薄屑。多发性损害可散在或密集分布。病变通常无明显自觉症状,极少数可有轻度瘙痒感。本病病程慢性,部分患者可自行消退,但可复发。

鲍恩样丘疹病的诊断主要依据好发于外生殖器部位的黑褐色或黑色丘疹和组织病理学表现为棘层肥厚、角质形成细胞不典型增生、核大而深染、异形核分裂与基底层色素增加等。

本病应与尖锐湿疣、脂溢性角化病和扁平苔癣等病鉴别。

(二)治疗

一般治疗应加强营养,提高机体免疫力。避免辛辣等刺激性食物,注意局部清洁卫生、保持干燥等。注意预防传染。局部治疗可用 5—氟尿嘧啶软膏或溶液外涂,也可用咪喹莫特或三氟醋酸外涂。其他可选用冷冻、电灼、CO_2 激光、光动力疗法或手术切除等。对复发性病例可先去除病变后,再全身应用干扰素治疗或其他免疫增强剂治疗。也有给予口服维 A 酸治疗者。

十三、疣状表皮发育不良

疣状表皮发育不良有称之为泛发性扁平疣,是一种罕见的皮肤病。

本病可分为遗传型和获得型。遗传型患者多自幼年发病,有的有家族病史,认为是常染色体隐性遗传病;获得型可能继发于机体免疫功能紊乱,也有研究认为由人乳头瘤病毒感染所致,并在其损害细胞的核内包含体中发现该病毒,且能自体接种。鉴于在病变中发现人乳头瘤病毒(主要为 HPV3 或 HPV5),故目前认为是一种病毒感染性皮肤病。

(一)诊断

病变可发生于任何年龄,但多数在幼年发病。病变好发于面部、颈部、躯干部及四肢,对称性密集分布,少数呈全身性。病变也可发生于唇及尿道口。根据损害特征通常将其分为扁平疣型、汗斑样型和点状瘢痕型三型,以扁平疣型常见。

扁平疣型外观为扁平疣,但颜色较扁平疣深。汗斑样型少见,为色素减退或淡红色或淡褐色扁平丘疹,部分可无明显高起,仅轻度角化,外观似汗斑。点状瘢痕型极少见,损害轻度凹陷,角化轻微。损害大多无明显自觉症状,但可见有极少数有瘙痒。

除以上表现外,有极少数损害可发展成寻常疣样,患者常伴有掌跖角化、指甲病变、雀斑样痣及智力低下等,少数损害可发展成基底细胞癌或鳞状细胞癌。

疣状表皮发育不良的诊断主要依据幼年发病和损害常为扁平疣等并泛发。组织病理见表皮过度角化,表皮上部有明显细胞空泡化,细胞核固缩,核变空,呈角化不良外观。

本病应与扁平苔藓和疣状肢端角化症鉴别。

(二)治疗

目前对本病尚无令人满意的治疗方法。由于该病为病毒性疾病,故提醒患者生活中加强营养,提高机体免疫力十分重要。患者应避免日晒。

1.内用药物治疗

(1)维 A 酸类药物:可给予异维 A 酸(泰尔丝、13-顺维 A 酸)10mg,每日 2～3 次口服;或每日 0.5mg/kg,分 2 次口服。待症状改善后可减量口服。也可用维胺酯(三蕊)胶囊 25～50mg,每日 2～3 次口服。有学者认为维 A 酸类药物对某些患者虽不能使皮损消退,但能阻止癌的发生发展。

(2)干扰素:用于病毒感染者,通常为每次 100 万～300 万 U,肌内注射,隔日 1 次,连续 2～3 个月。

(3)其他可用左旋咪唑、卡介菌多糖核酸(斯奇康)或胸腺肽等免疫增强剂口服或注射。

2.局部治疗

(1)外用药物:可选用 5% 5-氟尿嘧啶软膏,或 0.025%～0.1%维 A 酸霜,或咪喹莫特软膏外涂。

(2)物理治疗:可选用冷冻疗法或激光疗法。但应避免过度治疗以防遗留瘢痕。X 线放射治疗于本病是禁止使用的。有学者认为对 HPV 感染引起的本病之损害,放射治疗是一种主要的致癌剂,且肿瘤常在放射治疗消退后复发,表现为浸润性生长,恶性程度更高,有时导致转移。

(3)手术治疗 对单个较大损害,或有癌变倾向,或已发展成癌的病变则需要手术切除。

十四、传染性软疣

传染性软疣,有称之为水猴子、上皮软疣、皮脂性软疣或传染性上皮瘤,是由传染性软疣病毒(MCV)感染引起的一种传染性皮肤病。

MCV 为痘类 DNA 病毒,有 1～4 型及其变异型,大多数传染性软疣由 MCV-1 感染引起。人是该病毒的唯一天然宿主。本病的传染途径有直接接触传染,或与 MCV 污染物接触或性接触传染,也可通过自体接种传染。机体免疫力下降、长期使用免疫抑制剂、恶性肿瘤与艾滋病或 HIV 感染者为易感人群。

（一）诊断

本病可发生于任何年龄男女性，常见于儿童。近年来通过性接触传染在成人中也较为常见。本病潜伏期为 2 周至半年。病变可发生于体表任一部位皮肤，好发于躯干和/或四肢。通过性接触传染者常发生于外阴、肛周、股根部或下腹部。极少可发生于唇等黏膜。损害可单发或多发。多发者损害最多可达百余个，散在分布。初发损害为粟粒大小白色丘疹，逐渐增大为绿豆至黄豆大小半球状乳白色丘疹，或呈珍珠状丘疹，表面光滑，质地较为坚实。多数损害中央呈微凹如脐窝状。有少数损害可呈淡红色、灰白色或皮肤色，质地较软。个别损害较大，损害直径可达 1～1.5cm，称为巨大软疣。有的损害角化似较硬的皮角，称为角化性软疣。也有个别损害粗长，呈棒状，顶部无明显凹陷。将损害挑破后可挤出白色乳酪状物，此为软疣小体。损害一般无明显自觉症状，但有极个别可有轻度瘙痒。常因搔抓或摩擦而继发细菌感染则出现红肿或化脓，并疼痛。本病经过慢性，不经治疗可持续数月、甚至数年。但有个别损害经一定时间后可自行消退。本病愈后不遗留痕迹。

传染性软疣的诊断主要依据损害特征为乳白色脐窝状丘疹，并挤出软疣小体。本病组织病理学特征为棘层增厚，其细胞内可见大量嗜酸性包涵体即软疣小体；较久的损害于角质层内也可见大量嗜酸性软疣小体，有诊断价值。

（二）治疗

1. 一般治疗　患者需要加强营养等提高机体免疫力。积极防治免疫性疾病。避免搔抓损害以防自体接种或继发细菌感染。患者用过的衣物等应煮沸消毒等处理，并适当隔离。

2. 内用药物治疗　对多发性损害、儿童不配合局部治疗、反复发生者以及免疫力低下者可考虑内用药物治疗。可选用干扰素 100 万～300 万 U，肌内注射，隔日 1 次，连续 2 个月左右。也有用西咪替丁 10～40mg/(kg·d)，分 2～3 次口服，连用 2 个月，据称 90％儿童的损害可以消退。这些药物有不同的不良反应，应用时应加考虑，尤其是儿童应用时。

3. 局部治疗　局部治疗是治疗本病主要且行之有效的治疗方法，可选择以下疗法：

（1）钳夹术：损害部经消毒后用纹丝钳夹出疣体后，用 2.5％碘酊棉签压迫 1～2min。

（2）挑出术：将损害部消毒后用 20 号针尖刺破表皮并将其内疣体挑出后用 2.5％碘酊棉签压迫 1～2min。

（3）外用药物：可用三氯醋酸、石碳酸、斑蝥酊或 5％水杨酸外涂于损害至损害结痂脱落。也可用维 A 酸霜，这种疗法适用于有大量损害的儿童，但用药时间较长，疗效缓慢。有资料表明咪喹莫特和足叶草毒素对外生殖器传染性软疣无效。最近，有资料表明伊可尔治疗本病有较好的效果。该制剂使用方法是用棉签将药液涂于疣体上（如疣体较大则可用消毒针头挑破疣体后再涂药），每日 2 次，连续 1 周，或至疣体萎缩变干、结痂脱落。

（4）物理治疗：可选用冷冻或激光疗法。应防止过度治疗，以免遗留瘢痕。

（5）手术疗法：对巨大传染性软疣可考虑手术切除，但难免遗留瘢痕。

作者推荐对传染性软疣的治疗首选钳夹术或挑出术，多发性损害可分批进行。该法既简单又经济，且疗效好。对反复发生或损害较多者在使用钳夹术或挑出术的同时可加用干扰素等免疫增强剂治疗。

十五、种痘反应

种痘反应是指用减毒牛痘病毒疫苗接种人体使人产生牛痘,从而产生对天花的自动免疫过程中所引起的反应。

种痘反应有正常反应和异常反应两种,前者又分为原发反应与复种反应,后者称为种痘并发症,可由痘苗中蛋白质引起过敏性反应、细菌感染以及引起或加重其他皮肤病等。

(一)诊断

1. 种痘正常反应　种痘必须产生以下反应,否则为不成功,需再种。①原发反应:发生于初次接种者,种痘后 3～4 天,局部出现丘疹,渐增大变成水疱,中央凹陷,呈脐窝状,周围绕以红晕,约经 8～10 天后,疱液变浑浊,形成脓疱,周围红晕也扩大。自觉症状有瘙痒。患者可伴有发热与乏力等全身不适,近位淋巴结也可肿大。随后脓疱干涸结痂脱落而愈,愈后遗留瘢痕。整个过程约 3 周左右。②复种反应:发生于接种过疫苗再种者,有加速反应和免疫反应两种,前者见于曾接种痘苗成功,机体还有部分免疫力,于种痘 2～3 天后局部出现丘疹,随后变为水疱与脓疱,第 7 天干涸结痂脱落,无明显全身反应;后者见于曾接种过痘苗,具有免疫力,于种痘 1～3 天内局部出现红斑、丘疹,有痒感,随后丘疹增大,不出现脓疱,第 10 天损害消退。

2. 种痘异常反应　种痘异常反应有:①继发性种痘疹:因误将痘苗接触于正常皮肤和/或黏膜而引起的种痘反应,也可因搔抓引起自体接种。②子痘或匐行痘:表现在原发痘周围出现带状或片状痘样水疱。③坏疽痘:发生于免疫功能低下者如白血病等患者种痘后接种处皮肤坏死,并不断扩大,形成溃疡。患者可伴有高热,可因败血病而死亡。④湿疹痘:发生于有湿疹或特应性皮炎等过敏性皮肤病患者。种痘或与种痘患者密切接触后湿疹等病变加重并出现多数痘疮,可发生细菌感染,同时可有高热等全身症状、肝脾及全身浅表淋巴结肿大。⑤种痘过敏疹:由痘苗中蛋白质引起。患者于种痘后发生丘疹、红斑、水疱、多形红斑以及荨麻疹、瘀斑瘀点等损害。⑥全身痘:也称为泛发性牛痘疹。为种痘后痘苗病毒从接种部位经血行播散而引起。表现为种痘后 4～6 天,全身出现痘疹,并经过丘疹、水疱、脓疱、结痂四个期。病情发展快,可并发热等全身症状。⑦种痘后脑炎:系种痘后对痘苗病毒发生强烈的变态反应导致的中枢神经系统损害,轻者表现为肌力减弱、麻痹与运动失调,重者出现嗜睡、昏迷、惊厥与脑膜刺激经阳性,严重者死亡,幸存者往往伴有永久性神经系统后遗症。⑧并发细菌感染:患者于种痘后并发脓疱疹、疖与蜂窝织炎等。

种痘反应的诊断主要依据种痘后所发生的上述相应症状。

(二)治疗

1. 一般治疗　种痘正常反应一般不必特殊处理。种痘异常反应者应据情卧床休息,多饮水,饮食中富含营养易消化流质半流质,高热时采用冰敷等物理降温,加强支持治疗,避免搔抓损害,以免扩散。

2. 内用药物治疗　内用药物可选择:丙种球蛋白肌内注射,用于湿疹痘、全身痘、坏疽痘或牛痘性眼角膜炎等。干扰素肌内注射,用于湿疹痘与全身痘等。扑尔敏等抗组胺药口服,用于种痘过敏疹与湿疹痘。维生素 C 与钙制剂用于湿疹痘或种痘过敏疹。抗细菌药物用于继发/并发细菌感染者。

3. 局部治疗　继发细菌感染者外用红霉素等抗细菌药物软膏外涂;发生坏疽溃疡时用庆

大霉素 40 万 U 加入生理盐水 500mL 中混匀后湿敷等；湿疹痘所致湿疹等原有皮肤病变加重者根据损害情况对症治疗。

为了避免种痘后的种痘异常反应，以下情况列入种痘禁忌证：孕妇，尤其是 3 个月以内的孕妇，因可致胎儿发生致死性泛发性牛痘疹；湿疹与特应性皮炎等过敏性疾病；水痘与单纯疱疹等病毒性皮肤病；严重细菌感染；急性发热性疾病；严重免疫性疾病如 SLE 等；恶性肿瘤；长期用糖皮质激素及免疫抑制剂者；免疫缺陷者；低丙种球蛋白血症；神经系统疾病。

十六、挤奶员结节

挤奶员结节，又称为副牛痘与假牛痘疹，是由于接触痘病毒感染牛的乳房而引起的一种皮肤病。本病主要发生于挤奶员，尚未发现人与人之间的接触传染，有间接传染的可能。

（一）诊断

本病潜伏期 5 天至 14 天。病变发生于手部，主要在手指与手背，也可发生于前臂，偶发生于面部等处。损害可单发或多发。起初损害为红色扁平丘疹，7 天内逐渐形成绿豆至黄豆大小暗红色结节，坚实，有轻微触痛，其顶部可见凹陷。自觉瘙痒感。个别后期可出现乳头瘤状淡红色损害，似化脓性肉牙肿。随后结痂，4～6 周后自愈，愈后不留痕迹。患者可出现近位淋巴结肿大，通常无发热等全身症状或发热等症状轻微。

挤奶员结节的诊断主要依据发生于挤奶员以及以上临床表现。

（二）治疗

主要是局部对症治疗，可给予抗细菌药物软膏等预防或治疗细菌感染，也可肌内注射丙种球蛋白或干扰素。

十七、羊痘

羊痘又称为传染性脓疱性皮炎、传染性深脓疱疹等，是由于接触羊痘病毒感染的羊而引起的一种皮肤病。

本病的传染途径有直接与病羊接触或间接与病羊污染的物品接触。本病常发生于牧羊人、兽医及屠宰人员，尚未人与人之间传染，但人感染后有终生免疫。

（一）诊断

本病潜伏期 5～6 天。病变好发于手部、前臂及面部等暴露部位，也可泛发全身。损害可为单个或多个，也可数目众多。损害开始为质硬红色或紫红色小丘疹，逐渐增大为水疱，也可发展为脓疱或出血性大疱，中央凹陷，呈脐窝状。经 1～2 天后疱破干涸结痂，其周可见灰白色或紫色晕，再绕以红晕，具有特征性。随后可呈乳头瘤样结节，此后损害缩小变平、干燥结痂、脱落而愈。整个病程约 3～6 周，病程中损害可有轻度瘙痒或疼痛感，近位淋巴结可肿大，一般无发热等全身症状。

羊痘的诊断主要依据接触传染病史、病变好发部位与损害特征。组织病理上见到病毒包涵体有助确诊。

（二）治疗

主要是局部对症性治疗，严重者可肌内注射丙种球蛋白和/或干扰素，有细菌感染时应用抗细菌药物治疗。

十八、儿童丘疹性肢端皮炎

儿童丘疹性肢端皮炎，又称为小儿丘疹性肢端皮炎、Gianotti－Crosti 综合征、Gianotti 病或小儿无痒性肢端皮炎，是一种由乙型肝炎病毒通过消化道或皮肤黏膜感染而引起的皮肤病。

（一）诊断

本病可发生于 3 个月至 12 岁婴幼儿童，多见于 2～6 岁者。皮肤病变发生前常有呼吸道感染或腹泻，也可无任何前驱症状。病变发生于四肢、面部、颈部和臀部，好发于四肢远端，躯干部多不受累，无黏膜受累。损害呈对称性，先于四肢远端伸侧开始，逐渐向近心端发展，并波及面、颈或臀部。基本损害为红色、暗红色或正常皮色丘疹与扁平丘疹，散在而不融合。无自觉症状。有的损害可呈瘀斑样，也有因受机械性刺激而发生线状排列丘疹。通常丘疹的大小随患者年龄而有所不同，特征为年龄越小丘疹越大，反之则小。损害多经 3～4 周后自行消退。可遗留暂时色素沉着或糠状鳞屑。病程中可有浅表淋巴结肿大，无疼痛，可持续 2～3 个月。个别可伴有低热。在皮肤病变发生的同时或皮肤病变发生后 1～2 周发生肝炎，表现有肝肿大、血清转氨酶升高等肝功能异常，但多无黄疸，血清乙肝表面抗原阳性。

儿童丘疹性肢端皮炎的诊断主要依据发病部位、损害特征、全身性浅表淋巴结肿大及无黄疸性肝炎。

（二）治疗

本病皮肤病变为自限性，不必特殊治疗。对表现有肝炎等病变者应适当选择抗病毒及护肝药等对症治疗。

十九、手足口病

手足口病，又称为水疱疹或口炎病，是由柯萨奇病毒 A16 型或肠道病毒 EV71 型等病毒感染引起的一种儿童传染性皮肤病。

本病主要通过飞沫由呼吸道直接传染，也可通过被病毒污染的手、玩具、食物或衣物等间接传染。该病一年四季均可发病，但多发生于夏秋季，常在托儿所与幼儿园中流行。该病于 2008 年 4～5 月间在我国某些地区有流行，并导致一些病例死亡。

（一）诊断

手足口病多见于 5 岁以下儿童，以 1～2 岁小儿更常见，也可见于成人。本病潜伏期为 3～7 天，最短在 24 小时内发病。前驱症状有发热，重者可达 38～40℃，并有头痛、腹痛、食欲不振等，继而手、足和口腔等部位出现皮肤黏膜病变。也有少数患者无明显前驱症状而仅表现有皮肤和黏膜病变者。手与足部病变主要发生在指/趾背及侧缘，以甲周围多见。病变也可发生于指腹与掌跖部。损害呈对称性。最初损害为小红斑点，迅速发展成粟粒至绿豆大小不等水疱，周围绕以红晕。水疱散在或密集，也可呈线状。水疱疱壁较薄，疱液清。损害无明显自觉症状，或可有轻度瘙痒。除手足部损害外，严重者水疱也可波及四肢，甚至躯干部。随后疱破、结痂脱落而愈，愈后不遗留痕迹。口腔病变发生于硬腭、软腭、颊部、舌、唇内侧、齿龈和咽部，为散在粟粒至绿豆大小水疱，周围绕以红晕。水疱可很快破裂形成糜烂面或浅溃疡。自觉症状有疼痛感。本病极少数病例可发生病毒性脑炎或病毒性心肌炎，是导致患者死亡的主要原因。该病的病程约 7～10 天，愈后极少复发。

手足口病的诊断主要依据发病年龄在 5 岁以下儿童、病变发生于手足口部和损害为绕以红晕的水疱等特征。本病应与口蹄病鉴别。

（二）治疗

本病无特殊药物治疗。因该病是一种自限性疾病，治疗主要是对症性的，并预防细菌性感染等。患儿应被适当隔离。给予患儿富含营养易消化食物。高热可用冰敷等物理治疗或小剂量阿司匹林等退热剂口服。损害瘙痒明显时可用扑尔敏等抗组胺药物口服。皮肤损害外用药可选炉甘石洗剂外涂，疱破结痂时用抗细菌药物软膏等外涂。注意口腔清洁卫生，可用生理盐水等漱口。对较重病例可用抗病毒药物、干扰素与丙种球蛋白等治疗。

预防本病可多吃大蒜，可用食醋熏蒸房间。中草药可用金银花 6g，菊花 6g，板蓝根 10g，黄芩 6g，黄连 6g，蒲公英 10g，贯众 10g，水煎服，每日 1 剂，分两次温服。

二十、口蹄病

口蹄病，又称为口蹄疫或足口病，是由口蹄疫病毒感染引起的一种人兽共患的急性传染病。

口蹄病病毒属于小 RNA 病毒科口疮病毒属，现称为口疮病毒。该病毒主要感染牛，其次是猪与羊等动物。人可通过与被该病毒感染的动物密切接触而传染，也可通过被该病毒污染的空气、土壤及蓄乳食物等传染。人与人之间无传染性。机体免疫力下降是易感本病的重要因素。

（一）诊断

口蹄病主要见于牧区饲养员、兽医或屠宰工人。本病潜伏期为 2～18 天，多数为 2～6天。根据本病的临床表现经过将其分为前驱期、发疹期和恢复期三期。前驱期症状不十分明显，常表现为发热、头痛与乏力等全身不适，有口腔黏膜充血、干燥或灼热感，严重者体温可达39℃，头痛明显，并有恶心、呕吐与腹泻。2～3 天后进入发疹期，病变发生于口腔黏膜、唇、舌以及双手部与足部。损害为在病毒入侵处出现原发性水疱。随后，其他部分相继发生直径数毫米大小水疱，周围绕以红晕。水疱疱壁略厚，疱液透明或混浊，逐渐变为脓性。水疱通常散在或密集分布，可融合成大疱，部分水疱可破裂形成糜烂面。损害自觉症状不明显，或可有灼热感、针刺感或瘙痒感。口腔损害可影响吞咽与进食。此期可有颌、颈、腋、腹股沟等近位淋巴结肿大，少数可发生低血压、心肌炎或继发细菌感染。发疹期经 3～5 天后则进入恢复期，前期水疱与糜烂面干涸结痂而愈，发热等症状消退。本病整个病程一般在 2 周内。

口蹄病的诊断主要依据接触传染病史，损害为发生于口腔与手足部的水疱，并排除手足口病。确诊必须从疱液中分离出病毒与血清学证据。

（二）治疗

本病绝大多数预后良好，不需要特殊治疗，也无特殊抗病毒药物治疗。在患者疾病过程中以对症性治疗为主。

1. 一般治疗　患者应被隔离。卧床休息。多饮水。避免辛辣等刺激性食物。饮食中应富含营养流质或半流质食物。注意口腔清洁卫生。高热时采用物理降温。在治疗期间，对患者所用过的物品，以及鼻烟与口腔分泌物和粪便等应用 5％甲酚皂溶液进行消毒或焚烧。

2. 内用药物治疗　内用药物治疗用于较严重病例。高热不退时可用阿司匹林等退热剂。有继发细菌感染时应给予抗细菌药物口服或注射。其他可用丙种球蛋白，也可试用阿昔洛韦等抗病毒药物治疗。

3.局部治疗　手足部皮肤损害早期可用炉甘石洗剂外涂,水疱破裂或糜烂结痂则外用抗细菌药物软膏等。口腔病变可用生理盐水、食醋、0.1%高锰酸钾溶液或3%过氧化氢溶液漱口。

二十一、埃可病毒疹

埃可病毒是人肠道致细胞病变孤儿病毒(enterocytopathogenic human orphan virus)的简称,由该病毒引起的发疹性皮肤病称为埃可病毒疹。

埃可病毒属于微小病毒科肠道病毒属的一个亚类,由数十种血清型。目前已从原来的34个血清型重新分为30个血清型,各型之间存在交叉免疫反应,部分对人有致病性,而且不同血清型可引起不同部位的病变,同一部位的病变也可由多种血清型引起。本病毒引起皮肤病变的有埃可病毒2、4、6、9、11、16和19型等。埃可病毒的主要传染源为带病毒者,主要通过粪—口传染途径,也可通过飞沫经空气传染或通过被污染的水传染。本病多发生于夏秋季节。

(一)诊断

本病主要发生于儿童,5岁以下儿童达90%以上。本病潜伏期通常为4天左右。前驱症状多有咽痛、流涕与咳嗽等上呼吸道症状,以及发热、头痛、厌食、恶心、呕吐与腹泻等。皮肤黏膜病变可在前驱症状出现时或前驱症状出现后1～2天发生。皮肤病变可先发生于面颈部,并迅速波及躯干与四肢,也可波及掌跖部。损害可表现为风团样、麻疹样、瘀斑、瘀点,也可出现水疱等损害,但多数为红色或淡红色斑疹与斑丘疹。皮肤损害无瘙痒等自觉症状。黏膜损害可见于口腔颊黏膜与软腭,为灰白色或红色斑疹,可见有多发性浅小溃疡。除皮肤黏膜等症状外,严重患者可发生脑炎、心肌炎、心包炎、肝炎或睾丸炎等。本病病程约1周左右。

埃可病毒疹的诊断主要依据多发季节、好发于5岁以下儿童和临床表现特征,确诊需要进行病毒分离与分型。本病应与风疹或麻疹等病鉴别。

(二)治疗

本病大多预后良好。目前对本病无特殊治疗方法,多采用对症性治疗。若全身症状较重者酌情输液,并应用抗生素预防感染或丙种球蛋白静脉注射等。

二十二、传染性红斑

传染性红斑,又称为第五病(fifth disease),是由人细小病毒(human parvovirus)感染引起的一种儿童传染性皮肤病。

人细小病毒是目前已知的最小的DNA病毒。该病毒B19可引起传染性红斑、血管性紫癜、关节病及指/趾麻木刺痛症、溶血性或再生障碍性贫血等,孕妇感染此病毒后可引起胎儿宫内感染,导致胎儿贫血、水肿与死亡。该病毒主要经呼吸道传染,也可经含本病毒的血液及血制品传染。本病全年均可发病,但多见于冬末与春初。约20%感染者可无感染症状。

(一)诊断

传染性红斑多见于12岁以下儿童,尤以5～10岁多见。本病潜伏期1～2周,可先有发热、全身不适、咽痛与流涕等前症状。约2～3天后发生皮肤病变。皮肤病变开始发生于面部,呈对称性。损害为边界清楚玫瑰色红斑,有轻度水肿。由于该损害有如手掌打脸后所致红肿反应,故又称为"巴掌脸",具有特征性。随后红斑扩展到躯干和四肢,但掌跖多无损害。红斑可时隐时现,有的中央退色形成网状或花边样。损害通常无自觉症状。损害可因日晒、运动或热水洗后加重,并伴有轻度瘙痒。除皮肤损害外,部分患者颊黏膜和生殖器黏膜也可发生暗红斑。成人很少有"巴掌脸"表现,损害也较少,但在发病后数日至数周有 80% 的患者出现关节痛。皮肤黏膜损害发生后持续 2～4 天,然后逐渐消退,可遗留暂时性色素沉着。整个病程约 5～9 天。

传染性红斑的诊断主要依据发病年龄、皮肤损害特征、血清中可检测到特异性 IgM 抗体,患者血清及咽喉部分泌物中检测到病毒 DNA 可确诊。

（二）治疗

本病呈自限性过程,预后良好。治疗主要为对症性,较重病例也可静脉给予免疫球蛋白治疗。

第四节　螺旋体与立克次体感染性疾病

螺旋体(spirochete)是一类革兰染色阴性外形呈螺旋状的病原微生物,其大小介于细菌与病毒之间,外形纤细,呈螺旋状运动。螺旋体种类较多,有些为非致病性。与人类疾病相关的螺旋体主要有密螺旋体属、疏螺旋体属和钩端螺旋体属,在我国流行的疾病有由苍白密螺旋体苍白亚种引起的梅毒、由伯氏疏螺旋体等引起的莱姆病以及由问号状钩端螺旋体引起的钩端螺旋体病等。本节中主要介绍莱姆病与钩端螺旋体病,梅毒将在性传播性疾病中介绍。

立克次体(rickettsia)介于细菌与病毒之间,但在生物学特性上较类似于细菌,故在微生物学分类上将其列入细菌门。立克次体目中对人类有致病性的有立克次体属、柯克斯体属、东方体属、埃立克体属和巴通体属。病原体的主要贮存宿主是鼠类或马、猫、狗、牛和羊等家畜。吸血节肢动物叮咬是传染的主要途径,也可通过动物抓破或咬伤皮肤而传染。本节主要介绍有皮肤病变的猫抓病和斑点热。

一、莱姆病

莱姆病,又称为莱姆疏螺旋体病(Lyme borreliosis),是由伯氏疏螺旋体(Borrelia burg-dorferi)感染引起的一种传染性疾病。由于该病曾在美国康涅狄格州的 Lyme 镇流行,故称为莱姆病。目前研究发现引起莱姆病的基因种至少有 3 个:伯氏疏螺旋体、伽氏疏螺旋体和阿弗西尼疏螺旋体。在我国分离的大部分菌株更接近于后 2 个基因种。

莱姆病是一种人兽共患疾病,有鼠、鹿、兔、狼等野生动物和狗、牛、马等家畜以及数十种鸟类可作为本病宿主。本病通过节肢动物蜱传播。人被带有疏螺旋体的蜱叮咬则可被传染。本病发病高峰期为 6 月与 10 月,以 6 月明显多见,与当地蜱的数量及活动高峰期相关。发病者以青壮年为多,野外工作者与林业工人感染率较高,其他可发生于狩猎、垂钓或旅游者。

（一）诊断

本病潜伏期为 3 天至 1 个月,平均为 9 天。临床表现复杂多样。根据病程经过与病变特征将本病分为三期:一期为局部游走性红斑;二期为全身播散性感染及数周或数月的间歇症状,主要为早期神经系统症状与心脏损害表现;三期为关节症状、慢性萎缩性肢端皮炎及晚期神经系统症状等。本病也可分为早期和晚期:早期为上述一期与二期,晚期即上述三期。为方便叙述,以下分皮肤病变与内脏病变等分别进行介绍。

1. 皮肤病变

(1)游走性红斑(erythema migrans,EM):EM是莱姆病早期的主要临床特征,见于80%患病者。病变可发生于身体任何部位,常见于躯干或四肢近端如股、臀、腋、腹及腹股沟等处,儿童多见于耳后。损害最初出现在蜱咬处。原发损害为红色丘疹或斑疹。经数天或数周后呈环状扩大,形成圆形或椭圆形红斑,直径可达数厘米至数十厘米,中央部分苍白,周围色鲜红,有的损害中央部可见水疱或坏死,有的中央部明显充血或变硬。约1/4～1/2的患者出现继发性环状损害,外观与原发损害相似,但中央部不变硬,损害通常较小,数目自数个与数十个不等,不发生于掌跖部。病变局部有灼热感或疼痛感,少数有瘙痒。皮肤病变发生时患者可有发热、头痛、乏力、恶心、呕吐、轻度颈项强直、关节痛与肌痛等症状。游走性红斑一般经3～4周可自行消退,也可经数日或数月后消退,愈后偶遗留色素沉着或瘢痕。约有10%未治疗的病例在损害消退后数月复发。

(2)慢性萎缩性肢端皮炎(acrodermatitis chronica atrophicans,ACA):ACA是莱姆病晚期的皮肤表现。病变多发生在肢端伸侧,以膝部和足部最多见。损害常发生在EM后数个月或数年之后。

病变部皮肤开始为红色、紫红色斑,并水肿,有时下肢肿似象皮样肿。随后,病变皮肤逐渐纤维化或硬化,并变为棕黄色或黄红色。数年后逐渐萎缩,皮肤变薄,可见皮下血管或色素沉着等。

(3)皮肤淋巴细胞瘤(lymphocytoma cutis,LC):LC又称为良性皮肤淋巴组织增生病(lymphadenosis benign cutis,LABC),在莱姆病中少见。LC可在EM发生时或其发生后10个月出现。本病病变多见于耳垂、乳头、乳晕、鼻与阴囊,多为单发性。损害为直径1～5cm大小暗红色斑块或结节,轻微疼痛,并可有近位淋巴结肿大。部分患者有EM、头痛、关节痛与肌肉疼痛等。病程常持续数月至1年以上。

(4)其他:早期可见有荨麻疹和/或颊部红斑损害等。

2. 内脏病变

(1)神经系统病变:可在早期或晚期发生,分别称为早期莱姆神经疏螺旋体病和晚期莱姆神经疏螺旋体病。早期莱姆神经疏螺旋体病多发生于蜱叮咬后3周左右。表现有游走性疼痛、烧灼感、皮肤感觉过敏,衣服轻触即可有剧烈疼痛,经抗细菌药物治疗可以缓解。其他有脊神经炎、面神经炎或颅神经炎表现,偶有轻度脑膜炎与脑膜脑炎表现。晚期莱姆神经疏螺旋体病于感染1年后出现,有中枢/或外周神经病变,表现为脑炎如头痛、颈强直、轻瘫、共济失调及性格改变等;脊神经根炎及横贯性脊髓炎,表现为轻瘫、神经根痛、感觉障碍及尿失禁等;脑血管炎,表现有暂时性或永久性偏瘫或单侧肢体瘫痪等;周围神经病变,表现为皮肤感觉异常、疼痛、肌无力与痉挛等。

(2)心脏病变:少见。多发生于蜱咬后10～20天,主要为心肌炎,表现有心音低钝、心动过速、Ⅰ或Ⅱ度房室传导阻滞,严重者可发生完全性传导阻滞。少数可发生心包炎、房颤。心脏病变呈自限性,一般持续3～6周完全恢复。

(3)关节病变:多数患者发生。关节病变主要表现为关节炎,可与EM同时出现或在EM发生后半年内出现,也可发生于1年以后或2年以后。一般从1个或少数几个关节受累开始,再发展到多个关节。89%的患者关节病变发生于膝关节,其次发生于肩、肘、踝、髋及下颌关节,偶发生于指/趾关节。关节病变表现为关节肿胀、疼痛与活动受限,局部有发热,很少发红,偶有少量积液。关节病变多数持续 1 周,个别可长达半年症状才消失,但多数患者会复发。每次发作时可伴有发热等全身中毒症状。

除上述表现外,莱姆病还可表现有眼结膜炎、角膜炎、虹膜睫状体炎及视网膜血管炎等。孕妇在妊娠头 3 个月患莱姆病,螺旋体可通过胎盘感染胎儿,引起胎儿畸形,也可导致流产、早产、存活婴儿患先天性心脏病及面神经麻痹等。

莱姆病的诊断主要依据流行病学资料如患者曾到过疫区或有啤叮咬史;临床表现如早期典型游走性红斑等皮肤病变,后期有关节炎、神经系统与心脏等病变;实验室检查可从感染组织或体液中分离到疏螺旋体或血清学检测到特异性抗体。

本病应与鼠咬热、风湿病、类风湿关节炎或硬皮病等病鉴别。

(二)治疗

1. 一般治疗　患者应卧床休息,给予富含高蛋白高能量饮食,避免辛辣等刺激性食物,皮肤病变避免热水烫洗,注意水电解质平衡。

2. 内用药物治疗

(1)抗细菌药物:主要用于病原治疗,可根据不同病期选择抗细菌药物的给药途径、剂量与疗程。一期选用阿莫西林或多西环素或头孢呋辛酯口服。二、三期选用头孢曲松或头孢噻肟或大剂量青霉素静脉注射,待症状缓解后改为口服给药。所有治疗疗程一般为 2~4 周。对持续性感染者,必要时可进行第二疗程治疗。对莱姆病后综合征(post-lyme disease syndrome,指患者经治疗后疏螺旋体死亡,而残留的疏螺旋体细胞所引起的皮炎及自身免疫反应等表现)再继续应用抗细菌药物治疗无效。莱姆病抗细菌药物治疗剂量见表 2-2。在抗细菌药物治疗中,约有 10%~20%患者可出现吉海反应,应注意预防与处理。

表 2-2　莱姆病抗细菌药物治疗剂量

药物	给药途径	成人剂量	小儿剂量
阿莫西林(首选)	口服	500mg,3 次/d	50mg/(kg·d),分 3 次,最大剂量 500mg/次
多两环素(首选)	口服	100mg,2 次/d	8 岁以上 1~2mg/kg,2 次/d
头孢呋辛酯(次选)	口服	500mg,2 次/d	30mg/(kg·d),分 2 次,最大剂量 500mg/次
头孢曲松(首选)	静脉	2g,1 次/d	75~100mg/(kg·d),最大剂量 2g/次
头孢噻肟(次选)	静脉	2g,2 次/d	100~150mg/(kg·d),分 2~3 次
青霉素(次选)	静脉	1800~2400 万 U/d,分 6 次	20~40 万 U/(kg·d),分 6 次

(2)解热止痛药:对有发热和/或有疼痛症状者可选用阿司匹林等药口服。

(3)糖皮质激素:有心脏病变、脑膜炎及关节炎者应在用抗细菌药物治疗的同时,可加用适量糖皮质激素治疗。

3. 外用药物治疗　皮肤病变给予对症性治疗,可外用抗细菌药物软膏等涂于病变处。

二、钩端螺旋体病

钩端螺旋体病是由致病性钩端螺旋体(leptospire)感染引起的一种全身性疾病。

本病遍及全世界,我国南方尤其是四川、湖北和贵州多见。人类感染本病几乎都来自鼠和猪等动物传播。人与环境中被污染的水接触是本病的主要传染途径,也可通过接触带菌的动物传染。孕妇患病后可通过胎盘进入胎儿。本病在我国的发病季节主要集中于夏秋之交水稻栽种收割期或两季洪水季节,以8～9月份为高峰。农民及渔民发病率高。

(一)诊断

本病多见于青壮年,男性多于女性。潜伏期为2～28天,一般为10天左右。早期症状在起病后3天内发生,表现有发热、头痛、全身乏力与酸痛、腓肠肌疼痛与压痛、眼结膜充血、腹股沟与腋窝淋巴结肿大与压痛、恶心、呕吐、腹泻、贫血等。随后(中期)的3～10天内症状加重,主要表现为各种出血症状如消化道出血与肺出血等,其他有黄疸、肝损害和/或肾损害,可引起肾功能衰竭及脑膜脑炎等。起病10日后进入恢复期或后发症期。多数患者发热消退后各种症状逐渐消失而愈。少数患者退热后经数日到3个月或更长时间可再次出现症状,称为后发症,表现有发热、眼炎、脑膜炎、闭塞性脑动脉炎等。

本病的皮肤黏膜表现有红斑、瘀斑与瘀点等,可散在或密集分布,以胸部为多,无明显自觉症状,见于发病早期与中期。

钩端螺旋体病的诊断主要依据流行病学史、发热、全身酸软疼痛、眼痛、眼红与淋巴结肿大等临床症状及在体液中找到螺旋体。

本病应与上感和流感、疟疾、伤寒、败血病、流行性出血热及其他原因所致肺出血、消化道出血、脑膜炎或黄疸性肝炎等病鉴别。

(二)治疗

1.一般治疗　患者应卧床休息。给予富含营养易消化饮食。高热应以物理降温为主,并注意体液与电解质平衡。重症患者应保持完全安静,避免一切不必要的检查和搬动。注意皮肤清洁,预防褥疮及继发性感染。

2.内用药物治疗

(1)抗细菌药物:首选青霉素40万U,肌内注射,每6～8小时1次,直到体温下降2天后,治疗共7天。若对青霉素过敏者,可用多西环素0.1g,每天2次口服,共7天;或阿奇霉素0.5g,每日1次口服,共7天。抗细菌药物治疗中应注意吉海反应的预防与处理。

(2)镇静药物:控制躁动有助于预防肺弥漫性出血等重症的发生。可选用苯巴比妥钠0.1～0.2g,或异丙嗪25～50mg,或氯丙嗪25～50mg,肌内注射。也可用地西泮5mg口服。

(3)糖皮质激素:对中毒症状严重者可适量应用地塞米松等。

(4)其他:应根据病情选用。如出血时应用止血药,肝功能异常者应用保护肝细胞药物等。

3.外用药物治疗　皮肤病变不需要特殊治疗。

三、猫抓病

猫抓病是由猫抓或咬伤皮肤感染汉赛巴通体而引起的一种传染性疾病。

汉赛巴通体(Bartonella henselae)是立克次体科中巴通体属的一个种,猫是该病原体的主要携带者,其传染途径约94%由与猫接触或被猫抓、咬、舌舔所致,极少数可由狗、兔或猴等动物抓与咬引起,也可由非生命物体损伤皮肤导致感染。本病一次感染后可获终身免疫。病原体进入人体后通过淋巴系统或血源播散,引起全身多器官损害,其发病机制可能与迟发型变态反应有关。

(一)诊断

本病常见于秋冬季节,60%以上病例发病年龄在5～21岁,男性多于女性。潜伏期3天至 2 周。皮肤病变发生较早，约 64％～96％的患者出现原发性皮肤病变。病变多见于手足部、前臂、小腿及面颈部受伤部位。损害为红斑、暗红色丘疹或结节，可见有水疱、瘀斑、脓疱以及环状红斑或风团样损害，也可有溃疡。这些损害也可发生于躯干与四肢非抓伤或咬伤部位。病变无明显自觉症状。损害通常持续 1～3 周，个别可在 1～2 月后消退，愈后遗留短暂性色素沉着。近位淋巴结肿大多在感染后 10～15 天发生，主要发生在感染部位淋巴引流区，如头颈部淋巴结、腋下与腹股沟淋巴结，以及耳前、耳后、颌下与锁骨上淋巴结也可累及。淋巴结肿大约 1～8cm，中等硬度，多有疼痛，约 10％～25％的病例淋巴结化脓。淋巴结肿大可持续 2 个月或半年以上。半数病例有轻度发热，极少见有高热，并有乏力、食欲减退、头痛、呕吐、咳嗽和咽喉痛。约 20％病例有中枢神经系统症状，表现有脑炎、脑膜炎、脊神经根炎、视网膜炎、多发性神经炎或截瘫性脊髓炎等，多见于淋巴结肿大后 4～6 周。此外，约 6％儿童病例可表现帕里诺眼腺综合征(Parinaud oculoglandular syndrome，PDGS)，即眼肉芽肿或耳前淋巴结病引起腮腺区域肿胀伴结合膜炎，在眼睑结合膜处可见 2～3mm 或大于 1cm 的红色或黄色结节，可能是病原体直接或间接进入眼睑所致。此综合征为自限性，预后好。

猫抓病的诊断主要根据：①流行病学中有与猫或狗等动物密切接触史，并有被其抓、咬或舔皮肤史。②猫抓病抗原皮肤试验阳性(采用从淋巴结穿刺液经加热杀菌后作为抗原。方法为取抗原 0.1mL 于前臂皮内注射后观察，48 小时出现直径≥5mm 的硬结为阳性，周围有 30～40mm 红晕，硬结可持续 5～6 天或 4 周，红晕通常持续 48 小时，其假阳性约为 5％)。③排除其他病因引起的淋巴结肿大。④淋巴结组织病理检查见典型猫抓病组织病理特点，即坏死性肉芽肿与小脓肿，用 Warthin－Starry 银浸染色发现汉赛巴通体。凡具上述中三项指标时，可临床诊断为猫抓病，再用血清学试验(IFA 和 ELISA－IgM 方法)加以确诊。

本病应与淋巴瘤、结核病、性病性淋巴肉芽肿及艾滋病等鉴别。

(二)治疗

猫抓病是一种自限性疾病，一般经 2～3 个月可自愈，但淋巴结肿大大于 5cm 者可持续 1～2 年，本病的死亡率在 1％以下，多为严重脑病变。本病治疗的目的是缩短病程，减轻症状，减少并发症。药物治疗以抗病原治疗为主，多种抗细菌药物对本病病原有效，首选庆大霉素或复方磺胺甲噁唑(SMZ－co)。庆大霉素剂量为 5mg/(kg·d)，分次肌内注射或静脉滴注(每 10mg 庆大霉素等于 1 万单位)，连用 5 天。SMZco 用量为每次 1g，每日 4 次口服，连续 7 天。其他可选用的药物有妥布霉素、奈替米星、氨苄西林、头孢噻肟、环丙沙星、利福平、红霉素或多西环素等。伴有脑炎等重症者或有免疫功能低下者可联合两种抗菌作用较强的药物治疗。其他病征予以对症治疗。皮肤病变可用湿敷等方法。淋巴结化脓时可采用抽吸脓液，通常不作切开引流。

四、斑点热

斑点热是由斑点热组的几种立克次体感染引起的皮疹、发热、头痛和肌肉疼痛为临床特征的立克次体病。

这些立克次体有西伯利亚立克次体感染引起的北亚蜱媒立克次体病、小蛛立克次体感染引起的立克次体痘，立氏立克次体感染引起的落基山斑点热、康纳立克次体感染引起的纽扣热等。在我国内蒙古、黑龙江、云南、福建和新疆流行的有北亚蜱媒立克次体病和立克次体痘，其他在我国尚无报道。

北亚蜱媒立克次体病(north asian tick－borne rickettsiosis)是由硬蜱传染西伯利亚立克次体引起的一种自然疫源性传染病。田鼠、野兔和鼹鼠等为本病的传染源和动物贮存宿主,硬蜱为传播媒介,当人在灌木或草丛中被硬蜱叮咬后而感染。病原体进入人体后先在局部淋巴结繁殖,然后释放入血液成立克次体血症引起血管内皮细胞炎症等。

立克次体痘(ricketsia pox)是一种自限性立克次体病,小家鼠为本病的传染源和贮存宿主,血红异皮螨为主要的传染媒介,当人被此螨叮咬后其病原体进入人体,先在局部淋巴结和单核巨噬细胞系统繁殖,形成小蛛立克次体血症,引起全身小血管和毛细血管的损害。

（一）诊断

1.北亚蜱媒立克次体病　本病好发季节为春季与夏初,以牧民及青壮年多见。潜伏期3~6天,多数患者有食欲减退、头痛和全身肌肉酸痛等前驱症状,随即出现发热,体温可达40℃,以弛张热为主,并有剧烈头痛、肌痛和腰痛,眼结膜充血。皮肤病变为在被蜱叮咬的部位出现棕色结痂浸润斑,周绕以红晕,称为初疮,主要分布在头颈部和胸腹部,并近位淋巴结明显肿大及脾肿大。发病第4~5天在胸背部和四肢出现椭圆形红斑及斑丘疹,重者可出现手面部与掌跖部瘀斑点,无明显自觉症状。随体温下降皮疹逐渐消退,遗留暂时性色素沉着。

北亚蜱媒立克次体病的诊断主要依据在流行区有硬蜱叮咬史与临床表现如发热、头痛、全身肌肉酸痛、初疮等皮疹和局部淋巴结肿大。外斐反应DX19(变形杆菌DX19凝集试验)阳性与血清特异性抗体阳性有助诊断,组织与动物培养分离出病原体有确诊意义。本病应与斑疹伤寒和药物疹等病鉴别。

2.立克次体痘　本病于夏季为高发期。潜伏期7~14天。多数患者起病急骤,有发热,体温达40℃,持续1周左右,伴有头痛、寒战、全身肌肉和关节疼痛等全身中毒症状。皮肤病变为在螨叮咬处出现红肿斑块,直径1~1.5cm,坚硬。随后或发热等症状出现2~3天后发生皮疹,主要在胸腹部等处出现红斑、丘疹及水疱,水疱破溃形成溃疡,由黑色焦痂覆盖,周围绕以红晕,有近位淋巴结肿大。损害持续约1周后消退,遗留色素沉着。

立克次体痘的诊断主要依据在流行区有螨叮咬史及临床表现如发热、头痛与水疱和焦痂皮肤病变。补体结合试验和免疫荧光检查有重要诊断参考价值。鸡胚和豚鼠或小鼠分离到本病病原体有确诊价值。本病应与水痘鉴别。

（二）治疗

鉴于本病是一种自限性疾病,患者预后多良好,故不需特殊治疗。治疗之目的主要是缩短病程,减轻全身中毒症状,预防继发性感染等。

患者发病期应卧床休息,食高蛋白高热量饮食,多饮水。病原治疗主要用多西环素,每次200mg口服,每12小时1次,连续3~4天。其他可用红霉素等药物治疗。皮肤病变对症性外用药物治疗,如结痂等损害用红霉素软膏等外涂,每日2~3次。

第五节　寄生虫感染与动物性疾病

寄生虫(parasite)分为原虫、蠕虫(线虫、吸虫与绦虫)和节肢动物即昆虫(蝇蛆、虱、松毛虫、疥螨等)三类,由其引起的疾病称之为寄生虫病,是目前严重危害人类健康的一大类传染性疾病。一些动物如蛇和蝎等叮咬可导致严重的皮肤病变并危及患者生命。本节主要介绍与皮肤黏膜病变相关的寄生虫感染和某些动物叮咬所致的皮肤疾病。

一、寄生虫皮炎

寄生虫皮炎是指一组由寄生虫侵入皮肤而引起的炎症性皮肤疾病。在这组疾病中常见的有血吸虫尾蚴皮炎、钩虫皮炎和蛲虫皮炎等。

（一）诊断

1. 血吸虫尾蚴皮炎　除了寄生于人的血吸虫外，自然界还有许多动物血吸虫如鸟类或某些哺乳动物的血吸虫，其尾蚴可侵入皮肤引起尾蚴性皮炎。血吸虫尾蚴皮炎的发生是尾蚴侵入皮肤后，由尾蚴穿刺腺分泌物作用及虫体死亡后刺激引起大量白细胞浸润而导致的炎症反应。在我国，最常见的稻田皮炎大多数是由血吸虫引起的。根据血吸虫虫种流行病学特点等将其分为三种类型：①毛毕吸虫属：该血吸虫主要寄生于家鸭，中间宿主为椎实螺属，是我国南方广泛流行的稻田皮炎的主要病因，感染季节为4～7月，以5～6月最多见。农民手足部位在接触疫水后，尾蚴侵入皮肤引起病变，俗称"鸭屎疯"。②东毕吸虫属：该血吸虫是我国北方稻田皮炎的主要病因，主要寄生于多种食草动物如牛、羊、马和驴等，中间宿主为贝类卵圆萝卜螺，滋生于水流缓慢、水草、芦苇丛生的水塘或水沟中。感染季节为7～8月，人接触疫水后感染。③海鸥类血吸虫澳血吸虫属宿主为各种水鸟，中间宿主为海水中甲壳类。该血吸虫尾蚴引起海水皮炎，主要见于我国沿海，人接触含有尾蚴的海水后感染。

血吸虫尾蚴皮炎的临床表现为在与含有尾蚴疫水接触后，一旦水分蒸发，局部皮肤则感刺痛，并引起红斑、丘疹。数小时后局部剧烈瘙痒，红肿加重，可起水疱。经2～3日后症状逐渐消退。病程中可因搔抓导致糜烂、结痂或继发细菌感染等。多次反复感染者炎症反应强烈，并可引起局部或全身性风团样损害。

血吸虫尾蚴皮炎的诊断主要依据发病季节、有疫水接触史及接触部位皮肤红斑、丘疹并瘙痒等临床症状。

2. 钩虫皮炎　钩虫皮炎是钩虫之丝状蚴侵入皮肤而引起的皮肤病变。该病的传染途径主要是通过接触人粪肥中被钩虫污染的种植物如甘蔗、白薯、玉米、蔬菜、果树以及土壤等引起。疾病多发于温暖潮湿季节。患者主要为农民与矿工。皮肤病变发生于接触部位，尤以指/趾间、手背及足底最常见。损害发生于接触后数分钟至数小时，先于局部瘙痒，随后出现红斑、水肿与丘疹，1～2天内形成水疱。病程中可因搔抓导致糜烂、结痂或继发细菌感染。病程约1周后自愈。

钩虫皮炎的诊断主要依据接触传染病史、病变常见部位及损害特征与瘙痒。

3. 蛲虫皮炎　蛲虫寄生于人体结肠等部位。蛲虫的传染途径主要是经口传染。儿童发生率高。蛲虫所引起的皮肤病变多数患者仅表现为肛门和会阴部瘙痒性病变，由雌虫在肛门周围产卵刺激皮肤所致。因瘙痒搔抓可引起红斑、轻度水肿、糜烂、少量渗出液，也可因抓破出血、结痂或继发细菌感染。幼女可见外阴部红肿与分泌物增多。因瘙痒常使患儿夜间难以入睡。

蛲虫皮炎的诊断主要依据儿童发病、肛门及会阴部瘙痒与相关损害。有些患儿喜咬指甲。

（二）治疗

1. 血吸虫尾蚴皮炎　接触疫水后迅速用自来水清洗皮肤并擦干，也可用乙醇擦洗。避免热水烫洗与搔抓。皮肤损害可用炉甘石洗剂外涂，红肿明显者用生理盐水等溶液冷湿敷。单纯性皮肤瘙痒可用樟脑冷霜等止痒剂外涂。有细菌感染时用抗细菌软膏外涂。内用药物可选扑尔敏等抗组胺药物口服,有明显细菌感染者用抗细菌药物口服或注射。

2.钩虫皮炎　由于钩蚴进入皮肤后 24 小时内大部分尚停留在局部,故可采用物理和/或药物疗法等治疗。避免搔抓,以免细菌等感染。皮肤损害可选 2%～4%碘酊、3%水杨酸醑或 5%噻苯咪唑软膏等外涂,以效肿、止痒及杀灭皮肤内钩蚴。也可用透热疗法如热水浸泡或热敷等。内用药物主要为驱虫药如甲苯咪哩(甲苯达哩、mebendazol)100mg,每日 2～3 次口服,连服 3～4 日。皮肤瘙痒明显者可给予扑尔敏等抗组胺药物口服。

3.蛲虫皮炎　避免搔抓,避免热水肥皂烫洗。皮肤损害可外用 2%～5%白降汞软膏、1%薄荷软膏或 10%硫磺软膏外涂。也可用灌肠疗法以杀灭蛲虫卵或成虫,常用 10%氯化钠溶液、1%～5%肥皂水、1%硼酸溶液、0.5%碳酸氢钠溶液或生百部 30g 制成煎剂或大蒜浸液等,根据年龄不同取 100～400mL 灌肠,每日或隔日晚 1 次,7 次为 1 疗程。内用药物主要为驱虫药,可选甲苯咪唑,成人 400mg 顿服,或 100mg,每日 3 次口服,连用 3 日。该药的儿童剂量为 4～6mg/kg 顿服,3 周后重复治疗 1 次。瘙痒明显者可用扑尔敏等抗组胺药物口服。

二、囊尾蚴病

囊尾蚴病,又称为囊虫病或猪囊尾蚴病,是由猪带绦虫(囊尾蚴)寄生于人体所引起的一种疾病。本病的传染途经主要经口感染,因食用被绦虫卵污染的蔬菜、瓜果、水与食物或与猪带绦虫患者密切接触而感染。本病发病与食肉习惯、饮食卫生与个人卫生密切相关。猪带绦虫卵经口进入胃及十二指肠,经消化液和胆汁的作用,孵出六钩蚴,钻入肠壁,再经血液循环散布全身各组织器官。幼虫寄生部位多在皮下组织和肌肉,其次为眼及脑部,也可寄生在心脏、肺、腹腔与脊髓。

(一)诊断

本病多见于 20～40 岁青壮年男性。潜伏期约 3 个月。本病的临床表现视囊尾蚴数量、寄生部位及人体反应性而异,感染轻者仅尸检时发现。根据囊尾蚴寄生部位将其分为脑囊尾蚴病、眼囊尾蚴病和皮下组织与肌肉型(皮肌型)囊尾蚴病三种。

脑囊尾蚴病有皮质型、脑室型、蛛网膜下腔型与混合型,表现以癫痫发作最常见,严重者因颅内高压出现头痛、恶心、呕吐、头晕、记忆力减退、视力障碍、幻觉、精神异常、痴呆、听力减退、耳鸣和共济失调等。

眼囊尾蚴病表现有视力减退、视网膜剥离、失明、虹膜睫状体炎、脉络膜炎、眼压增高和/或继发性青光眼等。

皮下组织与肌肉型囊尾蚴病多发生于头顶部及躯干,四肢较少,手足罕见。损害主要为黄豆或较大结节,圆形或椭圆形,质较硬有弹性,无自觉症状,数目少者数个,多者上千个。损害可分批出现,也可自行消失。肌肉内结节可引起肌肉肿胀,个别患者可呈假性肌肥大,外形肌束丰满,而患者感觉疲乏无力。

囊尾蚴病的诊断主要依据在流行区有食生或半生不熟的猪肉史、以上临床表现、患者粪便中发现带状节片或虫卵及皮肤或肌肉内结节病检发现虫体。本病皮肤和肌肉内结节应与脂肪瘤、神经纤维瘤或皮脂腺囊肿鉴别。

(二)治疗

通常,对非活动期或部分退变囊尾蚴,以及皮肌型虫体可自然死亡钙化,故无须治疗。需要治疗者可用以下方法：

1.内用药物治疗 内用药物主要选择驱虫药：①吡喹酮(praziquantel)，皮肌型成人每次600mg，每日3次口服，连用10天为1疗程。脑囊尾蚴病成人20mg/(kg·d)，分3次口服，连用9天为1疗程，总剂量为180mg/kg，体重超过60kg者按60kg计量，疗程间隔2～3个月。吡喹酮是一种广谱抗蠕虫药，其不良反应常见的有恶心、呕吐、腹痛、腹胀、腹泻、头痛、头晕、乏力、失眠、多汗与肌束震颤，少见的有心悸、胸闷，偶可见心动过速、心房颤动、消化道出血、中毒性肝炎、发热、皮疹或过敏性休克等。该药禁忌证有对本药过敏者与眼囊尾蚴病；慎用于有严重心肝肾病者、有精神病史者，哺乳期妇女用本药期间及停药后72小时不宜哺乳。②阿苯达唑(albendazole，肠虫清，驱虫宁)，成人20mg/(kg·d)，分3次口服，10日为1疗程，一般需1～3个疗程，视病情而定；也可15～20mg/(kg·d)，分2次口服，10日为1疗程，停药15～20日后，可进行第2个疗程，一般需2～3个疗程。阿苯达唑为高效广谱驱虫药，其不良反应可有头痛、发热、皮疹、嗜睡、头晕、口干、恶心、上腹不适、乏力、肌肉酸痛、视力障碍或癫痫发作等。该药的禁忌证有蛋白尿者、严重肝肾功能及心脏功能不会者、活动性溃疡、眼囊尾蚴病手术摘除虫体前、孕妇及哺乳期妇女、2岁以下儿童，慎用于对本药有过敏史者与癫痫史者。

2.手术治疗 主要用于眼囊尾蚴病，位于脑室的脑囊尾蚴病以及单个皮肌型囊尾蚴病。

三、裂头蚴病

裂头蚴病是由假叶目曼氏绦虫的中绦期——裂头蚴(sparganum)寄生于人体而引起的一种疾病。裂头蚴是假叶目绦虫中绦期幼虫的统称。本病的成虫寄生在猫狗等食肉动物小肠内，虫卵随宿主的粪便排出体外，在水中孵出钩毛蚴，被第一中间宿主剑水蚤吞食，并发育成原尾蚴，感染的剑水蚤又被第二中间宿主如蛙、蛇、鸟、鼠和猪等动物吞食(以蛙类为主)，原尾蚴在其体内发育成实尾蚴，即裂头蚴。人食入含裂头蚴的蛙等动物后裂头蚴侵入腹腔，并在肌肉、皮下组织内移行引起病变本病的传染途径除食生或半生不熟的蛙、蛇或猪肉以及喝生水或游泳误吞入含原尾蚴的剑水蚤经口传染外，也可通过局部敷贴生蛙经皮肤伤口侵入。

（一）诊断

裂头蚴虫体可寄生于眼部、口腔颌面部、躯干、四肢、生殖系统、乳房、脑、消化道与呼吸道等部位。临床上按感染途径和寄生部位分为五种类型。

1.眼裂头蚴病 较多见，绝大多数患者是因眼部炎症性病变采用蛙肉与蛙皮敷贴眼部而感染。病变多见于单侧，主要表现有眼红肿、结膜充血、畏光、流泪、痒。常反复加重。若虫体侵入球后组织则炎症反应剧烈，可引起眼球凸出，也可因球后蜂窝织炎压迫神经或凸眼并发暴露性角膜炎与角膜溃疡而引起视力减退，若虫体侵入眼前房则可引起前房积脓、虹膜粘连、青光眼、甚至失明。眼裂头蚴病病程可数年至10余年，有时因眼部病变破溃、虫体自动爬出后症状则消退而愈。

2.皮下裂头蚴病 多见于局部敷贴蛙肉或生食蛙或蛇而感染。病变主要发生于四肢、胸腹壁、乳房、外生殖器与颈部等部位。损害为直径0.5～5cm大小不等皮下结节或肿块，高出皮面，呈圆形、椭圆形、条索状或不规则形，中等硬度有弹性。损害呈游走性，此起彼伏。若并发感染则出现红肿热痛等炎症反应。病程可持续数年，也可因损害破溃、虫体自动爬出后自愈。

3.口腔颌面部裂头蚴病 此型感染多数是因采用蛙肉敷贴龋齿所致，主要表现有局部皮下结节或包块,直径 0.5～1.5cm 大小不等,偶可见损害破溃有虫体爬出。

4.内脏裂头蚴病 少见。主要为生食蛙与蛇肉后引起,裂头蚴穿破肠壁进入腹腔,寄生于肠系膜与肾周围组织等,可表现为腹膜炎、腹部包块或肠穿孔,常在剖腹探查时发现虫体。有时虫体可穿过膈肌进入胸腔侵犯肺部,可发生咯血等症状。

5.脑裂头蚴病 少见。到目前为止,国内仅报道 11 例。虫体可经腹腔再穿透膈肌,沿颈内动脉上行穿过破裂孔进入颅内,也可由原尾蚴借助其尾部的穿刺腺侵入肠壁静脉,经血循环进入脑血管末梢处寄生并发育成裂头蚴而引起病变。本病常被误诊脑肿瘤或神经胶质细胞瘤,开颅手术发现虫体才能确诊。临床表现可有癫痫反复发作,也可出现四肢抽搐、失语、大小便失禁等。

裂头蚴病的诊断主要依据有生食蛙、蛇等动物或用蛙肉皮敷贴病变史,皮下游走性结节与包块和相关器官病变,病检发现虫体。

(二)治疗

1.内用药物治疗 可内服吡喹酮 25mg/kg,每日 3 次口服,连服 2 天,总剂量为 150mg/kg,必要时一周后重复 1 次。据临床观察,该药对皮下与眼裂头蚴病疗效较好。

2.损害内注射 通常用 40％乙醇 2～4mL 加少量普鲁卡因混合后注入损害内,可杀死结节内虫体,但眼球后深部注射应禁忌。

2.手术治疗 本病所有的损害均可手术切除,若术前局部红肿等炎症明显时则先进行抗炎治疗,待炎症减退后再行手术。

四、丝虫病

丝虫病是由丝虫寄生于淋巴组织、皮下组织或浆膜腔所引起的一种寄生虫性疾病。目前已知对人致病的丝虫有八种。在我国流行的丝虫病主要由班氏和马来丝虫引起。蚊是丝虫的中间宿主,人是其终宿主。传染期幼虫(微丝蚴)经皮肤进入人淋巴系统发育为成虫,在此过程中,其产生的代谢产物等引起局部淋巴组织反应及全身性过敏反应等表现。班氏丝虫寄生在四肢浅部淋巴系统与深部淋巴系统的泌尿生殖器官,引起四肢淋巴管炎、象皮样肿以及精索、附睾、睾丸或阴囊等的炎症和结节,马来丝虫主要寄生在浅部淋巴系统,引起四肢淋巴管炎和象皮样肿。

(一)诊断

本病多见于 20～50 岁男性,1 岁以下极少见。潜伏期 4 个月至 1 年半,一般为 1 年左右。临床表现轻重不一,有半数以上感染者可无症状。根据临床特征将其分为急性期(或早期)病变和慢性期(或晚期)病变两大类。前者表现为淋巴管炎、丝虫热、丹毒样皮炎以及精索炎、附睾炎与睾丸炎等,其特点是周期性发作,每隔 2～4 周或每隔数月发作 1 次;后者是由于长期反复发作,炎症导致淋巴管阻塞而引起的症状,表现有淋巴管曲张与淋巴结病变、鞘膜积液、淋巴尿、淋巴腹水、乳糜尿和象皮样肿等。

1.淋巴管炎与淋巴结炎 病变常单独发生于四肢,多见于下肢,可呈单侧或对称性。淋巴管炎表现为条索状红斑,伴灼热或疼痛。淋巴结炎表现为股及腹股沟淋巴结肿大、疼痛与压痛。患者可有畏寒发热、头痛、乏力等全身不适。

2.丝虫热 表现有寒战、发热,体温可达 40℃。有的患者仅有低热而无寒战。发热等症状通常持续 2～3 天后自行消退,亦可持续 1 周左右,呈周期性发作,丝虫热可能由深部淋巴管炎及淋巴结炎引起。

3.丹毒样皮炎 常继发于淋巴管炎与淋巴结炎,亦可单独发生,或与淋巴管炎、淋巴结炎同时存在,由表皮内毛细淋巴管炎所致。病变多发生于小腿下内侧。损害为局部皮肤红肿、发亮,伴灼热痛、疼痛与压痛,状似丹毒。严重者可有发热等全身不适。

4.精索炎、附睾炎与睾丸炎 主要由班氏丝虫的成虫寄生于其邻近的淋巴管内而引起的炎症所致。常表现为单侧精索粗大、附睾与睾丸肿大、疼痛与挤压痛。患者阴囊可红肿,可有发热等全身症状。病变一般持续数日后消退,然后再发。

5.淋巴管曲张与淋巴结病变 为慢性期病变。淋巴管曲张常见于精索、阴囊及大腿内侧,上肢偶见,也可发生于深部淋巴管如胸导管,严重时可破裂。淋巴结病变常见于单侧或双侧腹股沟和/或股部,质硬,其周围如海绵包裹。

6.鞘膜积液、淋巴床与淋巴腹水 鞘膜积液是精索及睾丸淋巴管阻塞、淋巴液流入鞘膜腔内所致。临床表现有阴囊增大、皮肤紧张,患者行走困难并有下垂感。偶可见有淋巴尿,如淋巴液流入腹腔则发生淋巴腹水,可出现急性腹膜炎症状。

7.乳糜尿、鞘膜乳糜积液、乳糜腹水与乳糜腹泻 乳糜尿常突然出现,可有发热、畏寒、腰部疼痛、下腹部及腹股沟部酸痛。尿呈乳白色或带血色,静置后分为三层:上层为脂肪;中层为乳白色或较清液体,常悬有小凝块;下层为红色或粉红色沉淀物,内含红细胞、淋巴细胞及白细胞等,有时可找到微丝蚴。乳糜尿常呈间歇性发生,也可呈持续性,高脂饮食可加重症状。鞘膜乳糜积液、乳糜腹水与乳糜腹泻均较少发生,也可见乳糜性胸腔积液及乳糜性关节炎。

8.象皮样肿 为丝虫病晚期最常见的表现。多在感染后 10 年左右发生,其发生部位与淋巴阻塞部位有关。好发部位依次为四肢(尤下肢)、阴囊、阴茎、阴唇、阴蒂和乳房。主要特征为局部皮肤水肿肥厚有弹性感,形如象皮。

9.其他 丝虫病还可发生于眼部和心脏,引起角膜炎、虹膜睫状体炎、视网膜出血、视神经萎缩、眼压增高与心包炎等。

丝虫病的诊断主要依据流行病学资料与淋巴管炎、淋巴结炎、象皮样等临床表现以及外周血为找到微丝蚴。本病应与细菌感染引起的淋巴管炎与淋巴结炎、丹毒以及其他病因引起的象皮样肿等病鉴别。

(二)治疗

1.一般治疗 急性期症状较重者应卧床休息,抬高患肢,避免刺激性食物,避免局部热敷等处理。乳糜尿者应抬高骨盆部,降低淋巴压力,应多饮水或淡茶,限制脂肪及高蛋白食物。象皮样肿者可用弹力绷带包扎患肢,预防足癣等感染性皮肤病。

2.内用药物治疗

(1)抗螺虫药:主要用乙胺嗪(diethylcarbamazine,海群生),用量与疗程根据丝虫种类。治疗班氏丝虫病方法为:每日 600mg,分 2~3 次口服,7 日为 1 疗程,总量为 4200mg,可应用 2~3 个疗程,疗程间隔 1~2 个月;也可用大剂量短程疗法,将总量 1000~1500mg 于夜间顿服,也可间歇服 2~3 疗程,或总量 3000mg 于 2~3 日分次服。治疗马来丝虫病方法为:每日 600mg,分 2~3 次口服,7 日为 1 疗程,可应用 2~3 疗程,疗程间隔 1~2 个月;或大剂量短程疗法,1500mg,1 次顿服或于 1 日内分 2 次口服。乙胺嗪对易感微丝蚴有两种作用:一是抑制虫体肌肉活动,使其固定不动,从而由寄生处脱开,并迅速集中到肝脏的微血管内,经一定时间后,大部分在肝窦状隙内被吞噬细胞吞噬;二是改变微丝蚴体表膜,使其更易遭受宿主防御功能的攻击与破坏。此外,该药大剂量时对丝虫成虫也有一定的杀灭作用。该药的不良反应少而轻,偶可引起食欲减退、恶心、呕吐、头晕、头痛、乏力、失眠、关节痛等,这些多由大量微丝蚴或成虫杀灭后释放异性蛋白所致。其他不良反应偶见有喉头水肿、支气管痉挛、皮疹、暂时性蛋白尿、血尿、肝肿大与压痛。对本药过敏者禁用,孕妇及哺乳期妇女暂缓治疗。

(2)其他:药物疼痛明显与高热等中毒症状明显时可适量用阿司匹林与糖皮质激素;伴有细菌感染时加重抗细菌药物治疗。

3.局部治疗　鞘膜积液可在外科手术治疗后内用乙胺嗪。顽固性乳糜尿可用1%～2%硝酸银灌注或手术治疗。下肢象皮样肿可采用烘绑疗法以改善淋巴循环并消肿,即将患肢用辐射热或微波透热1小时(烘疗)后用弹力绷带包扎,每日1次,连续20次为1疗程,间隔半个月后再行第2疗程。辐射热或微波透热为每次30min,每日1次,连续15次为1疗程。休息2个月后再进行第3个疗程,方法同第2个疗程。阴囊象皮样肿主要采用外科整形术。

五、匐行疹

匐行疹,又称为皮肤蠕虫蚴移行症(cutaneous larva migrans)、皮肤游走性幼虫病、游走性线状表皮炎、移行性幼虫病、幼虫移行症、潜行疹或沙虫病等,是由某些动物钩虫(不包括人钩虫)或线虫侵入皮肤表皮内而引起的皮肤病。

常见的线虫有巴西钩口线虫(宿主为猫与狗)、犬钩口线虫(宿主为狗),其他少见的有牛仰口线虫(宿主为牛)、羊仰口线虫(宿主为羊)等。人体皮肤与被线虫污染的土壤或水源接触后,感染性幼虫侵入皮肤而引起病变。

(一)诊断

本病多发生于春夏季。病变常发生在手足部、小腿、面部等暴露部位,也可见于躯干部等处。损害数目多少不定,通常为一条,也可为多条。线虫进入皮肤后,经数小时,于侵入处皮肤瘙痒,随后出现红斑、丘疹、丘疱疹或水疱,经1～3天后幼虫开始向前蜿蜒移行,每日数毫米至厘米不等,形成红色或淡红色线条状或蛇形状损害隆起于皮肤表面,有的可呈刺绣样。自觉症状为瘙痒明显。幼虫移走后,红斑、水疱渐消退,形成隧道样损害,并遗留轻度色素沉着。有时因搔抓可继发细菌感染,或发生糜烂等湿疹样病变。有的幼虫经数日或数周后停止移行,可在局部形成结节。有的幼虫可自皮肤中移出而自愈。病程长短不一,可自半月至数月不等。除皮肤病变外,有些偶可经血移行至肺部,引起咳嗽、短暂游走性肺部浸润和血中嗜酸性粒细胞增高。

匐行疹的诊断主要依据皮肤损害特征,损害中发现幼虫或病检发现幼虫与虫卵可确诊。

(二)治疗

1.一般治疗　损害应避免搔抓等,以防继发细菌感染。

2.内用药物治疗　可给予阿苯达唑(肠虫清)口服,剂量为10～15mg/(kg·d),分3次口服,连续3～5日。经治疗后损害可在数日后好转,1～2周内消失。也有报道用伊维菌素(ivermectin,一种广谱抗线虫新药)12mg,顿服,有良效。

3.局部治疗　可用炉甘石洗剂外涂,每日数次。也可冷冻或用氯乙烷喷射,有继发细菌感染时外涂抗细菌药物软膏等。

六、毛虫皮炎

毛虫皮炎是指由桑毛虫、松毛虫或刺毛虫等接触皮肤后引起的一组炎症性疾病。

桑毛虫又称为桑毒蛾、纹白毒蛾等，主要寄生于桑树及其他果树，以食桑叶等绿化果树等叶子为生，每年6～10月为桑毛虫的高峰期，桑毛虫接触皮肤后其毒毛内含的毒液对皮肤原发性刺激可引起皮炎，称为桑毛虫皮炎。松毛虫是寄生松树上的一种毒虫，每年4～11月为松毛虫的高峰期，与皮肤接触后其毒液引起松毛虫皮炎。棘毛虫寄生于树木上，每年6～9月为刺毛虫的高峰期，与皮肤接触后其毒液引起棘毛虫皮炎。

（一）诊断

以上各种毛虫引起的皮肤病变之临床表现大致相同。病变主要发生在颈、肩、面、背、胸、手及前臂等皮肤暴露部位，也可因手拍打毛虫或搔抓后接触到其他皮肤而发于非暴露等部位。病变一般发生在接触毛虫数分钟到十几分钟内。损害数目与毛虫接触部位多少而定，多数为1～2处，也可有数十处。损害为豆大或小片水肿性红斑、丘疹、中央色暗红或呈黑色，周围色鲜红，部分患者可见丘疱疹、水疱以及风团样损害。自觉瘙痒剧烈，可伴有灼热感或刺痛感。损害可因搔抓致糜烂等湿疹样变。此外，若毒毛被揉进眼内，可引起结膜炎、角膜炎等，严重者可导致失明。本病皮肤病变病程多在1周左右，红肿等炎症病变逐渐消退，伴脱屑，遗留暂时性色素沉着。

松毛虫除引起皮肤病变外，还可发生骨关节炎，一般发生于与松毛虫接触后1～5天，也可长达10～20天。主要累及四肢关节，以手足小关节受累多见，常见于1～2个关节，不对称，表现为受累关节红肿、疼痛、并活动受限等功能障碍。经1周左右多数患者症状逐渐消退，也可见有部分患者反复发作，病程达数月之久，并导致骨关节畸形。

毛虫皮炎的诊断主要依据流行地区与季节、有毛虫接触病史和皮肤损害表现等特征。

（二）治疗

1. 一般治疗　毛虫接触皮肤后禁止拍打与搔抓，以免加重病情和扩散。可先用清水冲洗后再用氧化锌胶布或透明胶在毛虫接触部位反复粘贴以去除毒毛，避免用热水烫洗损害。

2. 内用药物治疗　瘙痒明显者用扑尔敏等抗组胺药口服。损害广泛且炎症明显时可静脉滴入5％葡萄糖液500mL，维生素C 2～3g，10％葡萄糖酸钙注射液20mL，每日1次，连用5～7天；也可单用或同时用糖皮质激素口服或注射。对松毛虫所致关节炎症状可用保泰松与糖皮质激素短程治疗。

3. 局部治疗　红肿不明显且无糜烂时可外涂炉甘石洗剂外涂，每日十余次。红肿明显或有糜烂时用生理盐水或3％硼酸溶液冷湿敷，致红肿等减退后用抗细菌药物软膏或糖皮质激素软膏或霜剂外涂。对松毛虫所致关节炎可用硫磺鱼石脂软膏外敷，也可局部注射曲安奈德。

七、隐翅虫皮炎

隐翅虫皮炎是由隐翅虫接触于皮肤而引起的一种炎症性皮肤病。

隐翅虫是一种黑色的小飞虫，每年夏秋季为该虫的高峰期。该虫白天栖居在潮湿阴暗处，夜间活动，在日光灯等灯光周围飞行，尤其在雨后闷热天气多见。当虫体落在皮肤上叮咬或被打死后其强酸性的毒液则刺激皮肤引起炎症反应。

（一）诊断

本病潜伏期为数小时至1～2日。病变主要发生在面部、颈部、四肢及躯干等暴露部位，或虫体接触部位，有时可因接触虫体的手触摸非暴露部位，如发生于外阴等部位。病变多为一处，也可为多处。损害为条状、带状、片状或点簇状水肿性红斑，并密集丘疹、水疱或脓疱，可发生糜烂。大部分损害可见中央部呈灰白色或灰黑色表皮坏死。自觉症状为瘙痒、灼热感或刺痛，严重者有剧烈疼痛。若损害数目较多与范围广泛者可有发热、疼痛与乏力等全身症状，也可因细菌感染导致近端淋巴结肿大。本病病程约1周左右，最终结痂脱落而愈，可遗留暂时性色素沉着。

隐翅虫皮炎的诊断主要依据病变发生于暴露部位、损害主要为条带状水肿性红斑等及灼热等自觉症状。本病应与其他皮炎鉴别。

（二）治疗

1. 一般治疗　隐翅虫落到皮肤上时不要拍打，应用嘴吹掉或用其他物品拨掉。对隐翅虫接触部位应用肥皂水冲洗，避免用热水烫洗或搔抓，以免加重病变与扩散。严重病例应卧床休息，加强支持治疗。

2. 内用药物治疗　瘙痒明显者可给予扑尔敏等抗组胺药物口服。损害广泛有全身症状者可短程应用糖皮质激素口服或注射。有细菌感染时加用抗细菌药物内服或注射。

3. 局部治疗　红肿等炎症不明显、无糜烂者可用炉甘石洗剂外涂，或强的松冷霜外涂。红肿等炎症明显或有糜烂者可用1:5000～8000高锰酸钾溶液、5%碳酸氢钠或生理盐水冲洗后用生理盐水湿敷，待红肿糜烂消退与结痂后用抗细菌药物软膏或糖皮质激素软膏外涂。

八、疥疮

疥疮，俗称疳疮、闹疮或癞疥疮，是由疥虫（疥螨）引起的一种传染性皮肤病。

疥螨有动物疥螨和人疥螨两类，前者主要寄生于牛、马、猪、羊、狗、猫或兔等动物，后者寄生于人体。人疥疮主要由人疥螨引起，也可由动物疥螨引起。疥疮的传染途径可通过与患者密切接触包括性接触或握手等而传染，也可通过间接传染途径如使用患者用过的床单、衣服与毛巾等传染。疥螨由皮肤薄嫩处侵入后通过挖隧道的方式对皮肤损伤、机械性刺激以及其分泌物或代谢产物的毒性作用等引起病变。

（一）诊断

病变可发生于躯干和四肢皮肤，好发于指缝、腕屈侧、下腹部、腹股沟及外生殖器，其他常见于肘窝、腋窝、乳房下与脐周等部位。成人头面部及掌跖部极少受累，但儿童可发生于头面部和掌跖部。病变呈对称性分布。损害为粟粒大小散在丘疹与丘疱疹，多为皮肤色或淡红或暗红色，由于疥虫以挖掘隧道的方式向前移行以吸取营养，故有时见有丘疹或丘疱疹等损害呈线状，称之为隧道，为疥疮所特有，盲端为疥虫所在。本病自觉症状为瘙痒，多数剧烈，尤以夜间明显。损害可因搔抓形成绿豆至蚕豆大小不等结节，这种损害易发生于阴囊、龟头、阴茎包皮与大阴唇，呈暗红色，触之有弹性，称为疥疮结节。疥疮结节瘙痒剧烈，常呈阵发性。搔抓也可导致抓痕、结痂以及糜烂等湿疹样病变，严重者可继发细菌感染，引起毛囊炎、脓疱疮与疖等病变，并有近位淋巴结肿大，或有发热等全身不适，儿童细菌感染可诱发肾炎等疾病。此外，疥疮损害有少数可表现为类似脓疱疮、银屑病、接触性皮炎、荨麻疹、毛囊角化病、疱疹样皮炎或大疱性类天疱疮（有称为大疱性疥疮，bullous scabies）。

　　疥疮的诊断主要依据接触传染病史、损害好发部位与损害特征和瘙痒剧烈。在隧道盲端将疱疹挑破刮取疱液镜下找到疥虫或虫卵可确诊。

　　本病应与痒疹、皮肤瘙痒症或虱病等疾病鉴别。

　　(二)治疗

　　1.一般治疗　患者应适当被隔离,以防传染。避免搔抓,避免热水烫洗,以防加重病情。患者所用过的衣物等物品应用热水烫洗并煮沸消毒。不能烫洗的衣物用洗涤剂清洗后于干燥处放置数日后再用,因疥虫离开人体后仅能存活 2～3 天。

　　2.内用药物治疗　瘙痒剧烈者应给予扑尔敏等抗组胺药物口服,继发细菌感染者应全身用抗细菌药物治疗。

　　3.局部治疗

　　(1)外用药物治疗:是治疗疥疮的主要疗法。可选用:①1％丙体六六六霜或软膏(林丹、γ－666、疥得治),每次 30g,自颈部以下擦遍全身,保留 24 小时后用温水洗澡、换衣服及床单并消毒处理。轻症者通常一次即可治愈,若未完全治愈则于 1 周后再重治疗 1 次。该药杀虫力强,无臭味,使用方便,患者易接受。但该药有毒性,主要为神经毒作用,故不可每次大量应用或每日应用,12 岁以下儿童及孕妇禁用该药。②10％硫磺软膏,自颈部以下涂遍全身,每日 2～3 次,连用 3～4 日为 1 疗程。该药涂药期间不洗澡、不换衣服以保持疗效。该药目前主要用于儿童疥疮治疗,但其浓度应减半,为 5％硫磺软膏。③伊维菌素 15～25mL(按 0.8％体重/容量稀释),每晚沐浴后外涂 1 次。④25％苯甲酸苄酯霜外涂,每日 1～2 次,连用 2～3 日。有细菌感染或湿疹样病变者应先外用药治疗感染或湿疹样病变后再用以上药物治疗。

　　(2)其他疗法:对顽固性损害如疥疮结节,除可用 10％～20％硫磺软膏或与糖皮质激素软膏交替局部揉擦治疗外,也可用液氮冷冻治疗,或损害内注射曲安奈德,每个结节内注射 0.1～0.3mg,但每日最大量不超过 30mg,必要时一周后再次注射 1 次,一般 1～3 次可愈。对经上述治疗仍无效的单个疥疮结节可行外科手术切除。

九、虱病

　　虱病是由昆虫纲虱目中的虱引起的一种传染性皮肤病。

　　虱的种类较多,有人虱、牛虱、狗虱和鸡虱等,分别寄生于人、牛、狗和鸡等动物体表。人虱又可分为头虱、体虱(衣虱)和阴虱,分别寄生在人的头部、躯干和外阴部与肛周,引起头虱病(pediculosis capitis)、体虱病(pediculosis corporis)与阴虱病(pediculosis pudis)。虱以其刺器刺入皮肤,靠吸人血为生。虱病的传染途径可通过直接接触或通过衣物等间接接触传染,阴虱则主要通过性接触传染。虱的传染多与个人卫生差等相关。目前所见虱病以阴虱引起者居多。

　　(一)诊断

　　虱病主要由虱叮咬后引起,其症状与虱的数量有关,也因个体而异。重要的表现为瘙痒,可见局部点状红斑、瘀斑点、丘疹、抓痕与血痂。有毛部位可见毛干上白色虱卵,并于毛干和/或毛根部见黑褐色与黄褐色斑点,为活虱。患者内衣裤上常见有点状污褐色血迹,常常是患者就诊的诱因。由于搔抓有些患者可继发毛囊炎或疖等细菌感染性疾病。

　　虱病的诊断主要依据病变部位及临床表现,见到活虱可确诊。

　　本病应与痒疹、皮肤瘙痒症、疥疮等疾病鉴别。

（二）治疗

将毛发剃去并焚烧，内衣裤及床单等用热水肥皂烫洗后煮沸。药物治疗以外用药为主，可选50％百部酊、1％丙体六六六霜（乳膏）、或10％硫磺软膏外涂，每日2～3次。绝大多数经3～5日治愈。对伴有细菌感染者可外用或加内用抗细菌药物治疗。瘙痒明显者给予口服扑尔敏等抗组胺药。

十、螨皮炎

螨皮炎是由螨叮咬皮肤所引起的一种皮肤病。

螨的种类很多，常见的有虱螨、粉螨、恙螨和鸡螨等。虱螨与粉螨寄生于农作物和面粉等物品上，多发生在收割季节接触谷物的农民，并称之为谷痒症、大麦痒或稻草痒等。恙螨又称为砂螨，可寄生于所有哺乳动物，其引起的皮炎又称为恙螨皮炎。鸡螨主要寄生于鸡与鸽体表，多在夏秋季节繁殖，常见于养鸡者，其引起的皮炎又称为鸡螨皮炎。

（一）诊断

本病病变主要发生于接触与暴露部位，严重者可泛发全身。螨叮咬后先于局部发生瘙痒，随之出现红斑、丘疹、丘疱疹和/或风团样损害，也可见有瘀斑、瘀点，重者可出现水疱等损害。部分患者因搔抓可导致皮肤抓破、糜烂、结痂并继发细菌感染，严重者可有发热等全身不适。

螨皮炎的诊断主要依据接触病史与临床表现。

本病应与丘疹性荨麻疹或疥疮等病鉴别。

（二）治疗

去除病因。用清水清洁皮肤。皮肤病变避免搔抓以及热水烫洗。衣服洗后用开水烫。损害可外涂炉甘石洗剂等止痒剂或中效糖皮质激素霜或软膏外涂，严重者内服抗组胺药与糖皮质激素。

十一、毛囊虫病

毛囊虫病是一种寄生于人体皮脂腺和毛囊的人蠕形螨（毛囊虫）引起的慢性炎症性皮肤病。

蠕形螨是一种永久性的寄生螨，寄生于人体的有皮脂腺寄生螨和毛囊寄生螨。蠕形螨呈蠕虫状，长约0.1～0.4mm，有腭体和足。蠕形螨多寄生于皮脂腺丰富的部位，尤其是面部，可能以上皮细胞、腺细胞、皮脂及细胞碎屑为食。通常，蠕形螨不引起症状，但若虫体量多，可使皮脂腺和/或毛囊肿胀以及死虫或虫体的代谢产物等对皮肤刺激可引起炎症病变。

（一）诊断

本病男女均可患病，多见于20～30岁青壮年，偶可见于婴幼儿，皮脂腺分泌旺盛者易患本病。病变可发生于除掌跖部以外的任何部位，主要发生于面部，尤其常见于鼻部、颊部与颏部，严重者可累及眼睑和口周、甚至整个面部、肩部、胸背上部。损害开始为短暂的毛细血管扩张，轻度红斑，随后毛细血管扩张与红斑逐渐变得明显，并出现红色丘疹、脓疱、结痂与脱屑。少数可发生结节或囊肿性损害。病变自觉症状可有瘙痒，但多数患者无明显自觉症状。根据损害临床特征，有学者将本病分为痤疮型、酒渣鼻型、脓疱型、须疮型、糠疹型、粟粒狼疮型、色素沉着型和混合型等多种类型。

　　毛囊虫病的诊断主要根据病变好发部位以及在皮脂溢出明显的基础上出现红斑、毛细血管扩张、丘疹、脓疱等损害和损害镜检发现毛囊虫。

　　本病应与寻常痤疮、酒渣鼻或脂溢性皮炎等病鉴别。

　　(二)治疗

　　1.一般治疗　　生活中注意面部清洁卫生。避免甜食、辣椒与酒类等刺激性食物。避免挤压、摩擦或热水肥皂烫洗损害。

　　2.内用药物治疗　　内用药物可选用:①甲硝唑,每次 0.2g,每日 3 次口服,连服 10～15日。②替硝唑,每次 1g,每日 1 次,连服 7～10 日。此外,若有明显脓疱损害时可选用美满霉素 100mg,每日 2 次口服,连服 10～15 日;或地红霉素 250mg,每日 2 次口服,连用 10～15 日。

　　3.外用药物治疗　　可选用:白色洗剂外涂,每日 5～10 次;红霉素软膏外涂;2％～5％硫磺冷霜或软膏外涂;克林霉素磷酸酯乳膏外涂;10％～20％甲硝唑溶液或霜剂外涂。

十二、其他昆虫与动物叮咬

　　其他昆虫叮咬常见的有蚊叮咬、臭虫叮咬、蚤叮咬等。

　　(一)诊断

　　1.蚊叮咬(mosqueito bite)　　表现为叮咬部位针尖大小红斑与瘀点,也可见丘疹与风团样损害,多数损害瘙痒明显或灼痛感。有少数损害仅见针尖大小红色斑点,其周绕以苍白圈,无自觉症状。

　　2.臭虫叮咬(bedbug bite,cimicosis)　　表现为叮咬部位出现红斑、丘疹、风团样损害与瘀斑点,有不同程度瘙痒。

　　3.蚤叮咬(flea bite,pulicosis)　　表现为叮咬部位发生红斑、丘疹、风团样损害,其中央可见紫红色瘀点,为叮咬痕迹。部分可发生水疱。自觉症状为剧痒,但也可无明显瘙痒等症状。

　　4.蜂蜇伤(bee sting)　　表现为被蜇部位立即出现瘙痒或灼痒或刺痛感,随后发生红肿。严重者发生水疱,中央可见瘀斑点。部分患者可因病情严重出现局部麻木以及发热、头痛、头晕、乏力、心慌、恶心、呕吐、烦躁与过敏性休克等症状。

　　5.蚁蜇伤(ant bite)　　表现为被蜇伤处出现红斑、丘疹及风团样损害,部分可见水疱。自觉症状有瘙痒或灼痛。

　　6.蠓虫叮咬(heleidae bite)　　常见于夏秋季。表现为叮咬部位(常见于足背、小腿、前臂、耳及面部)先出现红斑,随后出现风团样损害,中央可见多个瘀斑点或丘疹,有时可见水疱。自觉症状为瘙痒明显,可因搔抓而发生糜烂等湿疹样病变。

　　7.毒蛇咬伤(venomous snake bite)　　表现为咬伤部位红肿、瘀斑点与疼痛。病变发展向周围扩大,肿胀明显,皮肤可呈青紫色,甚至发黑坏死。若为剧毒蛇咬伤可发生严重全身症状致死。

　　8.蝎蜇伤(scorpion sting)　　表现为被蜇部位剧烈疼痛,随即出现明显红肿、瘀斑点与水疱。严重者皮肤坏死,并可出现头痛、发热、呕吐、心慌、呼吸困难、血压下降等症状,极少数发生更为严重全身性中毒症状,终因呼吸麻痹等而死亡。

　　9.蜘蛛咬伤(spider sting)　　表现为被叮咬处灼热或刺痛或剧烈疼痛,随后红肿起疱。严重者损害迅速扩大并坏死。全身症状有畏寒、发热、恶心、呕吐、烦躁不安、痉挛性疼痛、心慌等,极重者可致死。

10. 蜈蚣咬伤(centipede bite)　表现为被咬伤处发生两个瘀点,有灼痛、刺痒或剧痛,随后局部红肿,严重近位淋巴结肿大,局部坏死。全身症状有发热、恶心、呕吐、头痛、心慌及抽搐等症状,并可危及生命。

11. 蜱咬伤(tick bite)　蜱咬伤处可见有红色丘疹或风团样损害,通常无明显自觉症状或可有瘙痒或灼痛。若蜱长时间吸附于皮肤上,严重者可出现发热、寒颤、头痛、腹痛和呕吐等,称之为蜱咬热。极少数患者,尤其是小儿,可出现肢体麻痹症状,严重者可导致全身瘫痪,称之为蜱瘫痪(tick paralysis)。有的可出现发热伴血小板减少综合征。有的可出现发音障碍与呼吸困难,可发生呼吸衰竭而死亡。

以上疾病的诊断主要依据相应昆虫或动物叮咬伤病史及其表现。

(二)治疗

1. 内用药物治疗　单一皮肤瘙痒明显者用扑尔敏等抗组胺药口服。对毒蛇等咬伤全身症状严重者应及时注射抗毒血清、应用糖皮质激素、支持与对症治疗。

2. 局部治疗　损害无明显红肿等可用炉甘石洗剂等止痒剂外涂。红肿明显且有水疱、糜烂者用生理盐水等湿敷,待红肿等减退后涂糖皮质激素软膏或抗细菌药物软膏(继发细菌感染者)。毒蛇咬伤者应立即于近心端用止血带或布带结扎,并半小时松开一次恢复血流,伤口放置冰袋或浸入 4～7℃冷水中,以减慢毒素吸收,咬伤处行"十"字切开,用盐水或 1∶5000 高锰酸钾溶液反复冲洗伤口,然后用吸奶器或拔火罐方法吸出毒液(若用口吸应吸后吐出后清水漱口),再于伤口周围用 1% 普鲁卡因封闭以止痛并减少毒液吸收。蝎蜇伤者应用止血带或布带于近心端结扎或于伤口放置冰袋再用吸奶器或拔火罐方法尽量将毒液拔出,必要时切开伤口用肥皂水或稀释的氨水或 1∶5000 高锰酸钾溶液反复冲洗后用 5% 小苏打溶液湿敷,伤口禁用碘酒等刺激性药物外涂;也可用 1% 普鲁卡因作伤口周围环状封闭,或 1% 盐酸吐根碱溶液 3mL 于伤口的近心端皮下或伤口周围环状注射减轻疼痛。蜘蛛与蜈蚣咬伤者处理方法与蝎蜇伤处理方法相同,对坏死性损害可手术切除。蜱咬伤应拔出蜱并完整取出蜱的口器后用乙醇等消毒剂,外涂抗生素软膏。

第三章 变态反应性皮肤病

第一节 湿疹

湿疹(eczema)是皮肤科的常见病,由于病因复杂,反复复发,也是皮肤科的疑难病。临床上,凡是具备了瘙痒、红斑、丘疹、水疱、脱屑、肥厚等特点,有渗出及融合倾向的皮疹,均可以诊为湿疹。湿疹是形态学描述性名称,而非病因学诊断。在有特异修饰词的情况下,湿疹与皮炎可以通用,如接触性皮炎也称为接触性湿疹。对于具备湿疹皮损,但病因明确或具备相对特异临床特点的患者,应该做相应特异性湿疹的诊断。

一、流行病学

据美国 2007 年对一般人群的调查显示 10.7% 的被调查者具有湿疹;同年我国社区一般人群的调查也显示 7.5% 的被调查者患有各类湿疹。

二、病因与发病机制

湿疹的病因非常复杂,可能由某种内部或外部原因引起,也可能是多种内部或外部因素综合作用的结果。机体内部因素如免疫功能异常和内在疾病(如内分泌疾病、营养障碍、内脏功能异常、肿瘤等)均可能引发或加重湿疹;遗传性或获得性皮肤结构异常或功能缺陷也容易引发湿疹。外部因素,如对环境中的物质过敏或环境因素对皮肤的刺激,环境温度或湿度变化、日晒等均可以引发或加重湿疹;微生物可以通过直接侵袭或诱导免疫反应引发或加重湿疹。社会心理因素如紧张焦虑也会加重本病。

三、临床表现

自觉症状为程度不等的瘙痒,一般没有系统症状。皮损可以分为急性期、亚急性期及慢性期 3 种。急性者表现为红斑,表皮水肿,可伴有丘疹、水疱、渗出或脱屑。亚急性水疱渗出减少,出现结痂及脱屑。慢性者主要以皮肤肥厚革化为主,可以伴有色素改变、脱发及甲改变、瘢痕等。三期间常无明显的界限,也不一定 3 期均有。

四、组织病理

湿疹的病理特点为海绵形成,伴不同程度的棘层肥厚及淋巴细胞浸润。

五、辅助检查

疥虫检查可以排除疥疮,真菌检查可以鉴别浅部真菌病,血常规检查可以发现嗜酸细胞增多,血免疫球蛋白检查可以帮助鉴别具有湿疹皮炎皮损的先天性疾病。斑贴试验可以辅助诊断接触性皮炎;食物变应原检查可以发现食物引起的湿疹;血常规检查及皮损细菌培养可以帮助诊断继发感染。

六、诊断与鉴别诊断

主要根据临床表现诊断,可以根据皮损分期加上部位诊断,如面部急性湿疹,手慢性湿疹,泛发性湿疹等。本病需与以下疾病鉴别:①类似湿疹皮炎表现的其他疾病,如疥疮,浅部真菌病,淋巴瘤,嗜酸细胞增多症,培拉格等。②具有湿疹皮炎皮损的先天性疾病,如 Wiskott－Aldrich 综合征,选择性 IgA 缺乏症,高 IgE 复发感染综合征(Job 综合征)等。③其他各类病因或临床表现特异的皮炎,如接触性皮炎、脂溢性皮炎、淤积性皮炎、特应性皮炎等。

七、治疗

1.医疗指导　告知疾病的可能转归、疾病对身体健康的影响、有无传染性、可能的治疗方法及效果。指导患者避免或替换掉环境中的致病物质,避免接触生活中常见的变应原及刺激源。对居住生活环境、饮食、正确选择和穿戴手套及其他防护用品、清洁方法及清洁用品的使用等也应提出相应建议。

2.避免病因及加重因素　通过详细采集病史、细致体检、合理使用诊断试验,仔细查找并避免病因及诱发或加重因素。

3.保护皮肤屏障功能　湿疹皮肤屏障功能破坏,容易继发刺激性皮炎、皮肤感染及过敏而加重皮损,因此,保护屏障功能非常重要。首先应选用对皮肤无刺激的治疗,预防并适时处理继发感染,在一些皮肤干燥的患者使用保湿剂。

4.局部治疗　对于限局性皮损(小于体表面积10%～30%),可以仅外用药物治疗。急性期皮损无水疱、渗液及糜烂时,可以选炉甘石洗剂、氧化锌糊或肾上腺糖皮质激素乳膏、凝胶,不应选用软膏、硬膏。大量渗出皮损应选择3%硼酸或0.1%利凡诺液或生理盐水湿敷。亚急性皮损水疱渗出已很少,可选用氧化锌糊剂、氧化锌油或肾上腺糖皮质激素乳膏,不应再湿敷或过度外洗,以免造成皮肤干裂。慢性皮损可选用肾上腺糖皮质激素软膏、硬膏、乳剂或酊剂等,可以合用保湿剂及角质松解药,如20%～40%尿素软膏、10%水杨酸软膏等。

肾上腺糖皮质激素依然是治疗中重度皮炎的主要药物。初始治疗应该根据皮损的性质选择合适强度的药物。轻度皮炎可以选择弱效激素如氢化可的松、地塞米松;肥厚性皮损应选择强效激素,如哈西奈德、卤米松,其他皮炎均可以选择中效激素,如曲安奈德、糠酸莫米松等。某些湿疹如怀疑与细菌有关者可以加用外用抗生素类制剂或使用含抗菌作用的复方制剂。儿童、成人面部、皮肤皱褶部位皮损使用弱效或中效激素多可以奏效。强效肾上腺糖皮质激素每次连续应用不应超过2周,以减少急性耐受及不良反应。钙调神经磷酸酶抑制剂可应用于肾上腺糖皮质激素外用疗效不佳患者、激素应用后的替代治疗以及拒绝应用激素的患者。

5.系统治疗　①抗组胺药:对湿疹的疗效尚待进一步证明。一般夜间使用具有嗜睡作用的药物,白天使用无镇静作用者。②肾上腺糖皮质激素:适用于短期可以祛除病因或严重水肿,泛发性皮疹、红皮病等为迅速控制症状也可以应用,但必须慎重,缓慢减量避免发生系统不良反应及反跳。③抗生素:在明显继发细菌感染时使用。④免疫抑制药:对于其他疗法无效的重症患者,或短期系统应用肾上腺糖皮质激素病情得到明显缓解后,需减用或停用激素时使用。雷公藤多苷、环孢素、霉酚酸酯、甲氨蝶呤、硫唑嘌呤均曾用于严重的特应性皮炎,由于不良反应多,要注意疗效与风险的比,慎重应用。

6.物理治疗 紫外线疗法包括高剂量 UVA1(340～400nm)照射,UVA/UVB 照射及窄谱 UVB(310～315nm)照射对特应性皮炎均具有较好的疗效,可以参考应用。

7.其他 包括中药治疗、心理治疗、催眠/生物反馈治疗、针灸治疗、按摩疗法、顺势疗法(homeopathy)等。中药疗法的疗效取决于中医的水平和正确的辨证。注意中药也可导致严重的副作用,如肝、肾损害等。其他疗法对治疗湿疹的疗效尚缺乏一致意见。

八、预后

可以严重影响患者的生活质量,且迁延难愈,但并不危及患者生命。

第二节　汗疱疹

汗疱疹(dyshidrotic eczema)又名出汗不良(pompholyx)是累及掌跖的一种慢性复发性水疱性湿疹。

一、流行病学

国外患病率 0.05％;手部湿疹患者中 3％～20％ 为汗疱疹。男女患病率相同。中青年好发。

二、病因与发病机制

不明。曾认为与出汗不良有关,但近年发现与汗腺无关,相反,40％的患者伴多汗。

1.遗传 纯合子双胞胎可以同时患本病。有些为常染色体显性遗传。50％患者伴特应性体质。

2.过敏 如对镍、钴或香脂等引起的系统性接触性皮炎,可以引起类似损害。静脉丙种球蛋白有引起本病的报道。

3.肉毒毒素注射 可以缓解症状,提示与神经功能有关,情绪变化可以引发或加重。

4.环境季节变化 可以加重。

三、临床表现

自觉瘙痒或烧灼感,可先于皮疹或与皮疹同时出现。呈慢性复发性,可以每月或每年发作一次,春夏秋季节好发。检查手掌及指侧缘可见对称性簇集针尖大小清亮水疱或大疱而无红斑。水疱不破溃,数日后脱屑痊愈。继发感染可以出现脓疱、蜂窝织炎或淋巴管炎。足跖及趾侧缘、手足背也可以受累。80％患者单纯手发病,10％手足同时受累,10％单纯足部受累。

四、辅助检查

斑贴试验可以辅助检测接触性皮炎。

五、诊断与鉴别诊断

依据临床诊断,要与幼年足跖皮病、大疱性皮肤病、癣菌疹等鉴别。

六、治疗

一般 2～3 周自愈。大疱可以选用 10%醋酸铝液 1∶40 或 1∶1 万重铬酸钾液湿敷;也可以抽疱液。局部使用强效肾上腺糖皮质激素控制后换用强度低的激素。继发细菌感染局部应用抗菌药物;重症患者可以系统使用肾上腺糖皮质激素,如泼尼松 20mg bid。

七、预后

无生命危险,但影响患者生存质量;久之甲可以发生萎缩,出现如横纹、肥厚、变色,点凹甲等变化。

第三节 特应性皮炎

特应性皮炎(atopic dermatitis)是一种慢性复发性瘙痒性皮炎,好发于婴幼儿,不同年龄阶段有特征性表现,多数合并其他特应性疾病,如过敏性鼻炎、哮喘或对多种食物过敏等。

一、流行病学

发达国家儿童患病率 15%～30%,成人 2%～10%;中国 1～7 岁城市儿童 2.78%。男女比例 1∶1.4。85%在 1 岁内发病,95%在 5 岁前发病。患病率近年有增加趋势。

二、病因与发病机制

1.遗传　43%～83%患者有特应性家族史。双亲均系特应性体质的家庭,子女发病的风险是 50%～75%,单亲特应性体质者风险降为 25%～30%。无家族史的子女患病风险性为 10%～15%。已经与本病有关的基因位包括 3q21,1q21,16q,17q25,20p,3p26,5q31－33 等。

2.免疫功能异常　表现为对各种感染的易感性增加,皮肤防御水平低,外周血中 T 细胞,尤其是 CD8$^+$T 细胞降低;T 细胞对单纯疱疹抗原及白念珠菌的反应性降低;NK 细胞活性降低等。Th$_1$ 与 Th$_2$ 细胞功能失衡,急性期 Th$_2$ 类细胞反应过强,导致 IgE 产生过多;慢性皮损呈 Th$_1$－Th$_2$ 反应模式。免疫异常可以是遗传性的也可能与环境有关。

3.机体反应性异常　表现刺激阈降低,易发刺激性皮炎;皮肤痒阈降低,出汗、羊毛、化纤衣物及脂溶性溶剂都易引起瘙痒。存在环核苷酸代谢异常,白细胞基础 cAMP 水平正常,但当遇到外界刺激,如肾上腺素、前列腺素 E$_2$ 等刺激时,cAMP 水平却不能正常升高,造成肥大细胞及嗜碱性粒细胞更易脱颗粒,释放炎症介质。

4.皮肤屏障功能障碍　表现皮肤干燥,这是因为①皮脂腺数目少,体积小,分泌能力低。②表皮脂类总量降低,酰基鞘氨醇(ceramide)降低。导致表皮通透屏障障碍,透皮水丧失量(TEWL)增加,角质层含水量降低,出现干皮症,同时刺激阈降低、容易继发感染,也利于变应原的穿透。30%患者皮肤屏障障碍与丝聚蛋白(filaggrin gene,FLG)突变有关。

5.环境因素　皮肤金黄色葡萄球菌定植增加,其超抗原及变态反应可以加重本病。卫生学说提示过度清洁,尤其是儿童期接触寄生虫、细菌或病毒少,可能是本病随着工业化城市化而患病率增加的原因。季节因素,如环境过冷或过热,干燥,日晒均可加重本病。食物或吸入物过敏与本病的关系还不明确。

三、临床表现

剧烈瘙痒。不同年龄段的皮损具有特征性。婴幼儿期（0～2 岁）：生后 2～6 个月于面部、头部或躯干四肢伸侧出现急性湿疹，表现为红斑、丘疹、水疱、渗出、糜烂和结痂。继发感染时可出现脓疱、脓痂、发热。儿童期（2～12 岁）：可为婴儿期的延续，也可能为首发。分为湿疹型和痒疹型两型。皮疹多位于肢体屈侧，尤其是肘窝和腘窝，呈亚急性或慢性湿疹，或四肢伸侧和背部的痒疹样损害。颈侧可见网状色素沉着，即"特应性脏颈"（atopic dirty neck）。青少年及成人期表现为苔藓化损害。通常全身皮肤明显干燥。

四、诊断与鉴别诊断

采用英国特应性皮炎协作组 1994 年制订发表的 Williams 诊断标准诊断：必要条件是具有皮肤瘙痒症状（或家长叙述患儿有搔抓、摩擦皮肤病史）。辅助条件 5 条：①发病年龄<2 岁（4 岁以下儿童不适用）。②屈侧部位皮肤受累史（10 岁以下儿童包括面部）。③全身皮肤干燥史。④个人有其他异位性疾病史（或 4 岁以下儿童的一级亲属有异位性疾病史）。⑤可辨认的屈侧皮炎（或 4 岁以下儿童额/面部和远端肢体皮炎）。

具备必要条件，同时至少满足 3 个辅助条件可以诊断。排除疥疮、脂溢性皮炎、变应性接触性皮炎、鱼鳞病、银屑病、淋巴瘤、免疫缺陷等。

婴儿脂溢性皮炎一般累及头面部及腋部、尿布区，一般在生后 1 个月内明显，表现为红斑及油性屑，可持续数周至数月，多在半岁左右自愈。鱼鳞病也可以表现为皮肤干燥，但其典型皮损为鱼鳞状屑，有家族史，无特应性皮炎特点。Wiskolt－Aldrich 综合征是一种性联隐性遗传病，主要累及男性。T 淋巴细胞缺乏 CD43 分子，不能与 ICAM 结合而影响 T 细胞的活化。临床表现为难治性湿疹皮炎及血清高 IgE。外周血血小板低，可出现紫癜、血便、血尿、黑粪。Netherton 综合征为常染色体隐性遗传病，致病基因为 SPINK5，女性发病；临床表现①新生儿红皮病，在生后 2 岁内发生。②多环状、匐行性、线性鱼鳞病样皮疹。③湿疹表现，类似特应性皮炎，包括血 IgE 升高，哮喘，荨麻疹，食物过敏等。④毛发异常及脱发，毛发，眉毛，睫毛短，脆，无光，扭曲，套叠，结节状。Job 综合征又称为高 IgE 复发感染综合征。可能与记忆 T 淋巴细胞（CD45RO）数目低有关。嗜中性粒细胞及单核细胞趋化功能低下。婴儿皮肤及呼吸道反复感染、特应性皮炎样皮疹及血清高 IgE。外周血嗜酸性粒细胞增多。皮肤感染可出现脓肿，但炎症反应（红、肿、热、痛）轻。

五、治疗

1. 医疗指导　包括告知病情及严重程度、预后、可能的治疗方法、药物不良反应等。使患者避免精神紧张，提高信心，放松心情。在衣食住行诸方面仔细查找并避免可能加重因素。

2. 局部治疗　①保湿剂：如 10%～20% 尿素软膏，甘油，凡士林等，以缓解皮肤干燥、恢复屏障功能。②肾上腺糖皮质激素类药物：依然是最常用有效的外用药，其应用原则同其湿疹，一般初治时应选用强度足够的制剂，以求在数天内明显控制炎症，皮损变干，红斑充血明显减退；此时可以在使用原糖皮质激素的基础上加用非激素类药再用 3～5d，然后停用激素，使用非激素类药维持治疗。如有反复，则重复上述过程。使用强效激素显效后，也可换用中效至弱效者，直至不用糖皮质激素。躯干四肢皮损选用中效外用肾上腺糖皮质激素类药物；面部、颈部、阴部及皱褶部位选用弱效外用肾上腺糖皮质激素类药物,避免应用强效氟化肾上腺糖皮质激素。儿童只能使用弱效肾上腺糖皮质激素或短期内使用中效肾上腺糖皮质激素。注意皮肤萎缩、毛细血管扩张、紫纹色素改变、白内障,青光眼等不良反应。③钙调神经磷酸酶(calcineurin)抑制药,包括他克莫司 1%、0.03%软膏,吡美莫司 1%乳膏等,适用于 2 岁及以上轻中重患者短期或长期间歇使用。

3. 系统用药　①内用抗组胺类药物与肥大细胞膜稳定药,可以缓解瘙痒红斑和充血。②肾上腺糖皮质激素:一般不应系统应用。对应用其他药物治疗过程中急性恶化的患者可以短期口服肾上腺糖皮质激素治疗,并逐渐减量,减量同时加强局部外用激素及润滑剂治疗,以避免反跳。③免疫抑制药:仅在常规治疗无效,严格选择的患者使用,如硫唑嘌呤,1～5mg/(kg·d),一般每日 100mg,可连服数月。环孢素(cyclosporine)4～5mg/(kg·d),口服(100mg,2/d),重者可 6～8mg/(kg·d)。甲氨蝶呤每日 2～5mg,每日 2～3 次,7～14d 为一疗程,或静脉给药每周 1 次,每次 10～15mg。雷公藤多苷 20mg,3/d。④大剂量免疫球蛋白静脉输注0.2～0.4g/(kg·d)。

4. 物理治疗　紫外线疗法包括高剂量 UVA1(340～400nm)照射,UVA/UVB 照射及窄谱 UVB(310～315nm)照射对特应性皮炎均具有较好的疗效。

5. 其他　包括中药治疗、心理治疗、催眠/生物反馈治疗、针灸治疗、按摩疗法、顺势疗法(homeopathy)等。中药疗法的疗效取决于中医的水平和正确的辨证。注意中药也可导致严重的不良反应,如肝、肾损害等。其他疗法的疗效尚缺乏一致意见。

六、预后

可以严重影响患者及其家庭成员的生存质量,一般无生命危险。但是有严重并发症,如疱疹性湿疹,系由单纯疱疹病毒感染引起,在湿疹皮损处出现水疱,有脐凹,迅速扩展至其他部位呈泛发水疱,可致死。另外,细菌感染如金黄色葡萄球菌或化脓性链球菌感染常见。食物变态反应可以危及生命。婴幼儿患者 30%发展为哮喘。

第四节　接触性皮炎

接触性皮炎(contact dermatitis)又称为环境与职业性皮炎(environmental and occupational dermatitis),是由外界物质接触皮肤造成的一系列皮肤炎症反应。

一、流行病学

常见,在行斑贴试验检查的皮炎湿疹患者中,约 30%可以诊断为变应性接触性皮炎;接触性皮炎约占职业性皮肤病的 90%。一般人群中仅手部变应性接触性皮炎患病率可达 1.2%～2.7%。在欧美国家,约有 10%的女性及 2%～4%的男性对镍过敏。

二、病因与发病机制

分为 2 大类,一类通过变态反应机制引发皮炎,包括迟发型变态反应机制引发的变应性接触性皮炎和非湿疹样接触性反应以及速发型变态反应机制引起的接触性荨麻疹;另一类称为刺激性皮炎,通过非免疫机制引起接触性皮炎,又称为原发性刺激。引起变应性接触性皮炎的化学物质称为接触变应原,引起刺激性皮炎的物质称为接触刺激原。

变应性接触性皮炎是由接触变应原引起的迟发型变态反应。变应原接触皮肤后,进入表皮,被皮肤内的抗原递呈细胞——郎汉斯细胞摄取,内吞、加工,携带到区域淋巴结,在淋巴结副皮质区激活 T 淋巴细胞。从初次接触变应原到刺激特异性 T 淋巴细胞活化,这个过程需时至少 3d,甚至更长,这个过程称为致敏期或诱导期。活化的 T 淋巴细胞即效应细胞及记忆 T 细胞进入血液,到达其他组织,包括皮肤。再遇到相应变应原,则郎汉斯细胞,效应 T 淋巴细胞在局部相遇,产生多种淋巴因子及趋化因子,吸引多种炎症细胞到组织局部,造成皮肤炎症。湿疹样的反应通常在 18～48h 后达到高峰。

三、临床表现

可以分为 6 类:①皮肤刺激(原发性刺激)。②变应性接触性皮炎。③速发型接触性反应。④光接触性皮炎。⑤非湿疹样接触性反应。⑥系统性接触性反应。

变应性接触性皮炎(allergic contact dermatitis)即一般所指的接触性皮炎,是由接触变应原引起的迟发型变态反应。临床多表现为湿疹样,但多形性红斑样、扁平苔藓样及色素改变等均可发生。

速发型接触性反应(immediate contact reactions)指皮肤接触某些化学物质后数分钟至数小时内发生的皮肤反应,代表病为接触性荨麻疹。反应多在 24h 内消退。临床可以表现为一过性潮红、红斑、风团及湿疹样改变等,去除接触物后炎症反应可以很快消退。机制可以是变态反应也可以是非免疫性机制。

光接触性皮炎(photocontact dermatitis),包括光毒性及变态反应(phototoxic and photoallergic reactions)又称为光敏感(photosensitivity),指皮肤接触或全身吸收某种化学物质后,再照光所引起的皮肤反应。其中由免疫性机制引起的反应称为光变态反应,由非免疫性机制引起的反应称为光毒性反应。

系统性接触性反应(systemic contact reactions)指对某种变应原接触致敏后,再全身吸收该变应原引起的皮肤反应。可表现为泛发性湿疹、汗疱疹、血管炎等。发病机制为变态反应。

非湿疹样接触性反应(noneczematous contact reactions)指表现为非湿疹样的接触性皮炎,如毛囊炎样、剥脱性皮炎样、扁平苔藓样、多型性红斑样、紫癜样等反应等,机制有的为变态反应,有的机制不明。

变应性接触性皮炎通常发生在接触部位,表现为湿疹样,轻者为边界清楚的淡红斑、稍有水肿,表面可以有针尖至粟粒大小的丘疹。重者明显红斑、肿胀,在此基础上出现水疱甚至大疱或脱屑。继发损害可以发生糜烂、渗液、结痂。继发感染可以有脓疱。组织疏松部位,如眼睑、口唇、阴部的皮炎,可以表现为边界不清的弥漫性肿胀,皮纹消失。也可出现亚急性湿疹。自觉症状一般为瘙痒,也可有烧灼感或痛感。少数还可出现面色苍白、发热、恶心等全身症状。急性皮炎在变应原去除后,一般在数日内痊愈,但如果持续接触变应原,则皮损反复发作会转为慢性肥厚性损害或全身泛发性湿疹。

刺激性接触性皮炎临床表现多样,从轻微的红斑、干燥性脱屑到水疱、大疱、脓疱、溃疡、坏死及肥厚角化皲裂损害均可发生。但具体某个患者皮疹形态多单一,如仅表现为红斑,仅表现为脓疱等。急性者接触史明确,皮损边界清楚,局限于接触部位。多无全身症状。表现以疼痛、烧灼感为主,也可瘙痒。慢性者缓慢进展,初期常不为人所注意,如理发师及家庭主妇、汽车修理工等手部反复接触水、洗涤剂等多种刺激物后逐渐发病。主观刺激性反应见于接触某些物质后局部疼痛或瘙痒但无皮疹,多见于中青年女性,不耐受化妆品者,又称化妆品不耐受。

几种常见的接触性皮炎如下。

1.染发皮炎 系接触染发剂引起的变应性接触性皮炎,主要变应原为对苯二胺,也可以为染发剂中的其他物质。由于在头面部,水肿、渗出更加明显。轻度皮炎多发生在发迹边、耳轮及颈部。

2.尿布皮炎 由粪便中的蛋白酶、脂酶及细菌分解尿素造成 pH 升高等因素所引起的刺激性皮炎,也有对某些尿布中的成分过敏引起的变应性皮炎。皮损限于尿布区,皱褶处无皮损是其特点。

3.植物接触性皮炎 刺激性皮炎可以由植物毛刺或叶片直接刺破皮肤及植物的汁液刺激引起,表现同一般刺激性皮炎。变应性接触性皮炎为典型的湿疹样改变,如漆树皮炎。漆树属植物包括芒果、野葛等,多含漆酚,为高度变应原性油脂混合物。敏感者多在接触后 48h 内发病,通常先在手指、指间、腕部、眼睑及其他接触部位明显瘙痒,继而出现红斑、水疱、大疱。皮损由于叶子或树枝划破或由手接触后划至身上而呈典型的线状,眼睑多肿胀。由于手—身体传播,皮炎可以发生在会阴部,引起红肿或包皮肿胀。

某些植物还可仅在手指指甲周围皮肤引起皮炎。如厨师剥蒜及掐花的人常在拇指、示指及中指引起皲裂、脱屑样皮损,称郁金香指。植物的颗粒及挥发性化学物质还可造成气源性接触性皮炎,皮损主要分布于头、面、颈及胸前 V 字区。植物性食物可以通过速发型接触性反应在厨师手部引起蛋白质接触性皮炎或接触性荨麻疹。许多植物含有光毒性物质如补骨脂素,可以产生光毒性皮炎。由于许多植物可以食用,植物系统性接触性皮炎也不少见。

4.衣物接触性皮炎 衣物机械摩擦刺激或汗液刺激、衣物中未冲洗掉的洗涤剂及衣物染料、柔软剂等刺激可以引起刺激性皮炎。变应性接触性皮炎可由衣物中的染料、润饰剂、柔软剂、松紧带及弹力衣物中的橡胶制品以及金属饰物中的镍等变应原引起。皮革中的铬及对苯二胺也是常见变应原。金属皮带扣及乳罩金属搭扣引起的接触性皮炎非常常见。也有由衣物中的染料致银屑病样接触性皮炎的报道。临床表现多表现为湿疹皮炎样损害,一般边界尚清楚,衣服接触不到的地方如腋窝顶部及乳房下无皮损是其特点。

5.镍皮炎 由接触含镍物质导致的接触性皮炎。皮损主要在接触部位,如电镀工人的双手出现急性渗出性皮炎;金属皮带扣可在脐周引发皮炎;乳罩搭扣可在背部引发皮炎。含镍的首饰如项链、耳环可分别在颈部、耳部引发皮炎;金属眼镜架在鼻背及颞部引发皮炎;放在裤兜内的金属钥匙可在腿部引起皮炎;含金属的劳动工具可在手部引发皮炎等。镍过敏者还可因偶尔口含金属发卡或铅笔上的金属环而引起唇炎。食物来源的镍可引起特应性皮炎样湿疹、荨麻疹与血管性水肿,甚至过敏性休克样反应。由于很多医学器械及植入物、人工置换物为金属,金属离子的接触性皮炎发生率高达 $10\% \sim 15\%$。因此,在医疗过程中也不应忽视。

镍敏感者全身吸收镍可引起系统性接触性皮炎,表现为汗疱疹、泛发性湿疹等。生产生活中的镍有以下来源:①电镀金属,多数镀铬的金属含镍。②不锈钢:不锈钢中也含有镍,但一般结合牢固,不易释出,但在酸碱或盐的存在下可释出。③金属饰物,如耳环、项链、发卡。④金属劳动工具。⑤衣物,如金属纽扣、皮革扣、乳罩搭扣、金属拉链。⑥食物。⑦肥皂、洗涤剂中。

6. 铬皮炎　由接触含铬物质导致的接触性皮炎。水泥是引起铬皮炎最常见的原因。此外铬还存在于皮革、防锈漆、木材防腐剂、木浆、木灰及火柴头中。致冷剂、机油、去油溶剂、染料、磁带、漂白剂、清洁剂、金属的电镀层、焊条、铸造沙、胶水中也含铬。食物中的铬主源于肉类,而鱼及蔬菜中含量较少。铬敏感个体食入铬可以造成手掌水疱样湿疹,全身泛发皮炎或原斑贴试验部位皮肤反应,甚至出现呕吐、腹痛或腹泻。

7. 汞皮炎　由汞制剂引起的接触性皮炎。无机汞即水银。由于血压表或体温计破碎接触水银可以发生麻疹样红斑或猩红热样红斑。汞也存在于牙科填充剂银汞合金内。山道年甘汞驱虫药及某些中药中也含有汞。白降汞用来局部抗感染、治疗银屑病及脱色。红汞主要用来抗菌。氯化汞存在于鞣化皮革制品中,是洗相加强剂及局部抗感染药,可以引发气源性接触性皮炎。醋酸苯汞见于除草剂及杀菌剂,还是抗生素眼药水、眼化妆品、洗头膏的防腐剂。硫柳汞用于疫苗、抗毒素、变应原皮试液、眼药水、隐形眼镜保存液及化妆产品(眼睛化妆品)的防腐。也见于外用兽医用药。

8. 钴皮炎　钴主要存在于合金中以及磁铁、色素(如钴蓝用于染玻璃及陶器)中。还存于水泥及聚乙树脂中。除职业接触外,人们可以从首饰及衣物上的金属接触到钴。塑料及维生素 B_{12} 中也含钴。可以引起接触部位的皮炎及先天性接触性皮炎。

9. 接触性唇炎　由于接触化妆品如口红、食物或含在口中的物质,如口香糖以及某些习惯,如咬铅笔头等接触变应原而造成的接触性皮炎。

10. 橡胶皮炎　橡胶制品是常见的变应原之一。天然橡胶是由热带橡胶树分泌的一种乳状汁液。天然橡胶要加入防腐剂、促进剂、硬化剂等化合物才能用于橡胶制品制造。橡胶乳主要引起Ⅰ型变态反应。引发接触性皮炎的橡胶成分主要是添加剂,在接触部位出现皮炎。

11. 黏合剂皮炎　见于各种硬膏(膏药)药、胶布及黏合性材料中,主要变应原为松香,其中的防腐剂也可以引起过敏。

12. 合成树脂皮炎　合成树脂包括酚醛树脂、环氧树脂、聚酯树脂、氨基树脂、有机硅、聚烯烃等,可以引起直接接触部位皮炎及气源性皮炎。

13. 化妆品皮炎　凡用于人体皮肤或黏膜为清洁、美化、增加魅力、改变体表形态、纠正体表气味或起保护功能的物质均属于化妆品。化妆品皮炎常见于面部,表现为湿疹,有的留有色素沉着,称色素性化妆品皮炎。

14. 防腐剂皮炎　防腐剂广泛应用于化妆品、食品、药品、木材、胶、漆等多个领域,接触性皮炎较常见。常见防腐剂包括甲醛及其制剂、对苯类、抗菌药等。

15. 药物性接触性皮炎　刺激性皮炎多为急性,在初次用药后很快发生,急性者多有明显的红斑、水肿、水疱、大疱、易继发感染而出现脓疱。也有表现为红斑、脱屑,痛感明显。变应性接触性皮炎表现为使用药物后在原正常皮肤上出现湿疹皮炎皮损,也可以表现为原有的皮炎加重,还可以在原有其他皮肤病的基础上出现新的皮炎。肾上腺糖皮质激素所致的接触性皮炎比较特别,因其本身有抗炎作用,所引起的接触性皮炎,在临床上多表现为治疗无反应。光毒性或光变应性皮炎、速发型接触性反应,如接触性荨麻疹或过敏性休克样反应均有报道。

四、病理学

急性期表皮海绵水肿,真皮浅层血管扩张、充血、乳头水肿,胶原纤维纤细,浅层血管周围中度致密混合类型细胞浸润,包括淋巴细胞、组织细胞,偶见嗜酸性粒细胞及浆细胞。重症者表皮内水疱形成,可出现血疱;继发感染可在真皮浅层及疱液内出现嗜中性粒细胞浸润。表皮角质层外有结痂,浆液性痂为均一、红染的物质,脓疱为脓痂。亚急性期表皮仍可见海绵水肿,但出现棘层肥厚,表皮突增宽延长,出现角化不全及痂屑、真皮乳头增厚、胶原纤维变粗、红染。慢性期表皮银屑病样增生,出现角化亢进及角化不全;真皮乳头增厚,胶原粗厚红染,与表皮垂直。瘙痒搔抓越剧烈,胶原粗厚越明显。表皮内的海绵水肿轻或缺如。

五、辅助检查

斑贴试验是诊断变应性接触性皮炎,筛查接触变应原的可靠方法。将可疑过敏原配制成合适剂型与浓度后,用特制器材贴敷于患者背部,48h 去除,24h～7d 观察皮肤反应。阳性反应为局部红斑水肿。

六、诊断与鉴别诊断

主要诊断依据接触史,皮疹在接触某种物质后发生,一般与接触部位一致,但也可以泛发;如果皮损边界清楚,形状特别,往往提示为接触性皮炎。变应性接触性皮炎斑贴试验阳性。

本病需与以下疾病鉴别:

1. 各类湿疹　临床表现往往与接触性皮炎无法区别,详细采集病史、斑贴试验及随访观察是鉴别的关键。特应性皮炎有典型的皮损分布及不同年龄阶段的特征性表现;脂溢性皮炎皮损见于脂溢部位,一般无渗出。

2. 浅部真菌病　皮损边界清楚,边缘呈弧形或环状,真菌检查阳性。

七、治疗

1. 祛除病因　仔细查找避免患者的工作及生活环境中可能的接触致病物,对患者要进行耐心而全面的解释及指导,告知其变应原的可能分布,可能的交叉反应以及影响因素等,帮助患者建立一个低风险度的环境,比如戴手套,用防护霜,使用工具,甚至调换工作等。

2. 保护皮肤屏障　即使在炎症很轻的皮炎,皮肤屏障功能已经受到破坏,应使用营养保护性的药物;如果有感染,局部应用抗感染药物。避免一切加重因素。

3. 外用治疗　急性水疱渗出可用生理盐水、硼酸、Burow 液(次醋酸铝)或 1:10000 高锰酸钾液湿敷。轻度无水疱渗出可用皮质类固醇激素霜外用。亚急性接触性皮炎的治疗主要是外用皮质类固醇激素。慢性接触性皮炎治疗主要使用外用皮质类固醇类激素。慢性皲裂性损害还可用焦油封包及皮质类固醇类激素封包治疗。

4. 内用治疗　对于泛发的(超过 30％体表面积)或严重水肿的变应性接触性皮炎,严重面部受累或多形性红斑样发疹等需要内用肾上腺糖皮质激素,一般使用 7～15d,症状明显消退后停用。严重者也可以使用雷公藤多苷。但是接触性皮炎的首要治疗是祛除病因。如果不能祛除病因,治疗越强越得不偿失。

5. 物理疗法　其他疗效无效可以试用 PUVA 疗法或窄波紫外线。

第四章　性传播疾病

第一节　概述

性病是一组古老而流行广泛的疾病,过去也称为花柳病,意思是寻花问柳,男女间性关系混乱而得来的病。在经典著作中是指一组由性交直接传染,而具有明显的生殖器官损害、症状的全身性疾病。梅毒、淋病、软下疳及性病性淋巴肉芽肿通常被称为四大经典性病。后来又将腹股沟肉芽肿列入性病范畴,称为第五性病。

顾名思义,性病是由性接触而传播的疾病。人们通常认为性病仅仅发生在性器官。其实,这是一种误解。虽然性病主要由性交传染,但是性病所发生的病变绝不仅仅累及性器官,它可以通过淋巴系统侵犯性器官附属的淋巴结、全身的皮肤黏膜,还可以通过血液循环播散而累及全身重要的器官和组织。

随着社会和医学科学的发展,国际上对性病的概念有了发展。1975 年,世界卫生组织常任理事会决定,将各种可以通过性行为或类似性行为而传播的疾病,统称为"性传播疾病"。

现代性传播疾病的病种明显增多,除原有 5 种经典性病外,至少有 30 余种病原体可以通过性行为或类似性行为传播,因此性传播疾病包含了各种性行为(正常的、非正常的、病态的、同性恋的)所致直接或非直接接触的传染性疾病,从而取代了以往性病的概念,但在国内目前人们仍习惯将该组疾病统称为性病。

随着性病病种的增多,病原菌的种类也在增多,这些都为性病的诊断和治疗带来许多新课题。

根据中华人民共和国卫生部颁布的《传染病防治法》和《性病防治管理办法》的规定,淋病、梅毒、艾滋病为法定性病;非淋菌性尿道炎(非淋)、软下疳、性病性淋巴肉芽肿、尖锐湿疣、生殖器疱疹为检测性病;其他有关疾病尚未列入性病范畴。

一、病原体

人体,尤其是在人体的会阴部、尿道、阴道、肠道和口腔内,多种微生物、原虫和寄生虫等可以通过多样化的性行为,如接吻、拥抱、手淫、口淫、性交、肛交以及变态性行为而传播,造成疾病。性病涉及皮肤、泌尿、妇产等多个学科(引起性病的病原体概括见表 4—1)。

表 4-1　性传播疾病(性病)病原分类及其产生的疾病

病原分类	病原体	疾病名称
螺旋体	梅毒螺旋体	梅毒
细菌	淋病奈瑟菌	淋病
	杜克雷嗜血杆菌	软下疳
	肉芽肿荚膜杆菌	腹股沟肉芽肿
	阴道加特纳菌	细菌性阴道病
		非淋菌性尿道炎、阴道炎
病毒	人类乳头瘤病毒	尖锐湿疣
	单纯疱疹病毒	生殖器疱疹
	传染性软疣病毒	传染性软疣
	巨细胞病毒	巨细胞包涵体病
	乙型肝炎病毒	病毒性乙型肝炎
	甲型肝炎病毒	病毒性甲型肝炎
	人类免疫缺陷病毒	艾滋病
	I 型人类嗜 T 细胞逆转录病毒	成人 T 细胞血病
支原体	分解尿素支原体	非淋菌性尿道炎
	D、K 型沙眼衣原体	宫颈炎
衣原体	L_1、L_2、L_3 型	性病性淋巴肉瘤
真菌	白色念珠菌	念珠菌病
	浅部真菌	股癣
寄生虫	人疥螨	疥疮
	阴虱	阴虱病
其他	多种病原体	瑞特病

　　引起性病的病原体几乎包括了医学微生物的全部范畴。这些病原体唯一的共同点是可以引起生殖器疾病或通过性接触传播疾病。

二、流行概况

　　世界范围,性病的流行相当广泛,其流行情况显示病原体和性病种类增多;感染率逐年上升;流行范围不断扩大;危害程度日益严重。经典性病未被有效控制,以病毒感染为主的现代性病流行日益明显。在一些国家的疾病构成中,性病占重要地位,居传染性疾病的首位。在发展中国家,成人性病发病率为 5%～10%。我国性病发病率以平均每年 2.29 倍的速度上升,其中淋病的发病率最高,其次为尖锐湿疣,梅毒发病也出现明显上升势头。

　　目前我国性病流行从区域分布来看,流行地区正从沿海开放城市逐渐向内地农村和牧区发展,某些城市性病发病情况已经达到较严重程度。性病都是人传染给人,又是主要通过性行为传播,纵观国内外几十年性病的消长史,它的发生、发展、预防和消灭,无不与整体的社会因素密切相关。我国人口众多,给全面开展性病的监测和预防工作带来一定的困难,性病的流传与传播仍是一个相当严重的问题。

三、流行模式

由于性病的临床症状多诡秘不显和亚临床感染存在，以及社会、家庭和民众对性病及性病患者的鄙视，生物、社会及心理诸多因素的影响，使性病的流行具有与其他传染病迥然不同的形式。

(一)瘟疫型流行模式

在人类近代史中不乏性病瘟疫肆虐的事例，20世纪40年代梅毒在世界各地广泛传播；20世纪70年代英美和西方国家淋病和生殖器疱疹感染流行；20世纪80年代艾滋病全球蔓延。这种流行模式的特点是蔓延迅速；波及面广；感染率和发病率高；死亡人数多；在有性能力的人群中造成巨大心理冲击，成为严重的社会问题。东非的乌干达现有1/5居民感染上艾滋病病毒，其首都3/4的孕妇也已被感染，使这个国家受到被艾滋病灭绝的威胁。

(二)潜流型流行模式

在特定地区(如沿海开放城市、旅游地区、少数民族地区、毒品集散地)的某些特殊人群中，性病的感染和发病已达到一定水平，但是隐匿不露，也不为人们警觉和重视，认为对整个社会还没有构成显著的威胁。流行就像地下的潜流在悄悄扩散发展，隐伏着巨大危险性。这种流行模式与社会因素关系极大，如预防策略和措施得当，可有效地防止流行向瘟疫型发展。

(三)静寂型流行模式

某些疾病(如艾滋病)感染率高，潜伏期长，在流行初期虽已有相当多的感染者和散发患者，但未能被检测发现和诊断报道，因此其流行特点是貌似平静，实际上人群中存在大量感染者，但仍被认为是"没有发病和造成严重后果"的地区，而进一步转化成瘟疫型流行已不可避免。如果众多患者相继出现，则形成一触即发、一发难收的流行格局。

四、传染源

在性病中，患者是主要传染源。但是，由于一些患者临床症状匿而不显，不易被患者本人、他人甚至医生所发现。约有半数男性淋病患者及80%的女性淋病患者无明显临床症状而未曾就诊；3/5的非淋菌性尿道炎因分离不出病原菌而不能确诊；尖锐湿疣皮损不明显，而且无特殊感觉，其亚临床感染难以肉眼辨认。许多性病患者虽然已经自我发现，但出于某种原因或目的隐而不告或不肯就医，并且不为其性伴侣所察觉。

性病患者能够被发现、确诊者仅为少数。一些病毒所引起的性病还存在无症状感染者，这些患者可长期携带病毒，是危险的传染源。

五、传播途径

性病在世界上广为流传，其社会因素繁杂，传播途径也复杂。

1.性行为是性病传播的主要途径。接吻、触摸和性交等多样化性行为均可传播性病，但性交是最主要的途径，95%以上的患者因此而得病。

2.除性行为传播外，非性行为直接或间接传染也构成性病的另一条传播途径，如接触患者，接触病变部位或分泌物及接触被患者污染的衣物、被褥、用具、食品，偶尔也能受感染。接受梅毒、艾滋病、乙型肝炎等患者的血液可以发生感染，孕妇患性病，病原体能通过胎盘经产道的羊水逆行感染,胎分娩时胎儿通过产道,产妇阴道内的病原体可以感染。

3.医疗工作中,医务人员因接触病原可能发生感染,也可能通过医务人员而感染其他患者。

4.除上述方式外,通过人工授精、器官移植、昆虫叮咬、纹身等,偶尔可能传播性病。

六、感染部位

1.性病常见的感染部位以生殖器为主。由于性模式的改变以及同性恋等异常性行为,生殖器以外感染也经常可见。除手指、舌、唇、鼻等部位外,一些引发性病的病原体可以通过口—生殖器、口—直肠或生殖器—直肠接触,使咽部或直肠感染。

2.生殖器外感染由于症状不典型,而且发生在非预料部位,给医生诊断造成困难。

七、人群分布特点

多数性病的发病率男性较高。在我国,男性患者约为女性患者的 1.3 倍,非淋菌性尿道炎在中年男性多发,生殖器疱疹和生殖器疣以年轻女性多见。沿海开发地区性病的发病特点先是女性患者增多,而后男性患者增加,这是性病由外传入的初期特征。

性病多发生于性活跃期的人群中,我国性病患者集中于 20~39 岁年龄组。令人担忧的是,近年来性病发病年龄有前移迹象,20 岁以下患病率有升高趋势,女性感染年龄提前尤为明显。

性病患者的职业构成以工人居多,供销人员次之。应该指出,不同地区性病的人群分布不尽相同,因而防治工作的重点人群也有所不同。

八、高危人群

流行病学特征显示,性病的高危人群主要包括卖淫者和与之有染的男性。据我国几个省市的调查结果显示,卖淫女的性病感染率为 28%~98%。由此可见,卖淫女这个性病高危人群是性病的“中转站”。在日本,男妓也是性病的高危人群。

开放地区、旅游中心的小商贩、特殊服务人员、出租汽车司机以及采购供销人员中,性生活紊乱者,感染性病的机会也多。

同性恋是当代性病发病率上升的一个因素。男性同性恋者乙型肝炎抗原的阳性率比自愿献血者高 50 倍,美国和欧洲的艾滋病患者中,70%是同性恋或双性恋。近年来,我国已有同性恋者感染性病的报道。

此外,吸毒尤其是静脉药瘾者是艾滋病的高危人群。经常接受输血或血液制品者,感染艾滋病的可能性也比较大。

为了从人群中发现性病的传染源,应根据性病的流行病学特征,对高危人群进行选择筛检。

九、性病的危害

如果只从病因看,性病是一组生物医学疾病,而从本质上分析,性病更是一组典型的社会病,它不仅危害个人,还给家庭、下一代及社会带来极为严重的影响。

性病给患者躯体造成直接痛苦显而易见,严重者甚至造成残疾或死亡。而性病给患者及家属带来的精神压力,则是一般人所无法了解的。

通过性行为或类似性行为,患者可将疾病传染给性伴侣,或通过污染的物品传染给他人,造成疾病传播。

孕妇患者,其病原可以通过胎盘传染胎儿,引起早产、死产及先天畸形。分娩时通过母亲产道感染,可以造成新生儿眼部或肺部感染,增加新生儿死亡率。

如果性病未经治疗,或其他因素妨碍疾病治愈而形成慢性病变时,可导致以下各种严重后果。

(一)不育症

梅毒患者可引起输卵管和输精管硬化。淋病可引起男性尿道炎、输精管炎、精囊炎、前列腺炎,以至晚期发生的尿道狭窄,这些可导致男性不育症。女性阴道炎、宫颈炎、子宫内膜炎、输卵管炎所引起的生殖道狭窄和闭锁,可继发不育症。

(二)生殖器畸形和缺损

由溃蚀性硬下疳、梅毒树胶肿及软下疳坏死引起的阴茎缺损和畸形,女性引起阴阜、阴蒂、大小阴唇的组织缺损,形成瘢痕性外观。睾丸和附睾的梅毒树胶肿可破坏睾丸和附睾的正常组织,而发生组织缺损和纤维化。男性慢性淋病可导致尿道狭窄。

(三)毁容

晚期梅毒树胶肿可形成颜面部溃疡,组织缺损,瘢痕或空腔性损害,导致毁容。颜面部树胶肿愈合后可形成表面凹凸不平的病变或瘢痕,由于瘢痕的收缩可使患者口歪、眼不能闭合等畸形。树胶肿如果累及骨骼组织可引起面部塌陷。耳郭部的树胶肿可致耳郭缺损。鼻部树胶肿晚期可出现鼻翼、鼻梁缺损或塌陷,还可引起鼻中隔及鼻根部缺损。严重时可使整个鼻缺损,面部中央出现三角形的空洞,俗称"杨梅升天"。唇树胶肿可引起唇缺损,同时可累及上颌及下颌骨,造成骨缺损和齿槽破坏,导致牙齿脱落。口角树胶肿可致口角缺损。眼部树胶肿可引起眼睑闭合不良、眼部瘢痕、失明等。

(四)性征后遗症

性征后遗症是由于性病累及睾丸及卵巢后,使睾丸和卵巢组织破坏、纤维化,导致其功能丧失,不能分泌雄激素或雌激素所致。男性可逐渐变得肥胖,性欲逐渐减退并丧失,喉结萎缩变小,声音尖细,胡须脱落;以后阴毛、腋毛、胸毛及腿毛相继脱落,乳房肿大,出现女性化。因睾丸正常组织被破坏可形成瘢痕或萎缩,使阴茎变得细小,无勃起功能,不能性交。女性首先出现的症状是闭经,以后相继出现其他症状,性欲减退,最后消失,厌烦性生活,性交缺乏快感;乳房缩小,外阴萎缩,阴唇变薄,阴蒂不能勃起;上唇可长出软的胡须,声音变得低沉粗糙,但喉结无明显增大;性格变得易激惹、急躁,体型较前肥胖,自觉无力。

(五)危及生命

晚期梅毒的脏器损害可累及全身各器官,引起相应症状。晚期梅毒主动脉瘤破裂可引起患者突然死亡。艾滋病患者的免疫功能缺陷,使患者对外界各种刺激丧失免疫力,导致各种感染及肿瘤,由于极度衰竭,最终死亡。

总之,性病患者如不及时治疗,将会造成各种严重后果。

十、现代性病的新特点

随着全球性病患者不断增多,性病的表现出现了一些新特点。

1. 各种抗生素的广泛应用,使淋球菌耐药菌株不断出现,给淋病的治疗带来许多新问题。20 世纪 30 年代用磺胺药治疗淋病有效,到 20 世纪 40 年代产生耐药性;青霉素在初期用于淋病极为有效,后来也逐渐产生耐药,1976 年发现产生青霉素酶的淋球菌,目前治疗淋病中使用青霉素已达到初期使用剂量的 100 倍。虽然淋病的发病率在部分地区有所下降,但耐药菌株不断增多,非洲和东南亚部分地区耐药菌株达到 50% 以上。四环素、红霉素、大观霉素(壮观霉素)等多种药物的耐药菌株也被发现。耐药菌株的出现给疾病的治疗带来严重的问题。

全世界非淋菌性尿道炎的发病患者数急剧增加,仅美国每年就有 250 万人以上,居性病的首位。衣原体是非淋菌性尿道炎的主要病原体,有 40%~50% 的病例由其引起。美国每年有 100 万有症状的非淋菌性尿道炎患者,而 60% 的女性与 50% 的男性患者无症状,40% 可上行感染并发盆腔炎。

2. 由病毒引起的性病逐渐增多,以生殖器疱疹与尖锐湿疣为明显,美国每年约有 70 万新发病例。近 10 年美国本病的发病患者数增加了 5 倍。这类疾病可引起孕妇流产和新生儿死亡,并与某些癌肿的发病有关。尖锐湿疣还存在亚临床感染及潜伏感染,各种治疗都不易根除,极易复发。感染尖锐湿疣的孕妇分娩时可传染给新生儿。

3. 性病性盆腔炎增加。美国 20 世纪 70 年代一项报道显示,在 44% 急性盆腔炎的妇女中可分离出淋球菌;在输卵管炎和子宫内膜炎患者中 75% 以上发现了淋球菌和沙眼衣原体。盆腔炎的并发症很多而且很重。由于盆腔、输卵管炎症后产生闭锁,使发生异位妊娠(宫外孕)的危险增高了 7~10 倍。盆腔炎发作一次者,不育的可能为 10%;发作两次者为 36%;发作 3 次者,不育的可能性达到 75%。

4. 从世界范围来看,艾滋病发病的重点逐渐向亚洲转移,国内艾滋病患者及人类免疫缺陷病毒感染者逐渐增多。艾滋病的出现增加了性病的复杂性;性病患者被人类免疫缺陷病毒感染的机会增加,由于性病产生的生殖器溃疡或炎症,易发生和促进人类免疫缺陷病毒的感染;人类免疫缺陷病毒感染使某些性病的病程发生改变,症状更趋复杂;由于艾滋病危害性的增加,性病的预防进一步引起全世界的重视。1994 年 12 月 1 日在巴黎召开的 42 国政府首脑会议发表了《巴黎宣言》,要求各国政府行动起来,制止艾滋病的蔓延。

十一、加强性病感染的警觉性

性病是一组疾病,症状很多,如果出现以下症状,同时有婚外性行为或配偶有性病史时,应引起重视,及时去医院找专科医生咨询或就医。

(一)皮疹

皮疹为性病的常见症状,如果在外生殖器、肛门、口唇、乳房、手指等部位出现单个或多个溃疡,不痛不痒,触摸时硬如软骨;腹股沟出现无触痛无破溃的淋巴结肿大时,应高度怀疑 I 期梅毒。四肢躯干出现圆形或椭圆形玫瑰色,直径 1~2cm 互相不融合的皮疹;或掌跖部出现暗红斑及脱屑性斑丘疹,不痛不痒;口腔发生黏膜斑,境界明显,潮红,表面灰白色,应怀疑 II 期梅毒。

(二)泌尿道症状

尿道口红肿、发痒及轻微刺痛,有稀薄透明黏液流出,1~2d 后分泌物变黏稠,并伴有尿痛、尿急、尿频、尿道口流脓、会阴部坠痛。女性除有塚道刺激症状外,还出现外阴瘙痒,白带增多,有脓性分泌物,挤压尿道旁腺有黏液溢出,应考虑感染了淋病。如果以前患过淋病,现在又出现尿道瘙痒感,排尿时有灼热感或轻度刺痛,尿流变细,排尿无力,滴尿,清晨尿道口有少量浆液痂封口等,要考虑是否存在非淋菌性尿道炎。

（三）赘生物和水疱

外生殖器和肛门周围出现丘疹、水疱、破溃、糜烂伴有疼痛,或出现粉红色或灰白色大小不等、质软的赘生物,其外形呈丘疹、鸡冠状或菜花状,触之易出血,应怀疑生殖器疱疹或尖锐湿疣。

（四）原因不明的全身症状

体重明显减轻,3～6 个月内减轻 10％以上；持续高热 38℃以上超过一个月；持续腹泻每天多于 3～5 次一个月以上；口腔出现鹅口疮,全身淋巴结肿大等应怀疑艾滋病。

出现以上症状应怀疑是否感染了性病,应及时就医,避免疾病的进一步发展。

第二节　淋病

淋病(Gonorrhea)是淋病奈瑟球菌引起的化脓性感染,通过性交直接传染,可引起尿道炎、前庭大腺炎及播散性淋病。

一、病因与发病机理

淋病是由淋病奈瑟球菌引起的泌尿生殖系统化脓性感染。淋病奈瑟球菌,是呈肾形的革兰氏阴性球菌,呈双排列,离开人体不易生存,一般消毒剂可将其杀死。

淋球菌好侵犯单层柱状细胞(如前尿道、子宫颈)及移行上皮细胞(如后尿道、膀胱三角区),而复层鳞状细胞(如舟状窝、成人阴道黏膜)对淋球菌有很强抵抗力。因此,淋球菌首先是入侵前尿道或宫颈黏膜。

二、临床表现

潜伏期一般为 2～10d,平均 3～5d,主要发生于性活跃的中青年。临床上有 5％～20％男性和 60％的女性感染后可无明显症状。

淋病性尿道炎的临床表现有以下几个方面。

（一）急性淋病性尿道炎

潜伏期 1～3d。主要症状有外阴瘙痒、尿道口潮红、黏膜水肿、尿道口流出黄色脓性分泌物,轻度尿频、尿痛、尿急。

（二）慢性淋病性尿道炎

一般急性淋病 2 周后炎症反应可以完全消失,但淋菌仍旧存在。长期潜伏于尿道旁腺、子宫颈腺体、输卵管皱褶处,待机复发。临床症状很轻,分泌物很少或无,一般不易发现,常成为带菌者,也是男性淋病主要传染者。

（三）外阴炎

淋球菌侵及尿道及子宫颈时,则由阴道和尿道流出的脓液,刺激外生殖器皮肤及阴道前庭黏膜,发生炎症现象,实为一种继发感染现象,而不是由淋菌直接感染所致。主要症状为阴唇潮红水肿,表面湿润、糜烂,尿道旁侧腺管－Skene 氏腺炎,腺口黏膜红肿,压之自开口处有少量脓液流出。有腺管被分泌物堵塞时,可形成脓疱－假性脓疱。自觉局部瘙痒及灼热感,排尿时疼痛。

（四）淋病性前庭大腺炎

淋菌感染多局限于腺管内，引起黏膜发炎肿胀，临床分为急、慢性两种。

1.急性前庭大腺炎，于腺管开口处有红肿的小点－淋病性斑点，分泌出黄色脓液。如不能充分排泄，可形成较大的脓疡，亦可继发小阴唇脓肿，一般体温升高、白细胞增多。

2.慢性前庭大腺炎，炎症不明显，检查时常被疏忽。压迫腺体周围，可有黏性灰黄色脓液。

（五）淋病性子宫内膜炎

该病较为常见，由于子宫颈有碱性分泌物以及有大量腺体存在于深部组织，可成为淋菌感染条件。症状为急性期子宫颈内膜充血水肿，红色，宫口周围常有糜烂，有脓液附着于上，宫颈内有脓液流出。慢性期，上述症状即逐渐消失，宫颈周围有红晕，宫颈内有黏液流出。有时可为潜伏性的，无临床症状，但患者常有脓性或黏液脓性白带，刺激阴道引起阴道炎。

（六）幼女淋病性外阴及阴道炎

该病多为间接接触传染，主要由于与患淋病的母亲或乳母同床共得，或同盆沐浴感染致病。症状为外阴潮红肿胀，两阴唇间有黄绿色脓性分泌物流出。多合并尿道炎，尿道外口红肿，有黄色脓液流出，自觉局部灼热、尿痛。脓性分泌物刺激阴道，引起阴道炎。此时阴道黏膜红肿，时有糜烂，自觉剧烈瘙痒及灼热感。

三、诊断与鉴别诊断

必须根据接触史、临床表现及实验室检查综合分析，可确定诊断。

（一）接触史

患者有婚外性行为或嫖娼史、配偶有感染史、与淋病患者（尤其家中淋病患者）共物史、新生儿母亲有淋病史。

（二）临床表现

淋病的主要症状有尿频、尿急、尿痛、尿道口流脓或宫颈口、阴道口有脓性分泌物等，或有淋菌性结膜炎、肠炎、咽炎等表现，或有播散性淋病症状。

（三）实验室检查

男性急性淋病性尿道炎涂片检查，有初步诊断意义。对女性仅作参考，应进行培养，以证实淋球菌感染。有条件的地方采用基因诊断方法确诊。

四、治疗

（一）治疗原则

1.早期诊断，早期治疗，排除合并其他性病。

2.遵循及时、足量、规则的用药原则，并根据不同的病情、本地区淋球菌流行情况、患者的反应，选用不同的治疗方法、方案。

3.对性伴侣追踪、检查，或同时治疗。

4.治疗后进行随访和复查，以保证治愈，消灭传染源。

5.对新生儿给予预防性滴眼，防止新生儿淋菌性结膜炎，或者提倡对孕妇产前进行性病检查。

（二）一般治疗

注意适当休息，避免过劳。避免进食刺激性食物和烈性饮料。注意隔离，未治愈前禁止性生活，不与家人同床同浴；污染衣物要煮沸消毒，浴具分开使用；可能污染物品，可用消毒剂。

（三）治疗方案

淋病治疗方案选择受多种因素的影响，而且随着时间的推移，耐药菌株感染比率增加和新药不断开发，不同时期、不同地区治疗方案也在不断变化。

1. 头孢类　头孢三嗪、头孢噻肟（头孢氨噻肟）、头孢呋肟，头孢哌酮（先锋必）。

2. 喹诺酮类　氟嗪酸、环丙氟哌酸、氟哌酸。

3. 青霉素类　青霉素、普鲁卡因青霉素、氨苄青霉素（安西比林）。

4. 大环内酯类　阿奇霉素、罗红霉素、红霉素。

5. 四环素类　美满霉素、强力霉素、四环素。

6. 氨基糖苷类　壮观霉素、丁胺卡那霉素、庆大霉素。

7. 氯霉素类　甲砜霉素、氯霉素。

8. 利福平类　利福平。

9. 磺胺类及其他抗菌药物　复方新诺明、灭滴灵（甲硝唑）、三甲氧苄胺嘧啶（TMP）。

（四）妊娠期淋病

头孢三嗪 250mg，1 次肌内注射；或头孢噻肟 1.0g，1 次肌内注射；或壮观霉素 4.0g，1 次肌内注射。

五、预后

淋病患者，急性期及时正确治疗，可完全治愈。无合并症淋病经单次大剂量药物治疗，治愈率达 95%；治疗不彻底，可产生合并症，如宫外孕、盆腔炎、尿道狭窄及播散性淋病，甚至不因此，应抓紧时机在急性期把淋病彻底治愈。

六、预防

1. 宣传性传播疾病知识，提倡高尚的道德情操，严禁嫖娼卖淫。

2. 使用安全套，可降低淋球菌感染发病率。

3. 患者注意个人卫生与隔离，不与家人、小孩尤其女孩同床、同浴。

4. 执行新生儿抗生素液滴眼的制度，防止发生淋菌性眼炎。

第三节　梅毒

由苍白螺旋体引起的传染病，主要通过性交传染，是性传播疾病。

一、病因与发病机制

梅毒（Syphilis）的病原体是一种螺旋体。梅毒螺旋体是一种小而纤细的呈螺旋状的微生物，长度为 5～20nm，直径小于 0.2nm。它有 6～12 个螺旋，肉眼看不到。在光镜暗视野下，人们仅能看到梅毒螺旋体的折光性，其活动较强。在其前端有 4～6 根鞭毛样细纤维其末端呈卷曲状。在未受外界因素的影响时,螺旋是规则的,因其透明不易着色,又称之为苍白螺旋体。梅毒螺旋体是厌氧菌,在体内长期生存繁殖,只要条件适宜,便以横断裂方式一分为二的进行繁殖。在体外不易生存,煮沸、干燥、肥皂水和一般的消毒剂(如升汞、石炭酸、酒精等)很容易将它杀死。

二、传播途径

(一)获得性梅毒(后天)

早期梅毒患者是传染源,95%是通过不洁性交传染,少数通过接吻、握手、输血、接触污染的内衣、湿毛巾、茶杯、烟斗、哺乳、尿布等传染。

(二)胎传梅毒(先天)

孕妇体内螺旋体,一般在妊娠3～4个月通过胎盘感染胎儿。常引起早产和死胎。

三、临床表现

(一)获得性梅毒

1.一期梅毒　即硬下疳,潜伏期2～4周,外生殖器部位发生暗红色硬肿块、浅溃疡,有软骨样硬度,周围淋巴结肿大。

2.二期梅毒　在一期梅毒1～2个月之后,全身皮肤、黏膜发生对称泛发皮疹、斑疹、丘疹、脓疱疹等。黏膜可发生黏膜斑、扁平湿疣,传染性强。

3.三期梅毒　发生在感染后2～3年乃至10年,皮肤为树胶样肿,还可涉及骨、关节、心、血管,表现为主动脉炎、主动脉瓣闭锁不全和主动脉瘤等。侵及神经为脊髓结核,全身麻痹(麻痹性痴呆)。

(二)胎传梅毒

胎传梅毒是由母体通过胎盘传给胎儿,常引起早产和死胎。先天梅毒有早期先天梅毒,相当于后天二期,但较重。晚期先天梅毒与后天相似,但很少发生心血管及神经病变。主要为实质性角膜炎、神经性耳聋、哈钦森氏齿(上门齿中央切痕,下小上大,宽厚相等)、佩刀形胫骨等。

四、诊断

梅毒的诊断应十分认真仔细,因为它和许多其他疾病的表现有相似之处,表现多样,复杂且病程很长,有很长的时间处于潜伏状态。诊断时必须结合病史、体格检查及化验结果,进行综合分析判断。必要时还需进行追踪随访、家庭调查和试验治疗等辅助方法。

(一)病史

1.不洁史　应尽量询问患者的嫖娼史或其他不洁性交史,以确定传染源。如肛门有硬下疳,应询问是否有肛交史。问清楚不洁性交的时间,对于确定梅毒的潜伏期是十分必要的。

2.现病史　有无阴部溃烂、皮肤红斑、丘疹、湿疣史,有否发生过硬下疳和二三期梅毒史。梅毒血清学试验检测情况。

3.婚姻史　结婚次数、配偶有无或可疑性病的临床表现等。

4.分娩史　有无先兆流产、早产、流产和死产的病史,过去有无分娩胎传梅毒儿史。

5.如有可疑先天性梅毒,应询问父母是否患过梅毒、兄弟姐妹受染情况、本人有无早期和晚期梅毒的症状和体征。

6. 如怀疑潜伏梅毒,询问传染史以及有无存在致使血清试验生物学假阳性的疾病。

7. 治疗史 是否做过驱梅治疗、用药剂量及疗程是否正规。

(二)体格检查

1. 一般检查 生长发育状况是否良好、精神状态情况。

2. 皮肤黏膜 根据早期和晚期梅毒的皮肤损害特点,仔细检查全身皮肤、黏膜、淋巴结、毛发、生殖器官、肛门、口腔等。

3. 特殊检查 眼、骨骼系统、心脏及神经系统的深入检查,或进行专科检查。

(三)实验室检查

1. 早期梅毒应做梅毒螺旋体暗视野显微镜检查。

2. 梅毒血清反应素试验(如 VDRL、USR 或 RPR 试验),必要时再做螺旋体抗原试验(如 FTA-ABS 或 TPHA 试验)。

3. 脑脊液检查,以除外神经梅毒,尤其无症状神经梅毒。早期梅毒即可有神经损害,二期梅毒有 35% 的患者脑脊液异常。因此,要检查脑脊液。

4. 基因诊断检测。

五、鉴别诊断

肛门部的硬下疳应与单纯疱疹、软下疳、鳞癌相鉴别,二期梅毒肛门皮疹须与皮肤真菌病、痤疮、银屑病、扁平苔藓等相鉴别,扁平湿疣须与尖锐湿疣、鳞癌等相鉴别,肛门二期梅毒黏膜疹须与念珠菌病、其他原因所致的肛门直肠溃疡相鉴别;肛周皮肤梅毒性白斑须与白癜风、汗斑等相鉴别,梅毒性直肠炎须与各种非特异性直肠炎相鉴别,直肠梅毒瘤须与直肠肛管的恶性肿瘤相鉴别。

六、治疗

(一)早期梅毒(一期梅毒、二期梅毒、早期潜伏梅毒)

1. 青霉素 苄星青霉素 240 万 U,分两侧臀部注射,1 次/周,共 2～3 周;或普鲁卡因青霉素 G 80 万 U,1 次/d,肌内注射,连续 10～15d,总量 800 万～1200 万 U。

2. 青霉素过敏者,可用盐酸四环素 0.5g,4 次/d,口服,连续 15d;或红霉素,用法同四环素。

治疗结束后,定期体检及复查梅毒血清反应,第一年每 3 个月 1 次,以后每半年 1 次,连续 2～3 年。

(二)晚期梅毒(三期皮肤、黏膜、骨梅毒、晚期潜伏梅毒及二期复发梅毒)

1. 青霉素 苄星青霉素 240 万 U,1 次/周,肌内注射,连续 3 周;或普鲁卡因青霉素 G 80 万 U,1 次/d,肌内注射,连续 20 天为一个疗程。

2. 青霉素过敏者可选用四环素或红霉素 0.5g,口服,4 次/d,共 30 天。治疗结束后,定期体检及复查梅毒血清反应同早期梅毒,但应连续观察 3 年。血清反应固定阳性者,应做神经系统检查及脑脊液检查。

(三)心血管梅毒

应住院治疗,如心功能不全,经纠正后,从小剂虽开始注射青霉素。水剂青霉素 G,第

1d 10 万 U，1 次/d，肌内注射；第 2 天 10 万 U，2 次/d，肌内注射；第 3 天 20 万 U，2 次/d，肌内注射；自第 4d 用普鲁卡因青霉素 G 80 万 U/d，肌内注射，15d 为一疗程，共 2 个疗程，疗程间停药 2 周。对青霉素过敏者选用红霉素或四环素 0.5g，口服，4 次/d，共 30d。心血管梅毒为避免吉赫反应，在抗梅毒治疗前 1d，口服泼尼松 10mg/次，2 次/d，连续 3d。

（四）神经梅毒

应住院治疗。水剂青霉素 G 1200～2400 万 U/天，静点，每次 200～400 万 U，每 4h 1 次，连续 10～14d，继以苄星青霉素 G 240 万 U，1 次/周，连续 3 周，或普鲁卡因青霉素 G 240 万 U，1 次/d，同时口服丙磺舒 0.5g，4 次/d，共 10～14 天，接着可用苄星青霉素 G 240 万 U/周，肌内注射，共 3 周。青霉素过敏者，可选用四环素或红霉素，0.5g/次，口服，4 次/d，共 30d。神经梅毒为避免吉赫反应，在抗梅毒治疗前 1 天，口服泼尼松（同心血管梅毒）。

（五）妊娠梅毒

1. 根据孕妇梅毒的分期不同，采用相应的方案进行治疗。禁服四环素、多西环素，必要时可增加疗程。

2. 普鲁卡因青霉素 G 80 万 U/d，肌内注射，10d 为一疗程。妊娠初 3 个月及妊娠末 3 个月各注射 1 个疗程。

3. 青霉素过敏者，可选用红霉素（禁用四环素），0.5g/次，4 次/d，早期梅毒口服 15d，晚期梅毒口服 30 天。妊娠初 3 个月及妊娠末 3 个月各进行 1 个疗程。所生婴儿用青霉素补治。妊娠梅毒治疗后，分娩前每月复查 1 次梅毒血清反应，分娩后观察同其他梅毒，但所生婴儿要观察到血清反应阴性为止。

（六）胎传梅毒

1. 早期胎传梅毒

（1）脑脊液异常者。水剂青霉素 G，每日 10 万～15 万 U/kg，出生 7 日内的新生儿，每次 5 万 U/kg，静脉滴注，每 12h 1 次；出生 7d 后的婴儿，每 8h 1 次，连续 10～14d；或普鲁卡因青霉素 G，每日 5 万 U/kg，肌内注射，连续 10～14d。

（2）脑脊液正常者。苄星青霉素，每日 5 万 U/kg，1 次注射（分两侧臀肌），连续 10～14d。如无条件检查脑脊液者，可按脑脊液异常者治疗。

2. 晚期胎传梅毒　水剂青霉素 G 20 万～30 万 U/（kg·d），每 4～6h 1 次，静注或肌内注射，连续 10～14d。或普鲁卡因青霉素 G 5 万 U/（kg·d），肌内注射，连续 10～14d 为一疗程，可考虑给第 2 个疗程。对青霉素过敏者选用红霉素。

对于早期梅毒，经充分治疗的患者，应随访 2～3 年。治疗后第一年内每 3 个月复查 1 次，包括临床与血清（非螺旋体抗原试验），以后每半年复查一次。

第四节　尖锐湿疣

尖锐湿疣又称尖圭湿疣、性病疣（Venereal warts），肛门生殖器疣（Anogenital warts）和生殖器疣（genital warts）。尖锐湿疣是由人类乳头瘤病毒（human papillomavirus，HPV）感染所致生殖器肛周增生性（亚临床感染除外）损害，尖锐湿疣的发病率是生殖器疱疹的 3 倍，大多数患者是 18～35 岁的年轻人。本病主要是通过性接触传染，也可垂直传染和通过间接物体传染。

一、病因及发病机制

(一)病因

尖锐湿疣的病原体是人类乳头瘤病毒(HPV)。HPV 是最小的 DNA 病毒,病毒颗粒直径为 50～55nm,病毒颗粒的分子量为 50000kD,是由 72 个壳微粒组成立体对称的正二十面体。中间是含有 7900 个碱基对的双链环状 DNA。HPV 病毒能耐受干燥和可以长期保存,在甘油中和－20℃时至少可存活 2～5 个月。用现代分子生物学技术已能将 HPV 鉴别出 100 多种亚型,不同型别的 HPV 在不同部位可产生不同类型的损害,如扁平疣、寻常疣、鲍恩病和尖锐湿疣等。已发现与尖锐湿疣有关的型别达 34 个,其中 15 个型(6、11、16、18、30、31、32、42、43、44、51、52、53、54、55)主要与尖锐湿疣有关,最常见的 HPV 有 6、11、16 和 18 型(表4－2),人体是 HPV 唯一的自然宿主,HPV 只能在人体存活的组织细胞内以复制的方式进行繁殖,无法在体外的组织培养和细胞培养中生长,也不能在实验动物中接种生长。HFV 除引起疣状增生外,还具有致癌性,有许多证据表明 HPV 感染与宫颈癌的发生有密切关联,HPV 的致癌性与型别有关(表4－3)。

表4－2　HPV 类型与各种疾病的关系

疾病	相关 HPV 类型
跖疣	1、4
寻常疣	1、2、4、41
扁平疣	3、10、27、41
疣状表皮发育不良	5、8、9、12、14、15、17、19～25、36、46、47
尖锐湿疣	6、11、16、18
非特异性表皮内新生物	33、35、42～45、51
鲍恩病	6、31
鲍恩样丘疹病	16、34、39、42
喉乳头瘤	6、11、30
结膜乳头状瘤	6、11

表4－3　尖锐湿疣 HPV 类型与致癌性关系

致癌性	型别
致癌性小	6、11
致癌性中等	31、33、35
致癌性大	16、18

(二)传播途径

HPV 在人体温暖潮湿的条件下最易生存繁殖,故外生殖器和肛周是最容易发生感染的部位。常见的传播方式有下列几种:

1.性接触传染　为最主要的传播途径,在性交过程中,即使很细小的皮肤黏膜裂隙,当含有大量病毒颗粒的表皮细胞或角蛋白进入时就有可能产生感染。故在性关系比较紊乱的人群中最易发生,一般 3 个月病期时的皮损传染性最强。

2.间接接触传染　部分患者因可能接触患者使用过的物品传染而发病。如内衣、内裤、浴巾、澡盆和马桶圈等。

3.母婴传播　母亲患 HPV 感染时,在分娩过程中,胎儿通过感染有 HPV 的产道而受感染;也可因出生后与母亲密切接触而感染。

(三)发病机制

人的皮肤、黏膜和化生的 3 种鳞状上皮均对 HPV 易感。性接触时生殖器摩擦,实际是一个接种的过程,患病方带有病毒颗粒的脱落上皮或角蛋白进入到健康方的上皮裂隙中,感染就会发生。进入人体后,病毒潜伏于基底层的角质形成细胞,然后随表皮复制进入细胞核内。细胞分裂时,同时伴病毒颗粒繁殖和播散,产生临床所见的皮损。目前,普遍认为 HPV 有 2 种复制方式,一是在基底细胞内基因片段稳定复制;二是生长性复制,即在分化的细胞内复制产生成熟的病毒粒子。

(四)免疫反应

HPV 感染与机体的免疫功能有重要的关系,尤其是与细胞免疫功能有关。

1.细胞免疫　细胞免疫在控制病毒的激活及消退方面起主要作用。已报道有先天性 T 细胞功能缺陷的患者,HPV 感染的几率增加;HIV 阳性者、接受肾移植者和细胞免疫功能低下者均易发生 HPV 感染;在尖锐湿疣患者中,辅助 T 细胞减少、$CD4^+/CD8^+$ 细胞比例倒置、NK 细胞产生的干扰素、IL-2 减少,均说明尖锐湿疣的发病与细胞免疫相关。

2.体液免疫　研究显示人血清中有与 HPV 蛋白结合的抗体,尖锐湿疣患者血液中抗晚期蛋白的阳性率达 25%～65%,具有型特异性的特点。

二、临床表现

尖锐湿疣潜伏期为 1～8 个月,平均为 3 个月,主要发生在性活跃的人群中,发病高峰年龄为 20～40 岁,占 80% 以上。

(一)典型的尖锐湿疣

生殖器和肛周部位是尖锐湿疣的最好发部位,女性阴道炎和男性包皮过长者是尖锐湿疣发生和增长的辅助因素,男性多见于包皮、系带、冠状沟、龟头、尿道口、阴茎体、肛周和阴囊,女性多见于大小阴唇、后联合、前庭、阴蒂、宫颈和肛周,阴部及肛周以外的部位偶可发生,见于腋窝、脐窝、口腔、乳房和趾间等。

病损开始时为小而淡红色丘疹,以后逐渐增大增多,表面凹凸不平、粗糙,通常无特殊感觉,以后进一步增生成疣状突起并向外周蔓延。根据疣体形态可形象地分成丘疹型、乳头型、菜花型、鸡冠状、蕈样型。疣体表面常潮湿,呈白色、红色或污灰色。偶有异物感、痒感或性交疼痛,可以破溃、渗出、出血或感染。

妊娠期妇女疣体发展比较迅速,治疗后容易复发,可能与激素代谢的改变有关。

有一种较少见的巨大型尖锐湿疣,又称 Buschke-Lowenstein 巨大型尖锐湿疣,这种疣生长过度,成巨大型,与 HPV6、HPV11 型有关,临床颇似鳞状细胞癌,故也称癌样尖锐湿疣,但其组织学为良性病变,少数可恶变。组织病理检查是诊断的主要依据。

临床肉眼可见之尖锐湿疣仅为人类 HPV 感染冰山之一角,尚有很大部分患者处在 HPV 亚临床感染,可用辅助方法如醋酸白试验和组织病理检查证实。

(二)HPV 亚临床感染

由于分子生物学技术的发展,对 HPV 感染有了更深入的了解,目前认为肉眼可见尖锐湿疣仅是 HPV 感染的一小部分,大多数男女 HPV 感染部位表现为上皮增生灶,只有用醋酸内试验才能发现。亚临床感染是指:临床上肉眼不能辨认病变,用 5％醋酸溶液涂抹或湿敷后出现发白的区域,可证实其存在和确定范围。配合放大镜或阴道镜检查,效果更为理想。但目前已有人提出醋酸白试验的应用价值是有限的。

已证实 HPV 亚临床感染是比较常见的。已报道女性宫颈可见的尖锐湿疣并不多见,而多数是亚临床感染。男性尖锐湿疣患者中 22％伴有阴囊的 HPV 亚临床感染。亚临床感染可单独存在,也可与典型尖锐湿疣同时出现,目前认为尖锐湿疣的复发与亚临床感染的活动和扩展有关。

（三）潜伏感染

临床外观正常,醋酸白试验阴性,但采用实验室检查发现有 HPV 感染。根据检测方法和受检人群的不同,其阳性率高低相差很大,潜伏感染也是临床尖锐湿疣复发的原因之一。

（四）HPV 感染与肿瘤的关系

大最流行病学资料表明。HPV 感染与生殖器癌的发生有密切的关系。有报道外阴部位尖锐湿疣经过 5～40 年后会转化成鳞状细胞癌;有 15％的阴茎癌、5％的女阴癌及一些肛门癌是在原有尖锐湿疣的基础上发生的,特别是宫颈癌的发生与 HPV 有关,发生恶变尤与 HPV16 型、HPV18 型、HPV31 型、HPV33 型的感染有关。

尖锐湿疣治疗后,临床可见疣体消失即为治愈,但各种疗法都会有复发的可能,再次治疗还会有效。尖锐湿疣是一种良性的增生性病变,治疗后一般预后良好。

三、组织病理

典型的尖锐湿疣可出现角化不全、角化过度、表皮棘层肥厚、乳头瘤样增生,基底层细胞增生,出现多层基底样细胞,真皮浅层血管增生、扩张,血管周围淋巴细胞浸润。棘层上方和颗粒层出现空泡化细胞(Koilocyles),是本病特征性的表现。空泡化细胞可散在、局灶状或片状出现,特点是细胞体积增大,呈网形或椭圆形,核深染,形态不规则,核周同及整个胞质出现空泡化,少置丝网状或棉絮状改变。组织病理是诊断本病的重要依据,但有时不出现空泡化细胞也不能排除尖锐湿疣,还需连续切片和重复取材检查。

四、诊断及鉴别诊断

（一）诊断

由于目前我国对尖锐湿疣的诊断主要是依靠临床观察,医生个人的经验起了决定性的作用,亚临床 HPV 感染病例难于缺乏实验室诊断方法和统一的诊断标准也无法及早得到确诊,故对 HPV 感染的诊断是分析病史、临床表现和必要的实验室检查而得出的。

根据婚外性交史或性伴感染史,生殖器肌周部位异常增生物,一般不难诊断,必要时配合实验室检查,有助于明确诊断。

（二）实验室检查

1. 醋酸白试验 将 5％的醋酸溶液用棉拭子涂布于皮损上,5min 后观察,HPV 感染部位出现均匀一致的白色改变,边界清楚。对临床可见但可疑损害及周围不可见的亚临床感染的诊断有一定帮助。但该方法特异性不高,有些慢性炎症,如念珠菌性外阴炎、生殖器部位外伤和非特异性炎症均可出现似阳性结果。

2.细胞学检查　用阴道或宫颈疣组织涂片,做巴氏(Papanicolaou)染色,可见到两种细胞,即空泡化细胞及角化不良细胞同时存在,对尖锐湿疣有诊断价值。

3.组织学病理检查　如在棘层上方及颗粒层出现空泡化细胞,是诊断HPV感染的主要依据,但未出现空泡细胞也不能排除尖锐湿疣。

4.免疫学试验　采用抗HPV蛋白的抗体检测病变组织中的HPV抗原,目前已有能检测不同型别的抗体,检测HPV免疫学方法有免疫荧光法、过氧化物酶—抗过氧化物酶(PAP)法和亲和素—生物素法等。这些试验虽然不需要复杂的设备条件,可在大多数临床化验室开展,但它们敏感性不太满意,检出率仅为50%左右。

5.核酸杂交试验　这是检测HPV感染最为重要的进展,核酸杂交法包括斑点印迹法(Dot blot hybridization)、组织原位杂交法、核酸印迹法(Southern blot hybridization)等,这些方法检出的敏感性和特异性均很高,一般没有假阳性,其中原位分子杂交法可进行感染组织定位观察,是诊断HPV感染的敏感而可靠的方法,但技术操作过程较繁琐,且需要一定的实验室条件,目前临床上不能普遍开展。

6.聚合酶链反应(PCR)　对HPV目的DNA进行体外扩增是目前检出HPV感染最敏感的方法,又可以做型特异性分析,具有敏感性高、方法简便快速的特点。已在临床上广泛应用。

(三)鉴别诊断

尖锐湿疣应与生殖器部位其他增生性性病、皮肤病和正常生理性变异相鉴别。

1.阴茎珍珠状丘疹　这是发生在成年男性冠状沟与龟头交界处的针头大小的圆锥形小丘疹,呈淡红或淡黄色,发亮,可成多行排列,质硬,无压痛,不会增生,无功能障碍,醋酸门试验阴性,是一种正常的生理变异。

2.绒毛状小阴唇　又称假性湿疣,这是发生在成年女性双侧小阴唇内侧和尿道口周围黏膜成群的鱼子状丘疹或绒毛样指状突起,湿润而柔软,醋酸白试验阴性,是正常的生理变异。

3.扁平湿疣　为二期梅毒特征性的损害,表现为外阴肛周部位成群的扁平丘疹,表面光滑潮湿,不角化,组织液暗视野显微镜检查可发现大量梅毒螺旋体,RPR试验和TPHA试验阳性。

4.鲍恩样丘疹病　这是发生于男女两性外阴部位成群扁平棕红色或褐色小丘疹,组织病理为原位癌样表现。

5.鳞状细胞癌　多见于年长者,皮损向上增生明显,向组织内浸润性生长,容易发生溃破感染,组织病理检查可见细胞异变,无空泡化细胞。

6.皮脂腺增生　又名Fordyce病,为淡黄色成群分布的小丘疹,直径1mm左右,组织学检查可见成熟的皮脂腺组织。

五、预防及治疗

(一)预防

性病患者处理的目的是向患者提供治疗,获得治愈,降低感染性,减少或者预防今后的危险行为,以及尽力确保性伴也获得诊疗。就诊的尖锐湿疣患者治疗后应动员其性伴来就诊检查,听任患者自我检查或让其对性伴检查是不可能对尖锐湿疣做出正确诊断的。唤其性伴亲自来诊不但能确定尖锐湿疣及其他性病是否存在,还可借机对其进行咨询及告知作为尖锐湿疣性伴应注意的事项。感染者的性伴大多数可能已有 HPV 亚临床感染,对亚临床感染尚无实用的筛查方法。对可能未感染的性伴(如新性伴),使用安全套可降低传染性。然而,传染性持续时间有多长还不清楚。HPV 亚临床感染者与外生性疣患者相比,传染性是否相似也不清楚。还应该告诉尖锐湿疣患者的女性性伴应该做宫颈癌的细胞学筛查。尽管肉眼可见之疣体易于治疗,但 HPV 感染尚不能与此同时彻底清除。故应告知患者和性伴,患者尽管疣体消失,但仍有传染性,使用避孕套可能降低传染性,但不能完全避免传染给未受感染的性伴。

(二)治疗

尖锐湿疣治疗原则是尽可能去除可见的疣体并减少复发。无论用何种方法治疗,复发总是难免的,仅是复发率的高低而已,但再次治疗还是有效。哪一种方法是治疗尖锐湿疣最佳的方法? 尚无定论,该选择何种疗法,应就患者个体而言,取决于疣体的分布部位、大小、数目、形态、治疗费用、患者的选择、方便性、不良反应及医生的经验。大多数患者治疗需一个疗程,而不是一次性治疗,故应拟订一份适合该患者的治疗计划。且治疗的不良反应不应大于疾病本身。目前治疗方法有 3 大类。

1.局部药物治疗

(1)5％足叶草毒素酊:是从足叶草脂中提取的有效成分,先用凡士林或抗生素软膏涂于疣体周围正常的皮肤和黏膜上,用小棉棒涂药液于疣体表面,每日 2 次,连续 3d 为 1 个疗程,观察 4d,如有少数残存疣体可再用 1 个疗程。本品可能有致畸作用。孕妇忌用。

(2)25％足叶草脂酊:本品是足叶草的粗制品,涂于疣体上,4～6h 后用水洗去药液。3 日后不愈,可再重复用药。本品有一定毒副作用,少数可出现恶心、呕吐、发热、感觉异常、白细胞和血小板减少、昏迷甚至死亡。尚有致畸作用,孕妇忌用。本品不可交付患者自己使用。应由医务人员施治。

(3)50％三氯醋酸溶液:涂于疣体上,注意保护周围正常的皮肤和黏膜,重复用药需间隔1 周。

(4)5％咪喹莫特霜:通过诱导局部细胞因子的产生,调节局部炎症反应,达到抗病毒作用,每周外用 3 次,连续使用 16 周,每次用药 6～10h 后洗去。该药特点是局部反应轻、疗效好、复发率低,可由患者自己使用。

(5)5％酞丁胺搽剂:每日 1～2 次涂于患处,本品不良反应小。但疗效较差。

(6)5％氟尿嘧啶软膏:有抑制 DNA 和 RNA 合成及免疫刺激作用。每日外用 1～2 次,孕妇忌用。

2.局部物理疗法

(1)激光:治疗的深度十分重要,过浅易复发,过深易使创面不易愈合及瘢痕形成,术后应注意出血和创面感染。

(2)冷冻:采用液氮或二氧化碳干冰破坏受染组织和激发该部位的免疫应答。冷冻治疗具有操作简便、高效和患者易耐受之优点,但有发生瘢痕形成和色素沉着的可能。

(3)电灼:用电刀或电针治疗,对疣体做烧灼和切割。

(4)手术切除:对疣体做整个或分批切除,适用于较大的疣体。

3.氨基酮戊酸光动力学疗法(ALA－PDT 疗法)　用本法治疗可选择性杀伤增生旺盛细胞,不仅对肉眼可见尖锐湿疣有破坏作用,还可清除亚临床损害和潜伏感染组织。具有治愈率高、复发率低、不良反应少且轻微、患者依从性好等优点。

4. 免疫疗法 本方法单独使用效果不太明显且费用较高,部分患者使用时会有不良反应,可作为一种辅助的治疗手段,配合上述的方法治疗。

(1)干扰素:含有多种蛋白质和糖蛋白,具有抗病毒、抗增殖、抗肿瘤和免疫调节活性的作用。可用于肌内、皮下和损害基底部注射,每周 3 次,至少 4 周,一般用 8~12 周。目前,对干扰素的使用剂量、给药途径和临床效果等尚无确切评价。

(2)白细胞介素-2:可促进和维持 T 细胞的增殖和分化,诱导和增强 NK 细胞的活力,诱导和增强杀伤性 T 细胞、单核细胞、巨噬细胞的活力。每周 3 次,皮下或肌内注射。

(3)聚肌胞:为干扰素的诱生剂,每日肌内注射 1 次,每次 2ml。连续 10d,停药 1~2 个月可重复使用。

5. 治疗方法选择

(1)男女两性外生殖器部位可见或用手可触摸到疣体(单个疣体直径<0.5cm,疣体团块直径<1cm,疣体数目<15 个),一般可用药物治疗。

(2)男性的尿道内和肛周,女性的前庭、尿道口、阴道壁和宫颈口的疣体;或男女两性的疣体大小和数量均超过上述标准者,建议用物理方法治疗。

(3)对于治疗后复发者或疣体直径较大、数量较多者,除用药物或物理方法治疗外,可用干扰素辅助治疗,以减少复发。

(4)对于物理疗法治疗后尚有少量疣体残存时,可用药物再治疗。

(5)无论是药物治疗或物理治疗,必须做醋酸白试验,尽量清除包括亚临床感染在内的损害,以减少复发。

6. 复发原因分析

(1)原发损害治疗不彻底,如激光烧灼过浅。

(2)原发损害周围亚临床感染蔓延。

(3)原发损害附近及阴肛部位的 HPV 潜伏感染。

(4)部分患者尿道内(60%)或阴囊(22%)是 HPV 储存库,是外阴 HPV 的散布源。

(5)性伴有 HPV 潜伏感染,再次回复感染。

(6)患者局部免疫状态低下。

(7)再次婚外性接触。

(8)未去除不良因素,如男性包皮过长,女性阴道炎或宫颈炎。

第五节 软下疳

软下疳(Chancroidal ulcer)占性病发病率第三位,由链锁状杆菌所致,在外阴部所表现的症状与第一期梅毒硬下疳类似,但质软故称软下疳。由性交直接感染,间接传染少见。本病可治愈,无遗传性,不影响生育,亦不影响后代。

一、临床特点

1. 潜伏期短,1~6d,平均 2~3d 即发病。

2. 女性好发部位为大小阴唇、阴蒂、阴道口、宫颈、会阴及肛门等处。

3. 生殖器痛性溃疡　初起在接触部位发生炎性红斑或丘疹,1～2d 后形成脓疱,破溃后形成溃疡,0.5～2cm 直径大小,疼痛明显,边缘不整呈潜行性,溃疡基底部柔软。其周边可有成簇的溃疡。

4. 痛性腹股沟淋巴结肿大　患者可出现单侧腹股沟淋巴结肿大,疼痛明显,可形成脓肿,破溃后形成溃疡呈"鱼口状"。愈后留有瘢痕。

二、诊断要点

1. 病前有与性病患者性交接触史。

2. 外阴部多发性丘疹好发于阴唇、阴道口、肛门周围及大腿内侧。呈红色小丘疹,中心软化形成脓疱,并迅速溃烂成为浸润性溃疡,边缘呈锯齿状,周围有红晕,底部附着猪油样苔膜,并分泌出脓性有恶臭的分泌物,疼痛剧烈,触之柔软,易出血。

3. 腹股沟淋巴结肿大多在软下疳发生后 2～3 周出现,多个淋巴结被感染后融合成团,中央软化、破溃、排脓,留有脓腔状如鱼口,故称为"鱼口"。

4. 溃疡分泌物涂片可查到革兰阴性链锁状排列的小杆菌。

5. 淋巴结穿刺涂片或细菌培养可发现链锁状杆菌。

6. 免疫学检查　伊东试验阳性。

三、鉴别诊断

(一)梅毒性硬下疳

潜伏期较长,硬下疳数目多为单个,为硬结,而非柔软性溃疡,底部清洁,极少有脓液,无痛,可查出梅毒螺旋体。

(二)生殖器疱疹

为群集小水疱,破裂后成浅表性糜烂,多为复发性。

(三)急性外阴溃疡

外阴部出现多发性小溃疡,疼痛,与性交感染无直接关系,可查到粗大杆菌。

四、治疗

(一)全身治疗

磺胺药为首选药物,有良效。

1. 磺胺嘧啶(SD)或磺胺异噁唑(SMZ)　1g/次,4 次/d,口服,连用 10～15d,首次加倍。

2. 四环素或红霉素　0.5g/次,4 次/1 日,口服,连用 10～15d,首次加倍。

3. 链霉素　0.5g/次,2 次/d,肌内注射。

4. 卡那霉素　0.5g/次,2 次/d,肌内注射,连用 10～14d。

(二)局部治疗

1. 1∶5000 高锰酸钾液　坐浴,2 次/d。

2. 0.1%雷夫奴尔液　2 次/d,湿敷或坐浴。

3. 0.1%呋喃西林液　2 次/d,湿敷或坐浴。

4. 四环素软膏　涂溃疡面,2 次/d。

5. 磺胺软膏　涂溃疡面,2 次/d。

（三）其他

腹股沟淋巴结化脓时，可用粗针自正常皮肤穿入抽脓，不可切开，以免继发感染，影响破口愈合。

第六节　生殖器疱疹

一、病因

生殖器疱疹（Herpes genitalis）是由单纯疱疹病毒（herpes simplex virus，HSV）引起的性传播疾病，特点是引起生殖器及肛门皮肤溃疡，易复发。HSV 属双链 DNA 病毒，分 HSV－1 及 HSV－2 两个血清型 50％原发性生殖器疱疹由 HSV－1 引起，复发性生殖器疱疹主要由 HSV－2 引起。

二、传播途径

主要由性交直接传播。由于多数 HSV－2 感染者无症状或症状轻微而成为病毒携带者。孕妇合并 HSV 感染，HSV 可通过胎盘造成胎儿宫内感染（少见）或经软产道感染新生儿（多见）。

三、临床表现

可有原发性及复发性两种表现。

（一）原发性生殖器疱疹

潜伏期为 3～14d。患部先有烧灼感，表现为群集丘疹，可单簇或散在多簇，丘疹很快形成水疱，疱液中可有病毒。2～4d 疱疹破裂形成糜烂或溃疡，伴有疼痛，随后结痂愈，若未继发细菌感染，不留痕迹。好发部位为大阴唇、小阴唇、阴道口、尿道口、阴道、肛门周围、大腿或臀部，约 90％累及宫颈。亦有原发疱疹仅累及宫颈，宫颈表面易破溃而产生大量排液。发病前可有全身症状如发热、全身不适、头痛等。几乎所有患者均出现腹股沟淋巴结肿大、压痛。部分患者出现尿急、尿频、尿痛等尿道刺激症状。病情平均经历 2～3 周缓慢消退，但愈后容易复发。

（二）复发性生殖器疱疹

50％～60％原发性感染患者在半年内复发，发病前局部烧灼感、针刺感或感觉异常，随后群簇小水疱很快破溃形成糜烂或浅溃疡。复发患者症状较轻，水疱和溃疡数量少，面积小，愈合时间短，病程 7～10d，较少累及宫颈，一般无腹股沟淋巴结肿大，无明显全身症状。

四、诊断

根据病史、临床典型表现可做出临床诊断，加下列实验室检查中的 1 项即可确诊。

（一）细胞学检查

以玻片在疱疹底部作印片，Wright－Giemsa 染色，显微镜下见到具有特征性的多核巨细胞或核内嗜酸性包涵体，此法敏感性低。

（二）病毒抗原检测

从皮损处取标本，以单克隆抗体直接免疫荧光试验或酶联免疫吸附试验检测 HSV 抗原，是临床常用的快速诊断方法。

（三）病毒培养

取皮损处标本进行病毒培养、分离、鉴定、分型，是诊断 HSV 感染的"金标准"，但操作复杂，花费大。

（四）核酸检测

已有报道应用核酸杂交技术及 PCR 技术诊断生殖器疱疹，可提高诊断的敏感性并可进行分型。

（五）HSV 抗体检测

采用蛋白印记试验和部分 ELISA 试验测定血清型特异性抗体。HSV－1 及 HSV－2 型特异性血清抗体检测尤其是 IgM 检测是发现亚临床或无症状感染最可行的手段。

五、治疗

生殖器疱疹为易复发疾病，尚无彻底治愈方法。治疗目的是减轻症状，缩短病程，减少 HSV 排放，控制其传染性。

（一）抗病毒治疗

以全身抗病毒药物为主。

1. 原发性生殖器疱疹　阿昔洛韦 400mg，每日 3 次，口服，连用 7～10d；阿昔洛韦 200mg，每日 5 次，口服，连用 7～10d；或伐昔洛韦 300mg，每日 2 次，口服，连用 7～10d；或泛昔洛韦 250mg，每日 3 次，口服，连用 5～10d。

2. 复发性生殖器疱疹　最好在出现前驱症状或皮损出现 24h 内开始治疗。阿昔洛韦 400mg，每日 3 次，连服 5d；或阿昔洛韦 800mg，每日 2 次，连服 5d；阿昔洛韦 800mg，每日 3 次，连服 2d；或泛昔洛韦 125mg，每日 2 次，连服 5d。

3. 频繁复发患者（1 年内复发 6 次以上）　为减少复发次数，可用抑制疗法。阿昔洛韦 400mg，每日 2 次，口服；或伐昔洛韦 300mg，每日 1 次，口服；或泛昔洛韦 250mg，每日 2 次，口服。这些药物需长期服用，一般服用 4 个月～1 年。

4. 严重感染　指原发感染症状严重或皮损广泛者。阿昔洛韦每千克体重每次 5～10mg，每 8h1 次，静脉滴注，连用 5～7d 或直至临床症状消退，改口服药物，总疗程至少 10d，

（二）局部治疗

保持患处清洁、干燥。皮损处外涂 3%阿昔洛韦霜、1%喷昔洛韦乳膏或酞丁胺霜等。

六、治愈标准与预后

患处疱疹损害完全消退，疼痛、感觉异常以及淋巴结肿痛消失为治愈。虽易复发，预后好。

七、妊娠合并生殖器疱疹

孕妇因处于免疫抑制状态，因而易受 HSV 感染，是造成流产和分娩先天异常儿的原因之一。目前认为胎盘传播几率较低，而分娩时的产道传播几率高。

（一）对胎儿及新生儿的影响

原发型 HSV 感染对胎儿的危害较大，而复发型 HSV 对胎儿及婴幼儿的危害性小。

1. 妊娠 20 周前感染者，流产率高达 34％。

2. 妊娠 20 周后感染者，胎儿发生低体重儿多，也可发生早产。

3. 经产道感染的新生儿，病变常为全身扩散，新生儿死亡率达 70％以上。多于生后 4～7d 发病，表现为发热、出血倾向、吮乳能力差、黄疸、水疱疹、痉挛、肝肿大等，多于 10～14d 内死亡，幸存者多遗留有中枢神经系统后遗症。

（二）处理

原则为抑制单纯疱疹病毒增殖和控制局部感染。分娩时对软产道有疱疹病变或初次感染发病不足 1 个月的产妇应行剖宫产。

第七节　非淋球急性尿道炎

非淋球菌性尿道炎是通过性接触传染的一种临床上有尿道炎表现，但尿道分泌物中查不到淋球菌感染的性传播性疾病。女性患者不仅有尿道炎症，而且还有宫颈炎等生殖道炎症。本病主要由沙眼衣原体（40％～50％）和解脲支原体（20％～30％）两种病原微生物感染引起。

一、临床表现

潜伏期 1～3 周，男女非淋菌性尿道炎临床表现不同。

（一）男性非淋菌性尿道炎

典型症状为尿道刺痒、轻重不等的尿痛及灼烧感，尿痛程度较淋病轻。尿道口轻度红肿，尿道分泌物呈浆液性或浆液脓性，较淋病分泌物稀薄而少，有时仅在晨起时发现尿道口有脓膜形成。常并发前列腺炎、附睾炎、精囊炎等。

（二）女性非淋菌性泌尿生殖道炎

子宫是主要感染部位，宫颈充血、水肿、糜烂，有时可见特征性的肥大性滤泡。可出现白带增多及性交后出血。尿道炎症状轻微，仅有轻度尿道刺激症状或无症状。可并发子宫内膜炎、输卵管炎、盆腔炎，导致不育或宫外孕。

二、诊断

根据临床表现和实验室检查并结合病史来综合分析。

三、治疗

（一）初发非淋菌性尿道炎

多西环素 0.1g，2 次/d，口服；或阿奇霉素 1.0g，1 次顿服；或氧氟沙星 0.3g，2 次/d，口服，共 7～10d。

（二）复发性或持续性非淋菌性尿道炎

尚无有效疗法，推荐甲硝唑 0.2g，单次，加红霉素，7d 疗法。

（三）孕妇非淋菌性尿道炎

禁用多西环素、氧氟沙星。推荐红霉素，7d 疗法；或阿奇霉素 1.0g，1 次顿服。

第八节 支原体感染

成人支原体感染（Mycoplasma sinfections in the adult），病原可分为人型支原体（MH）与解脲脲原体（UU）、生殖支原体（MG）、发酵支原体可引起泌尿道、阴道、子宫颈及子宫内膜感染，如尿道炎、盆腔炎、阴道炎、前列腺炎及肾盂肾炎等，并可致不育症及早产。

对阻碍 DNA 复制的喹诺酮类药物，如左旋氧氟沙星、司帕沙星等敏感。

一、病因及发病机制

支原体包括支原体属和脲原体属（旧称解脲支原体或分解尿素支原体），是一种无细胞壁的特殊微生物，因而可变形、无法被革兰方法染色、且可抵抗以细胞壁为靶点的抗生素。

人型支原体、解脲脲原体（图 4-1，图 4-2）和生殖器支原体在一定条件下可引起泌尿生殖系统感染，正常人尿道中有时也有解脲脲原体，故认为其致病性与血清型有关。发现血清 4 型 UU 与 NGU 有关。

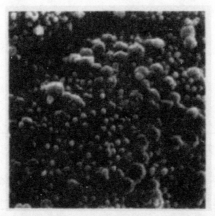

图 4-1 扫描电镜显示解脲脲原体黏附于子宫内膜

伴有 UU 或 MH 的子宫内膜均可分离出解脲脲原体及人型支原体，子宫内膜培养和免疫荧光检查亦可检出之

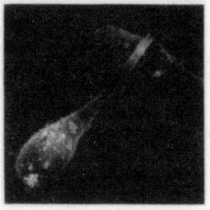

图 4-2 解脲脲原体黏附于人类精子

免疫荧光检查和培养不伴有炎症

其致病机制可能是通过吸取宿主细胞膜的胆固醇与脂质作为营养物质，并产生一些有毒

的代谢产物,如神经毒素、超氧离子等,使宿主细胞受损。

解脲脲原体可通过黏附在精子表面而影响精子运动,引起不育;并可分解尿素产生大量氨,其具有细胞毒作用,也可促使结石的形成。

二、临床表现

脲原体属、人型支原体和生殖支原体与疾病的关系见表 4-4。

表 4-4　脲原体属、人型支原体和生殖支原体与疾病的关系

	脲原体属	人型支原体[a]	生殖支原体[b]
男性尿道炎	+	-	+
前列腺炎	±	-	±
附睾炎	±	-	-
尿路结石	+	-	-
肾盂肾炎	±	+	-
细菌性阴道炎	±	±	-
宫腔炎	-	-	+
盆腔炎症性疾病	-	+	+
不育	±	-	±
绒毛膜羊膜炎	-	±	-
自发性流产	+	±	-
早产/低体重儿	+	-	-
子宫内发育迟缓	±	-	-
产后/流产后发热	+	+	-
生殖系统外疾病(包括关节炎)	+	+	+

−,无联系或因果关系;+,因果关系;±,无因果关系证据,但有统计学证据;a. 传统培养法无法区分 UU 与 UP;b. 生殖支原体培养困难,临床证据少

泌尿生殖道感染临床症状多样且影响因素众多。女性发生宫颈炎和阴道炎时主观感觉常不明而男性对尿道感染则很敏感并易受心理暗示、尿道畸形、龟头包皮炎、性交等因素影响。

1. 非淋菌性尿道炎　30%～40%的患者主要由 UU 及 MH 引起。临床资料也表明 MG 是 NGU 的病因之一。其尿道炎与衣原体感染尿道炎相似。

2. 附睾炎　MH、UU 可引起附睾炎。

3. Reiter 病　病因大多数为衣原体,但 MH、UU 和 MG 的作用还不十分清楚。

4. 前列腺炎　所报道 60 例慢性前列腺炎患者中 10%检测到人型支原体,但相匹配的正常对照组中无一例发现。有人用 PCR 技术在前列腺炎的前列腺活检组织中,4%发现生殖器的支原体,其致病作用尚有争议,而且表明在慢性前列腺炎中的作用是极小的。

5. 细菌性阴道病　患者的阴道标本检测出人型支原体。

6. 盆腔炎　人型支原体可能是盆腔炎的病因,但没有证据支持 UU 是有类似作用。

7. 男女不育　UU 阳性的精液精子少,且 UU 吸附精子上,影响对卵细胞的穿透能力,可妨碍受精卵的发育及种植。不育夫妇生殖道 UU 分离阳性率高于生育正常夫妇。此外,MG 亦可引起盆腔炎,继发不孕。

三、实验室检查

1. UU 培养　常用培养基为牛心浸液或蛋白胨,并含 1%新鲜酵母浸液、10%～20%动物

血清及 0.5%氯化钠,还可加葡萄糖和精氨酸以促进 MH 和 MG 生长,加入尿素以供 UU 代谢,青霉素抑制杂菌。

初步鉴定包括典型颗粒状或"煎蛋样"菌落、Dienes 染色观察和生化试验,并可用荧光或免疫酶法直接对菌种鉴定。

2.血清学诊断试验 酶联免疫吸附试验(EUSA)敏感性高,微量免疫荧光法(MIF)具有快速特点。

3.生物学方法 DNA 探针的敏感性稍差,但特异性高。聚合酶链反应(PCR)的敏感性、特异性均高。

四、实验室检查评价

支原体培养及药物敏感试验的临床指导意义不大。对于致病性最强的 MG,目前没有临床检测方法;对于有致病性的 UU 与无致病性的 UP,临床培养检验法不能区分;MH 在尿道、宫颈的致病性尚不明确。实践中不能为使病原学转阴而持续治疗。

解决目前困境的方法是发展分子生物学技术以检测 MG,区分 UU 和 UP,并对 UU 进行基因型分析、定量和细胞内感染检测。UU 是条件致病菌,在宿主细胞内寄生是其致病的关键,因此临床上可通过搜集尿道或宫颈脱落细胞、洗涤离心并试图洗脱细胞表面寄生的 UU 来判断其是否参与临床致病。

五、诊断依据

对支原体感染的诊断应根据临床特征及实验室检查结果做出。

既往规定,当尿道、宫颈拭子涂片及前列腺液检查白细胞计数分别超过 4、30、10 个/HP 时,可诊断为炎症。由于目前临床上存在对支原体过度治疗,且仍无改良诊断方法,所以仍强调上述标准的应用,但应知道这种检查方法的敏感性并不高。

六、鉴别诊断

鉴别诊断同衣原体感染。

七、治疗

(一)治疗原则

基本方案同衣原体感染。

(二)治疗措施

由于 UU 缺乏细胞壁,故 β—内酰胺类抗生素对其无效。四环素类、喹诺酮类、大环内酯类抗生素为治疗 UU 感染的首选药物,但耐药菌株不断增加。有条件时做支原体的培养及药物敏感试验,寻求最敏感的药物。常用药物:多西环素,第 1 次 0.2g,以后每次 0.1g,2/d,10～14d;米诺环素,第 1 次 0.2g,以后每次 0.1g,2/d,10～14d;交沙霉素,0.2g,4/d,10～14d;红霉素,0.5g,4/d,10～14d;阿奇霉素,1g,一次顿服,饭前 1h 或饭后 2h 服用;克林霉素,0.15～0.30g,3/d,10～14d;环丙沙星,0.52g/d,10～14d。

妊娠期间建议用红霉素或阿奇霉素,儿童(<45kg)可用红霉素 50mg/(kg·d),分 4 次口服,或克林霉素 10～20mg/(kg·d)。

现推荐我国治疗 NGU(MPC)方案,见表 4—5。

表4-5 我国治疗 NGU(MPC)方案

分类	方案
初发 NGU(MPC)	多西环素 100mg,口服,2/d,连服 7~10d;或阿奇霉素 1g,一次顿服,需在饭前 1h 或饭后 2h 服用;或红霉素 500mg,口服,4/d,连服 7d;或琥乙红霉素 800mg,口服,4/d,连服 7d,或氧氟沙星 300mg,口服,2/d,连服 7d,或米诺环素 100mg,口服,2/d,连服 10d
复发 NGU(MPC)	尚无有效的治疗方案,可用甲硝唑 2g,单次口服,加红霉素 500mg,口服,4/d,共 7d;或琥乙红霉素 800mg,口服,4/d,连服 7d
孕妇 MPC	禁用多西环素和氧氟沙星,可用红霉素 500mg,口服,4/d,共 7d;或红霉素 250mg,4/d,共 14d;或琥乙红霉素 800mg,口服,4/d,共 7d;或阿奇霉素 1g,一次顿服

美国 CDC 推荐的治疗方案:①口服红霉素 500mg,4/d,共 7d;不能耐受者改为 250mg,4/d,共 14d。②阿莫西林 500mg,3/d,共 7d。③对配偶进行治疗。近年来对支原体感染已日渐转为用多西环素 100mg,2/d,共 7d;或阿奇霉素 1g,单剂口服。这已成标准方案被广泛接受。

八、判愈标准与随访

治疗结束 1 周应随访复查。治愈标准是症状消失、尿道分泌物涂片中多形核白细胞≤4/HP,并进行病原体复查。持续性或复发性 NGU 给予复治。

在治疗失败的病例中,完成治疗后不足 3 周所做的支原体培养试验的价值尚不清楚,因为支原体数量较少,可能出现假阴性结果。另外,对治疗成功的病例,完成治疗后<3 周进行的非培养检测,有时可因持续排泄已死亡的病原体亦可出现假阳性。

九、预防

1.避免婚外性行为。

2.使用避孕套有部分预防作用。

3.淋病患者同时使用其他有效药物防止衣原体或支原体感染。

4.对性伴侣同时进行治疗。

第九节 性病性淋巴肉芽肿

一、病原与传播

性病性淋巴肉芽肿(lymphogranuloma venereum,LGV)早在 1913 年已被确定为独立性疾病,又名腹股沟淋巴肉芽肿、第四性病、热带或气候性横痃。常见于热带及亚热带地区。美国 1977 年报道发病率为 0.2/10 万,发病年龄多在 30 岁左右,男女性之比为 5∶1。引起 LGV 的病原体是沙眼衣原体。1970 年经显微免疫荧光法测定检出沙眼衣原体,L_1,L_2,L_3 血清型主要引起淋巴结病变,由于本病女性的淋巴结病变多在腹膜后,因而后果比男性严重,人是本病的唯一自然宿主,主要通过性交传染,也可因接触患者分泌物而间接传染。

二、临床表现

潜伏期为 3~35d,一般为 7~12d。

（一）早期症状

女性初疹好发于前庭部、小阴唇、阴道口、尿道周围、宫颈及后穹隆，少数也可发生于生殖器以外部位，如手指、扁桃体、舌部或腭部，初发疹为单个丘疹或疱疹，可呈水疱或脓疱，也可是一个稍隆起的皮下小结节，不疼痛，无浸润，一般在数天内消退，不留瘢痕，重者可形成糜烂面或溃疡，直径小于 1cm，形状规则。

（二）中期症状

为腹股沟淋巴结炎，初疹出现后 1～4 周有 1/2 患者出现双侧腹股沟淋巴结肿大，开始为孤立，散在，质硬，有疼痛及压痛，以后淋巴结互相粘连成块状。由于腹股沟韧带将肿大淋巴结上下分开，呈槽形特征，且与皮肤粘连在一起，使皮肤呈紫红色，同时伴有全身症状，如发烧、寒战、头痛、倦怠、食欲不振、关节疼痛及肝脾肿大等。1～2 周后肿大淋巴结出现波动，并破溃形成许多瘘孔，排出浆液性黄色或血性脓液，全身症状也随之减轻或消失，经数周或数月，瘘孔愈合，留有坚硬肥厚瘢痕。女性很少发生腹股沟淋巴结炎，因女性初发疹多在宫颈及阴道下部，易向髂组及肛门直肠淋巴结引流，这些淋巴结发炎时，常会使患者腹痛、腰背痛。在会阴、肛门、直肠下段发生慢性进行性溃疡，肛周常有瘘管，病程可持续数月至 1 年以上。

（三）晚期症状

由于盆腔内髂组淋巴结及直肠周围淋巴结炎及直肠炎，而有瘢痕挛缩，导致直肠狭窄，狭窄部位在肛门上方 5～10cm 处，引起大便变细及排便困难，肛门周围常有瘘管形成。由于淋巴管慢性炎症及瘢痕形成导致淋巴管阻塞形成女阴的象皮肿。表现为大小阴唇肿大、坚硬，阴蒂可呈球形肿大，皮肤表面呈疣状增生或息肉样生长，甚至形成阴道直肠瘘或阴道尿道瘘。局部组织破坏可形成溃疡或瘢痕，甚至尿道狭窄。文献有报道生殖器象皮肿及肛门直肠综合征，继发癌变者，本病不彻底治疗可迁延至 1～2 年。

三、诊断

有不洁性交史、初期生殖器局部的表浅溃疡及 1～4 周后的周身症状及体征均有助于诊断，晚期体征则更明显。

四、实验室检查

1. 外周血白细胞总数增多，淋巴细胞或单核细胞相对增多，血沉增快，早期免疫球蛋白升高，特别是 IgA 升高，病程久者清蛋白与球蛋白倒置，梅毒血清试验呈弱阳性。

2. 补体结合试验　取患者血清与本病衣原体感染的鸡胚卵黄囊膜或鼠脑制成的抗原做补体结合试验。在感染 4 周后，80％出现阳性，滴度在 1∶16 或更高。

3. 病理学改变　主要为淋巴结的卫星状脓肿损害，中央是淋巴细胞、上皮样细胞及嗜中性粒细胞崩裂所构成的坏死的核心，外周有上皮样细胞及多形核白细胞，陈旧的损害内可见到浆细胞，在上皮样细胞间可见中等量的郎罕细胞。

五、鉴别诊断

（一）硬下疳

其腹股沟淋巴结发炎为坚硬，无疼痛不破溃，梅毒血清反应阳性。

（二）软下疳

其淋巴结破溃后排出黏稠脓性分泌物，但不形成瘘管，在病灶中可找到杜克雷氏嗜血杆菌。

（三）腹股沟肉芽肿

皮肤损害较大、持久，病变处可查到杜诺凡氏小体，腹股沟淋巴结炎的病变不明显。

（四）淋病

感染反应严重者，双腹股沟淋巴结肿大、有压痛，重者可破溃流脓，同时伴有化脓性淋菌性尿道炎。

六、治疗

（一）药物治疗

LGV需早期治疗，用药时间要长，四环素已成为各期LGV的首选药物，孕期患者用红霉素代替，几种常用药如下。

1. 四环素　500mg，每6h1次，持续3周。

2. 红霉素　500mg，每日4次，持续3周。

3. 强力霉素　100mg，每日2次，持续2周，

4. 磺胺甲基异噁唑（SMZCO）　首剂2g，以后1g，每日2次，持续3周。

5. 庆大霉素　8万U，每日2次，肌内注射，持续2周。

6. 利福平　600mg，每日1次，持续15天，

（二）其他治疗

有波动感的淋巴结可从病变上部正常皮肤进针穿刺抽脓，并可注入抗生素溶液。

第十节　生殖道沙眼衣原体感染

生殖道沙眼衣原体（chlamydia trachomatis，CT），可累及眼、生殖道和其他脏器。在女性，有宫颈炎、肝周围炎、输卵管炎，在男性，有尿道炎和附睾炎。男女两性均可发生衣原体直肠炎、Reiter病。沙眼衣原体所致的尿道感染称为非淋菌性尿道炎（NGU）。

一、病因与发病机制

衣原体（Chlamydiae）是一类严格真核细胞内寄生，具有独特发育周期，并能通过细菌滤器的原核细胞型微生物，归属于细菌学范畴。

对人致病的衣原体主要有3种，即沙眼衣原体种，鹦鹉热衣原体种和肺炎衣原体种。根据侵袭力和引起人类疾病的部位不同，将沙眼衣原体（图4-3，图4-4）分为两个生物型，即沙眼生物变种（biovar trachoma）、性病淋巴肉芽肿生物变种（biovar lymphogranuloma venereum，LGV）。根据两个生物变种MOMP表位氨基酸序列的差异，将沙眼衣原体分为19个血清型，其中沙眼生物变种包括A、B、Ba、C、D、Da、E、F、G、H、I、Ia、J、Ja和K共15个血清型；LGV生物型包括L1、L2、L2a和L3共4个血清型。泌尿生殖道感染主要有D、E、F、G、H、I、J、K等12个血清型所致，临床症候酷似淋球菌所致的感染。

衣原体对热敏感，55~60℃仅存活5~10min。衣原体耐冷，在-50℃可保存数年。常用的消毒药也能迅速杀灭衣原体，如0.5%苯酚24h可将其杀死。75%乙醇0.5min即有效。衣原体对利福平、四环素、红霉素和磺胺类药物均敏感。

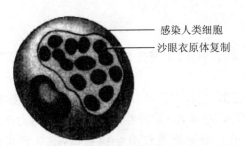

感染人类细胞
沙眼衣原体复制

图 4-3 沙眼衣原体

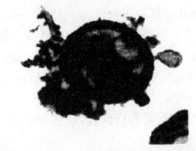

图 4-4 单个沙眼衣原体的透射电镜图像

衣原体是专性细胞内致病微生物,由于它们在中间代谢和能量生成方面存在极端缺陷,导致其完全依靠宿主细胞才能生长和繁殖。

沙眼衣原体的靶细胞是女性子宫颈及其上部生殖道黏膜的扁平、柱状上皮细胞,以及女性和男性的眼结膜、直肠、泌尿道的上皮,男性的附睾和前列腺、新生儿呼吸道的柱状上皮通常也会受感染。衣原体的致病机制首先借助表面脂多糖和蛋白质吸附于易感细胞,使受染细胞的代谢被抑制,宿主细胞最终被破坏;衣原体还能产生类似革兰阴性细胞的内毒素样物质(图 4-5)。此外,受染机体可产生炎症反应和迟发型超敏反应,以及形成的肉芽肿等。

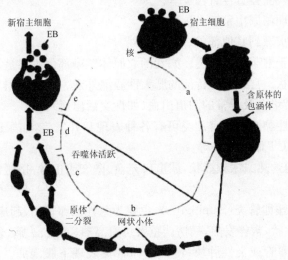

图 4-5 衣原体的生活周期

a. 感染阶段,原体(EB)被宿主细胞吞噬;b. 吞噬阶段,每个原体变成网状小体(RB);c. RB 通过二分裂聚合;d. 成熟的 RB 变成 EB;e. EB 的释放

二、临床表现

（一）男性非淋菌性（沙眼衣原体）尿道炎

潜伏期 7～21d。

症状与淋菌性尿道炎相似，但程度较轻，可有尿道刺痒、烧灼感和排尿疼痛，少数有尿频。尿道口轻度红肿，分泌物稀薄，量少，为浆液性或脓性，多需用力挤压尿道才见分泌物溢出。常于晨起尿道口有少量黏液性分泌物或仅有痂膜封口，或见污秽裤裆。部分患者无症状。50％的患者初诊被忽略或误诊，有 10％～20％的患者合并淋球菌感染。

NGU 与淋菌性尿道炎的临床特征有不同之处：①如果尿道分泌物与排尿困难发生，溢脓量大，发病急骤，符合淋菌性尿道炎的表现。②NGU 患者仅少数有排尿困难（15％）或尿道分泌物（47％），其分泌物为黏液样，量少；仅 29％的患者晨起尿道口有分泌物。③虽然淋菌性尿道炎与 NGU 的症状和体征有明显区别，但临床上还是不易分辨，准确的鉴别诊断有赖于实验室检查。

未经治疗的衣原体性尿道炎症状可自行减轻，病情缓解，但无症状的衣原体感染可持续数月至数年。

附睾炎（Epididymitis）的典型症状为尿道炎与附睾炎并存。较常见者为急性附睾炎，多为单侧，部分患者的抗 CT 抗体、抗支原体抗体升高，可直接从附睾抽吸液中分离出 CT 和 UU。

前列腺炎（Prostatitis），有人对 30 例 CT 感染的尿道炎患者，经直肠前列腺活检，10 例从活检物分离出 CT。另有资料表明 11.2％前列腺炎为 UU 所致。

Reiter 综合征（Reiter's syndrome，RS），即关节炎、结膜炎、尿道炎三联征，有 0.8％～3％的 NGU 患者发生 RS。

其他，如眼色素膜炎、强直性脊柱炎等。

（二）女性非淋菌性泌尿生殖道炎

多以宫颈为中心扩散到其他部位。

宫颈炎发生率次于淋菌性宫颈炎。妇女的衣原体感染部位主要是宫颈。

49％的患者无症状。宫颈炎有特征的肥大性滤泡外观，并有水肿、发红、糜烂及宫颈黏液脓性分泌物，可有白带增多及异常的阴道出血（如性交后出血）。

未治疗的衣原体性黏液脓性宫颈炎可有各种表现和并发症，如尿道炎、急性尿道炎综合征、子宫内膜炎、成人 CT 眼部感染等。

尿道炎，可有尿道灼热或尿频症状，尿道口充血、微红或正常，挤压常见分泌物溢出，不少患者无任何症状。

盆腔炎（PID）：①输卵管炎（Salpingitis），主要为急性输卵管炎，起病时下腹疼痛、压痛、反跳痛，或有膀胱刺激症状，常伴发热，病情严重者可有高热、寒战、头痛、食欲缺乏等，约 25％的患者可扪及增粗的输卵管或炎性肿块；慢性输卵管炎表现下腹隐痛。②子宫内膜炎（Endometritis）。③宫外孕。

肝周围炎（perihepatitis，Fitz－Hugh－Curtis 综合征），研究认为衣原体感染其实比奈瑟双球菌更易引起肝周围炎。对年轻、性活跃的女性如发生右上腹疼痛，发热、恶心、呕吐，应怀疑肝周围炎。

婴儿及儿童感染。孕妇感染沙眼衣原体，如未经有效治疗，可传播给胎儿或新生儿。新生儿沙眼衣原体感染包括新生儿结膜炎及肺炎。传播途径主要是围生期传播，在阴道分娩时通过子宫颈而被感染。是否经胎盘传播目前还有争议。

临床特征及与淋球菌感染比较见表4—6。

表4—6　沙眼衣原体和淋球菌感染比较

感染部位	临床症候	
	沙眼衣原体	淋球菌
男性		
尿道	NGU，PGU	尿道炎
附睾	附睾炎	附睾炎
直肠	直肠炎	直肠炎
结膜	结膜炎	结膜炎
系统性	Reiter 综合征	播散性淋球菌感染
女性		
尿道	急性尿道综合征	急性尿道综合征
前庭大腺	前庭大腺炎	前庭大腺炎
子宫颈	子宫颈炎，子宫颈发育不良	子宫颈炎
输卵管	输卵管炎	输卵管炎
结膜	结膜炎	结膜炎
肝包囊	肝周炎	肝周炎
系统性	反应性关节炎	播散性淋球菌感染

NGU. 非淋菌性尿道炎；PGU. 淋菌后尿道炎

三、实验室检查

1.细胞培养　培养法的敏感性为 $80\%\sim90\%$，阳性即可确立诊断。细胞学检查法：衣原体的原体及包涵体可在感染细胞中见到，但敏感性差（40%），已较少采用。

2.直接免疫荧光法　此法诊断沙眼衣原体感染的敏感性为 $70\%\sim90\%$，特异性为 83% $\sim99\%$。优点是快速、价廉、操作简便、标本的储存和运送方便。

3.酶联免疫吸附试验　此法诊断沙眼衣原体感染的敏感性和特异性与直接免疫荧光法相当。此法的优点是自动化程度高，可同时检测大批量标本，结果判断客观性强。

4.快速免疫（扩散）试验　已有商品化试剂盒用于沙眼衣原体感染的快速诊断（如 Clearview）。结果可在 0.5h 内得到。缺点是标本中需要足够数量的沙眼衣原体抗原，因而敏感性还不够。

5.PCR　PCR 将标本中数目有限的目标 DNA 或 RNA 序列（MOMP 的 129 碱基对）成百万倍的放大，使敏感性和特异性大为提高，检测迅速，对高危人群筛选较好，但有假阳性结果。

四、诊断

依据病史、临床表现，培养、革兰染色、抗原或核酸检测无淋病奈瑟菌证据，取尿道或宫颈分泌物涂片，在 1000 倍显微镜下查见多形核白细胞≥5 个，可做初步 NGU 诊断。目前正在应用敏感、特异性较高而操作简单的白细胞酯酶试验（LET）来做尿液筛选试验，阳性者可作尿道炎初步诊断;阴性者,可基本排除。然而,有条件则应检测沙眼衣原体。

五、鉴别诊断

1.衣原体尿道炎 需要与淋球菌、其他病原体引起的尿道炎等鉴别。

2.衣原体性附睾炎 需要与淋球菌、大肠埃希菌、铜绿假单胞菌等引起的附睾炎和睾丸扭转等鉴别。

3.衣原体性直肠炎 需要与淋球菌、肠道细菌(志贺菌、沙门菌等)、原虫(蓝氏贾第虫、溶组织阿米巴、隐孢子虫)、病毒(巨细胞病毒、腺病毒)等引起的直肠炎鉴别。

4.衣原体子宫颈炎 需要与淋球菌性子宫颈炎鉴别。

5.新生儿衣原体性结膜炎 需要与淋球菌、大肠埃希菌、金黄色葡萄球菌、化脓性链球菌引起的结膜炎鉴别。

6.新生儿衣原体性肺炎 需要与病毒(呼吸道合胞病毒、巨细胞病毒、腺病毒和流感病毒)、细菌(链球菌、金黄色葡萄球菌、大肠埃希菌、流感杆菌、肺炎球菌)等引起的肺炎鉴别。

六、治疗

沙眼衣原体的生命周期较长,所用抗感染药物应延长或使用半衰期长的药物。

(一)成人沙眼衣原体尿道炎、子宫颈炎、直肠炎

常用方案如下:

1.推荐方案 多西环素100mg,口服,2/d,疗程7~10d。阿奇霉素1.0g,一次口服。

2.替代方案 四环素500mg,口服,4/d,疗程7~10d。红霉素500mg,口服,4/d,疗程7~10d,米诺环素100mg,口服,2/d,疗程7~10d。罗红霉素0.15mg,口服,2/d,疗程7~10d。氧氟沙星0.3g,口服,2/d,疗程7~10d。左氧氟沙星0.5g,口服,1/d,疗程7~10d。克拉霉素250mg,2/d,疗程7~10d,司帕沙星200mg,1/d,疗程10d。

(二)新生儿

1.结膜炎 红霉素干糖浆粉剂50mg/(kg·d),分4次口服,共2周。

2.肺炎 红霉素干糖浆粉剂50mg/(kg·d),分4次口服,共3周。

(三)孕妇

1.推荐方案 红霉素0.5g,口服,4/d,疗程7d。阿莫西林500mg,口服,3/d,疗程7d。

2.替代方案 阿奇霉素1g,一次口服。红霉素0.25g,口服,4/d,疗程14d。

第十一节 腹股沟肉芽肿

腹股沟肉芽肿(Granuloma of pudenda)又称杜诺凡病,是由肉芽肿荚膜杆菌引起的一种主要通过性行为传播的疾病。腹股沟肉芽肿通常累及生殖器、肛周和腹股沟,主要表现为无痛的、慢性进行性的溃疡性肉芽肿,损害呈牛肉红样外观,触之易出血。在过去,腹股沟肉芽肿曾有许多其他名称,如匐行性溃疡、鼠蹊肉芽肿、传染性肉芽肿、慢性性病性溃疡、性病性肉芽肿和热带腹股沟肉芽肿等。

一、病因

此病原菌为革兰阴性的球杆菌。菌体呈多形性,长 $1\sim2\mu m$,宽 $0.5\sim1.5\mu m$,有荚膜、无鞭毛、不能运动、不产生芽孢。该菌在无生命培养基上不易培养成功,可在 5 日龄的鸡胚卵黄囊中生长良好,其细菌学和生化特性尚未明确。

人类是本病病原体的唯一自然宿主,传染性较弱,多次接触方可发病,感染主要发生在性接触部位,提示本病的传播途径以性传播为主,也可经自体接种以及密切的间接接触感染。本病好发年龄为 $20\sim40$ 岁,多见于男性接触者,常合并梅毒以及 HIV 感染等性传播疾病。

二、临床表现

（一）潜伏期

1 周～3 个月。

（二）皮损形态

1.增殖性溃疡型　这是本病最常见的一种皮损类型,这类皮损是由结节型皮损进一步发展所致,并且由大的、通常无痛的、扩展的、边缘高起的溃疡组成。溃疡表面清洁,境界清楚,边缘高起、卷曲,溃疡基底质脆。典型溃疡外观呈牛肉红色并且易出血。自身接种引起邻近的皮肤受累是本病的特征。

2.结节型　表现为常伴有瘙痒的、柔软的红色结节出现在感染部位,最终发生溃疡并呈现亮红色的粗糙的颗粒状表面。结节有时被误认为淋巴结,其实是假横痃。

3.瘢痕型　干燥的溃疡进展为瘢痕斑块,可能与淋巴水肿有关。

4.肥厚型或疣状型　此型相对少见,这种增生反应形成大的增殖性肿块,有时类似于生殖器疣。

（三）好发部位

1.男性　男性的好发部位有阴茎、阴囊、龟头、腹股沟以及肛周。其中腹股沟受累约占 10%;肛周受累占 5%～10%,多发生于被动肛交者。

2.女性　女性好发部位有小阴唇、阴阜、阴唇系带以及宫颈等,其中宫颈受累约占 10%。

（四）肛周生殖器以外部位受累

肛周生殖器以外部位受累约占 6%。

1.淋巴结病　继发其他细菌感染所致。

2.自身接种和直接蔓延　自身接种和直接蔓延可导致口腔和胃肠道受累。

3.播散性腹股沟肉芽肿　腹股沟肉芽肿的病原体可经血行播散到脾、肺、肝、骨髓、关节以及眼眶等,有时播散性感染可导致死亡,有报告女性播散性感染病例还可出现巨大的盆腔淋巴结肿块、腕部的骨髓炎、膝和肘的化脓性关节炎以及消瘦、腹水和贫血等。也有人认为可播散至输卵管或附睾等部位。

三、实验室检查

（一）组织学检查

1.组织压片检查　通过细胞学检查可直接观察到杜诺凡小体(Donovan bodies),杜诺凡小体位于巨噬细胞胞质的包涵体内,两极浓染,呈安全别针状。

2.组织病理学检查 溃疡部表皮缺失,边缘部棘层肥厚,甚至出现假上皮瘤样增生。真皮内有以组织细胞与浆细胞为主的密集浸润,其中有散在的中性粒细胞组成的小脓肿。淋巴样细胞的数目特别少。巨噬细胞的体积较大,有空泡,中间可见细胞内杆菌即杜诺凡小体,位于包涵体内,直径 $1\sim2\mu m$,呈别针状,在 HE 染色时很难辨认,如用 Wright-Giemsa 或 Warthin-Starry 染色,可见杜诺凡小体两极浓染,其周围有一圈淡染的空泡或荚膜。以压片法检查新鲜活检标本,要比常规固定的组织切片更易查到杜诺凡小体。

(二)培养

肉芽肿荚膜杆菌对分离培养的要求非常苛刻,将所取组织碎片加无菌生理盐水乳化,接种至 5 日龄的鸡胚卵黄囊中,在 37℃下培养 72h,经染色可见别针状的病原体。

(三)PCR 检测

已有报告采用 PCR 法检测本病病原体。

(四)影像学检查

如果怀疑骨骼受累,则应进行 X 线摄片或其他影像学检查以便确定。

四、诊断与鉴别诊断

(一)诊断要点

在流行区,本病的诊断并不困难,我国不属腹股沟肉芽肿流行区,病例罕见,在诊断中应注意以下要点。

1.病史 根据患者发病前的非婚性交史或其性伴的感染史,尤其是患者或其性伴到过流行区并有与当地人的性接触史。

2.症状 经过 1 周~3 个月的潜伏期,发病缓慢,无痛性的、进行性的生殖器或肛周溃疡,腹股沟区肿胀,合并细菌感染时常散发臭味。

3.体征 溃疡性肉芽肿呈牛肉红色、不痛、触之易出血。在腹股沟区肿大的通常不是淋巴结,而被称为"假性横痃",是由皮下肉芽肿组织形成的。

4.实验室检查 通过 Wright-Giemsa 或 Warthin-Starry 染色,在组织压片检查或病理切片中查到杜诺凡小体。

(二)鉴别诊断

本病须与有生殖器溃疡以及腹股沟肿胀表现的性传播疾病相鉴别。

1.硬下疳 潜伏期 2~4 周,常发生于生殖器部位,溃疡呈软骨样硬,溃疡表面相对较清洁、无臭味、不易出血、无自觉疼痛,可有触痛,溃疡数目较少,直径 1~2cm,暗视野显,微镜可检出梅毒螺旋体。硬下疳是一期梅毒的临床表现。梅毒血清学检查 RPR 试验或 TPPA 可呈阳性反应。

2.扁平湿疣 常发生于潮湿的腔道口周围以及间擦部位的皮肤黏膜,皮损呈扁平湿润的丘疹或较大的斑块,其表面常有污秽的分泌物,呈灰白色,皮损中含有大量的梅毒螺旋体,为二期梅毒的典型表现。梅毒血清学检查 RPR 试验和 TPPA 均呈阳性反应。

3.生殖器疱疹 生殖器疱疹常表现为多发的绿豆大小的水疱,也可出现脓疱,基底红斑,疱壁破裂后呈现出糜烂或溃疡,溃疡较浅,有疼痛感,虽伴有腹股沟淋巴结轻度肿大,但不软化、不化脓,亦不破溃。生殖器疱疹还有反复发作的特点。实验室检查可培养出 HSV 或查到 HSV 抗原。

4.性病性淋巴肉芽肿 主要表现为痛性横痃,为腹股沟淋巴结疼痛性肿大,其病原体为L型沙眼衣原体。

5.软下疳 软下疳发病快、进展快,潜伏期4～7d,表现为化脓性溃疡。溃疡直径较大,常多发并伴有疼痛。软下疳横痃为腹股沟淋巴结化脓性病变,可破溃流脓,破溃处以出现"鱼口"样的窦道口最具有特征性。其致病因子是杜克雷嗜血杆菌。

6.阴茎结核 好发于龟头、冠状沟以及包皮,常无自觉症状,初发皮损为红色或肤色的丘疹或小结节,继而形成坏死性丘疹,并进一步导致化脓以至形成溃疡。病原体是结核分枝杆菌。

7.生殖器部位有溃疡表现的皮肤病 累及生殖器部位的固定性药疹、白塞病以及增殖性红斑等,都可出现生殖器溃疡的临床表现,但这些疾病都非感染引起。

五、治疗

(一)治疗原则

推荐使用的抗感染药物主要是复方磺胺甲噁唑(甲氧苄啶/磺胺甲噁唑)或多西环素,其他可选择的抗生素有阿奇霉素、红霉素或环丙沙星。抗生素的疗程至少3周,直至治愈。如果溃疡对最初阶段的治疗无效,应加1种氨基糖苷类抗生素(如庆大霉素1mg/kg,静脉滴注或肌内注射,每8h1次)。由于细菌耐药,不再推荐使用四环素。对妊娠妇女可考虑给予红霉素治疗。HIV抗体阳性患者所患的腹股沟肉芽肿可能需要较长的时间方能愈合,并需要增加1种肠道外使用的氨基糖苷药物。损害愈合后,毁形的生殖器肿胀需要外科手术矫正。

(二)治疗方案

1.复方磺胺甲噁唑(TMP 160mg/SMZ 800mg) 一日2次,口服,疗程至少3周。注意:①小于2个月龄的儿童禁用,超过2个月龄的儿童为15～20mg/(kg·d)(以TMP为基准),每日分3～4次,口服,共14d。②对复方磺胺甲噁唑过敏者禁用,叶酸缺乏所致的贫血患者禁用,孕妇禁用。

2.多西环素 100mg,一日2次,口服,疗程至少3周。注意:

(1)小于8岁的儿童禁用,超过8岁儿童,2～5mg/(kg·d),分2次口服,一日不能超过200mg。

(2)孕妇禁用。

3.环丙沙星 750mg,一日2次,疗程至少3周。注意:

(1)小于18岁的患者禁用,超过18岁的患者用法与成人相同。

(2)孕妇禁用。

4.红霉素 500mg,一日4次,疗程至少3周。注意:

(1)治疗第1d,儿童首剂口服20mg/kg,2h后10mg/kg,每6h1次,治疗第2d起,30～50mg/(kg·d),分为每6～8h口服;严重的感染剂量加倍。

(2)通常情况下对孕妇是安全的,但只有考虑到利大于弊的情况下方可使用。

5.阿奇霉素 1.0g,一周1次,疗程4～6周。注意:

(1)对儿童的安全性没有确定。

(2)通常情况下对孕妇是安全的,但只有考虑到利大于弊的情况下方可使用。

（三）随访

复发感染可能发生在治疗后的 18 个月，因此随访应长达 2 年或更长。

六、预防

1. 提倡安全的性行为，避免非婚性行为，提高安全套的使用率，正确使用安全套，以减少和预防腹股沟肉芽肿等性传播疾病。

2. 通过各种途径积极宣传，帮助公众，尤其是青少年了解本病及其他性传播疾病的危害；鼓励青少年推迟性行为的年龄。

3. 改善就诊环境，消除歧视，提高医疗质量，使患者能放心地及时就诊。

4. 鼓励患者通知其性伴接受检查和预防性治疗。

第十二节　性病神经症

性病神经症（Venereoneuroses）是一组主要表现为对性病的过度反应或疑病、异常的疾病信念或恐怖及虚构性病和艾滋病的精神障碍。本障碍有一定的素质和人格基础，起病常与心理社会因素有关，无任何可证实的器质性基础，患者通常不会把自己的病态体验与客观现实相混淆，患者对自己的病况有相当的自知力，一般均能主动求治。

一、病因

（一）素质因素

性病神经症患者个性特征或个体易感素质在其发病中可能起重要作用，现代遗传学的研究表明亲代的遗传影响主要表现为易感个性。一般认为，患者的个性特征首先决定着患神经症的难易程度；其次，不同的个性特征决定着患某种特定的神经症亚型的倾向。

（二）精神应激因素

性病神经症患者较他人遭受更多的与性病有关的生活事件：①患者曾经患过性病、治疗确已痊愈，但仍心存恐惧，对性器官甚至非性器官的不适感常夸大自觉症状。②有婚外或婚前性交史、手淫史或其他性行为，经临床排除了性病但仍疑虑重重，惴惴不安。③无性乱史、甚至无性病患者接触史，多数仅凭道听而疑为自身染病。

（三）社会因素

性病防治知识宣传不普及，媒体的宣传误导，尤其性病广告夸大性病的危害性。社会对性病患者及其家人的歧视和排斥；少数医务人员过分夸大性病的严重性，或态度不严肃、不尊重患者人格和隐私，加重其心理负担。

二、临床表现

（一）对性病的过度反应和疑病症

患者对身体过程是异常的关心，表现为以生殖器过分关注的疑病症。不合理的担心集中在尿道、肛门、或阴道分泌物或生殖道的表现和感觉。患者对这些可能有过分的担心或可能对自身导致的刺激或分泌物进行强迫性生殖器检查。没有感染或复发的客观证据，而患者接受这些症状可能促进其性病神经症倾向的加剧。自我刺激阴茎产生分泌物（包括对龟头和阴茎的强有力挤压)是此类患者的一个特征;其他过分注意的是皮肤上的色素或皮肤表面的不规则、皮赘、皮脂腺囊肿和毛囊以及阴茎珍珠疹。在一些病例中,对颈和腹股沟淋巴结的过分触摸将导致被认为是淋巴结病的局部刺激。在缺乏明显的感染或病理表现的情况下,患者要求治疗是性病疑病症的一个指标。

（二）性病恐怖症

性病恐怖症患者是对特定性病的害怕,并且回避可能染上该种病的场所如医院和诊所。梅毒恐怖症是最早被报道的性病恐怖症,在目前,艾滋病恐怖症是更为常见,可能是因为艾滋病患者日渐增多和与之相关的死亡率和发病率。在对梅毒和艾滋病的恐怖中,接触这类疾病的或低危险性的患者,相信他们被感染。尽管应更确切地描述为异常的疾病信念而不是恐怖症,但在一些病例,也将有避免获得艾滋的不合理的小心谨慎和害怕,或对获得艾滋病的可发现的危险状态避开。艾滋病恐怖症患者与疑病症患者的不同在于:其症状通常不集中于生殖器,并且不能发现特殊的性经历。其主要原因在于内心隐伏的冲突和生活紧张压力,并且此种表现通常与对性行为(在原发关系外的普通的性活动、双性恋、同性恋)的负罪感相关。触发因素通常是生活压力、媒体关于艾滋病的报道。对感的相信有时可能近于妄想,即患者拒绝相信 HIV 检测结果,或从一个医院到另一医院,以证实他们最坏的恐惧试验结果。

（三）虚构疾病

患者可能叙述其在其他性病诊治中心已经被诊断为性病(主要是艾滋病),但是各种检查与其叙述并不一致,对其所称的其他性病诊治中心的询问通常证实其叙述是不正确的。那么已经证实其有虚构艾滋病的患者,可能要么寻求第二次同情和住院治疗,要么寻求谈到一个患有艾滋病的重要人死亡的事实。

也有少数个体强烈地拒绝虚构疾病的诊断,并且可在未来,以替代症状的其他虚构疾病表现出来,此类个体在医学上通常是相当复杂的,并且表现貌似真实的历史,因而,对其进行精神病的评估是极其需要的。

三、实验室检查

各种性病的实验室检查均无异常。

四、诊断及鉴别诊断

诊断依据:

1.无特定的某种性病的临床症状和体征。

2.有异常的心理和行为表现。

3.各种性病的实验室检查均无异常。

4.心理和行为异常影响了正常的工作和生活,需与各种躯体疾病所致的枯神病,性病所致的实质性损害相鉴别。

五、治疗

（一）心理治疗

1.医生与患者之间能建立一种互相信赖和合作之间的关系是治疗成功的关键。医生应帮助患者,使他得到充分的鼓励和支持,愿意交谈、申诉其心理问题,并使他觉得有希望改善问题,应对其进行必要的体检,以科学而通俗的语言向患者解释性病常识,并用乐观的语言向患者逐一报告检查的正常结果,运用适当的保证技术做出符合逻辑、明确的结论,并为患者保密。

2.针对不同的神经症进行不同的心理治疗。

(1)对于对性病过度反应和疑病症的患者而言,应讨论患者的特殊性焦虑和关于这些问题的谈话可能导致患者相当大的减轻。治疗时应尽可能避免讨论患者的症状,在建立良好的医患关系的基础上,逐渐引导患者认识疾病的本质。对于那些已感染了 HIV 的艾滋病患者的担忧,重要集中在患者特别的疑虑,包括害怕暴露、耻辱感、疼痛、死亡和与 HIV 感染的论断以及恶化的可能性相关的不确定性。

(2)对性病恐怖症的治疗必须注意以下几点:第一,必须使患者确信未受感染,否则患者认为其未被认真对待。第二,应避免超出排除疾病所必需的过多身体干预,否则会强化患者疾病存在的信念,第三,应避免简单的询问性生活史和目前的担忧和压力以及最近的冲突的病史,否则将导致患者对道德的自我形象或性生活导向的负罪感或担忧。正确的治疗应该是:简短的解释性咨询应集中在导致恐怖症的冲突和促进此种冲突的紧张压力,并且着重使患者领悟到导致他异常的疾病概念的过程。

行为疗法是治疗性病恐惧症的首选方法,系统脱敏疗法、暴露冲击疗法对于恐惧症的治疗已取得了相当好的治疗效果。其原因有两个方面:一是消除恐惧对象与焦虑恐惧反应的条件性联系,二是对抗回避反应。这些疗法是否取得效果,关键在于患者求治的动机和对治疗的信心以及坚持不懈的努力。

(3)对于虚构疾病的患者应进行精神病评估。

3.对于心理和行为异常严重者,可以进行系统脱敏法、催眠法、厌恶疗法、音乐疗法等,必要时请心理治疗专科医生进行治疗。

(二)药物治疗

主要是对症治疗,对于多数患者而言,可给予安慰剂,加暗示治疗。

对疑病症患者而言,一般只在患者有明显的焦虑和抑郁症状时才少量使用抗焦虑或抗抑郁药,如舒乐安定、阿普唑仑及多虑平等。

三环类抗郁剂米帕明和氯米帕明对性病恐惧症有一定的疗效,并能减轻焦虑和抑制症状;苯二氮䓬类与心得安也因可缓解患者的焦虑而有效,尤其可增强患者接受行为治疗的信心。如果患者有精神病症状时,可用舒必利、氯丙嗪治疗,并应请精神科医师治疗。

第十三节　艾滋病

1981 年在美国发现首例艾滋病病例,1982 年由美国疾病预防控制中心正式命名为获得性免疫缺陷综合征(acquired immunodeficiency syndrome,AIDS),它是由人类免疫缺陷病毒(human immunodeficiency virus,HIV)所引起的致命性的传染病,在我国传染病防治法中被列为乙类传染病,属于性传播疾病。本病因免疫系统遭受 HIV 的毁灭性打击,免疫功能遭到破坏而逐日低下,最终可导致一系列机会性感染和恶性肿瘤。自从发现首例以来,艾滋病在全球许多国家和地区肆虐。

一、病原学

1983 年 5 月，法国学者 Montagnier 分离出一种病毒，命名为"淋巴结相关病毒"，此后各国学者相继分离出该病毒，证实系艾滋病的病原体并冠以不同的名称（如人类 T 淋巴细胞病毒Ⅲ型等），1986 年国际上统一命名为人类免疫缺陷病毒（HIV）。

（一）病毒分类

HIV 属于逆转录病毒科慢病毒属中的人类慢病毒组，为正链单股 RNA 病毒。HIV 具有逆转录酶。电镜下见病毒颗粒呈圆形或椭圆形，直径 100～200nm 不等，包膜上为外膜蛋白即糖蛋白 gp120（是病毒入侵细胞的关键）和透脂蛋白即糖蛋白 gp41，核心呈圆柱状，直径 60～80nm，包括病毒 RNA 和酶类（逆转录酶、结构蛋白及整合酶）；结构蛋白包括核心蛋白 p24 及基质蛋白 p18。根据基因的差异，HIV 分为 HIV－1 和 HIV－2 两型，两者的核苷酸序列的同源性可达 40%～50%，两者均能引起艾滋病，前者是流行于全球包括中国的主要毒株，HIV－2 的毒力较弱，临床发作的潜伏期较长，进展到艾滋病期的时间较久，为西欧和西部非洲流行的主要毒株。HIV－1 根据包膜蛋白基因的不同，可分为 3 个亚型组 13 个亚型，HIV 具有 9 种基因，分别编码不同的蛋白与多聚酶，分别起到基因调控或促进 HIV 复制与成熟的作用（图 4－6）。

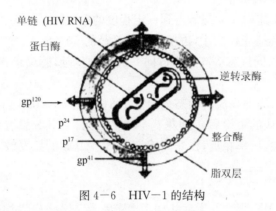

图 4－6　HIV－1 的结构

（二）基因组结构

1. 组特异性抗原基因（gag），它编码核蛋白 p24、p18 及 p15。

2. 多聚酶基因（pol），编码多聚酶、蛋白酶和核酸酶等。

3. 包膜蛋白基因（env），它编码外膜蛋白 gp120 及 gp41。

4. 调控基因，包括反式激活因子（tat）和病毒蛋白表达调节因子（rev），它们编码相应的调控蛋白，对 HIV 基因起正调控作用，能增强结构基因对结构蛋白的表达。

5. 负调节因子（nrf）　调控 HIV 基因的表达，可抑制 HIV 的增殖。

6. 病毒感染性、毒力及病毒成熟的相关基因包括：病毒感染因子，促进 HIV 在细胞内复制，病毒蛋白 U 可促进 HIV 的释放。

（三）分布

HIV 存在于感染者及患者的血液及各种体液中，如精液、唾液、泪液、乳汁、宫颈分泌物、脑脊液以及脑组织和淋巴结中。

（四）理化性质

HIV 的抵抗力弱，对热敏感，56℃30min 或巴氏消毒均可使其灭活；在室温下较稳定，经 4～7d 后病毒部分灭活但仍可能复制；常用消毒剂均可杀灭 HIV，如 25％以上浓度的乙醇、0.2％次氯酸钠、1％戊二醛、20％乙醛及丙酮、乙醚及漂白粉等；对电离辐射、紫外线及 0.1％甲醛均有较强的抵抗力。

（五）HIV 攻击的靶细胞

HIV 具有嗜淋巴细胞性，且具嗜神经性，HIV 可感染 CD4$^+$ 淋巴细胞、B 细胞、单核细胞、巨噬细胞、骨髓干细胞及小神经胶质细胞等。

二、流行病学

（一）流行概况

艾滋病是全球最重要的公共卫生问题，2008 年 10 月 27 日 WHO 公布的全球疾病调查结果认为：全球艾滋病的防治工作取得了很大进展，但非洲的成年人中艾滋病的发患者数仍居高不下；每年约 500 万人感染（平均每天 1.6 万新感染者）；目前全球共有 3300 万 HIV 感染者，日本、泰国，以及我国大陆、香港及台湾地区感染病例呈增长趋势。1985 年我国发现首例艾滋病病例，截至 2008 年 11 月，我国 HIV 感染者为 26.7 万余例，其中 AIDS 患者 7 万余例。目前我国 AIDS 的流行特点如下。

1. 疾病传播减慢，快速增长的态势得到一定程度的遏制。

2. AIDS 传播以性传播途径为主，占所有传播途径的 50％以上。

3. HIV 感染从吸毒、同性恋等高危人群向一般人群蔓延，感染病例数遍布全国 31 个省、市、自治区。

4. 呈现全国低流行、局部高流行的态势。自 1981 年至今，AIDS 病例的一半已经死亡，全球用于预防和治疗艾滋病的资金每年约花费 140 亿美元。AIDS 患者仅为 HIV 感染者中的冰山一角。本病男女发病比率相近，在非洲感染 HIV/AIDS 的妇女波及婴幼儿与青少年，是该地区人口骤减的原因之一。

（二）传染源

HIV 感染者，抗－HIV 阳性的无症状病毒携带者及艾滋病患者均是传染源，前者更为重要（包括部分检测抗－HIV 呈阴性的携带者），人类是唯一的传染源。

（三）传播途径

1. 性传播　这是艾滋病的主要传播途径，包括：男性同性恋经肛门性交，肛门局部为柱状上皮，极易破损，HIV 自精液经直肠黏膜侵入，有多个性伙伴者可互相传播；异性恋，包括娼妓与异性间的性传播是非洲艾滋病传播的主要因素；双性恋、同性恋男子可经双重性生活传给异性与同性。男女发病比例约为 1：1。性传播疾病的流行对 HIV 的传播是一个促进因素。

2. 静脉滥用毒品　是我国目前 HIV 传播的主要原因，指多次反复共用污染的注射器具（针头与注射器）而感染；同性恋者中吸食毒品者多从而增加了感染几率。

3. 输血与应用血制品及不洁的注射　包括输入全血，血细胞成分、血浆与凝血因子（如血友病患者反复输入浓缩多人份的凝血因子Ⅷ），尤其非法卖血采血浆回输血球过程中的感染；不洁的注射（包括经皮的各种针刺）可感染正常人。

4. 母婴传播　即垂直传播，感染 HIV 的母亲所生新生儿，约 1/2 出生时被感染，多在分娩的过程中感染,也可经胎盘及产后哺乳感染胎儿或婴儿;儿童的 HIV/AIDS80％来源于母亲,发展中国家母婴传播率为 25％～45％,而发达国家为 15％～25％;母亲为 HIV/AIDS,常易导致死产、早产或低体重儿;新生儿的死亡率提高 15％,母亲抗－HIV IgG 可经胎盘在胎儿体内保持 12～18 个月,故诊断婴儿 HIV/AIDS,应检测抗－HIV IgG 与 IgM。

5. 其他途径　如人工授精、器官移植、医务人员的意外针刺等。

(四)高危人群

1. 男性同性恋及双性恋等性乱交者。

2. 静脉吸毒者。

3. 血友病患者及多次接受输血及血制品者。

4. HIV/AIDS 感染母亲所生婴儿。

三、发病机制

HIV 既具有嗜淋巴细胞性又具嗜神经性,故它主要攻击人体内的 T 淋巴细胞中的辅助 T 细胞,Th 表面带有 T_4 抗原(即糖蛋白分子 $CD4^+$)。是它主要的靶细胞。HIV 的感染过程如下。

(一)HIV 侵入人体

gp120 与 T 淋巴细胞表面的受体(即 $CD4^+$ 分子)相结合,两者在胞膜间相互融合,HIV 的核心蛋白 p24 和 RNA 得以进入淋巴细胞的细胞质内复制,gp41 则起到协助 HIV 进入宿主细胞的作用;HIV 必须附着在固体物质上,而不能单独地在液态的细胞质中扩散,如能设法阻止它进入细胞的中枢－细胞核内,就有可能影响它进一步的复制与感染致病的进程。

(二)HIV 的复制

在逆转录酶的作用下,先以两条单股 RNA 作为模板逆转录为双股 DNA,在 DNA 聚合酶的作用下在细胞核内形成环状 DNA(cDNA),然后再以此为模板复制 DNA,不断复制出的 DNA 部分存留于细胞质中,部分作为前病毒与宿主细胞核染色体相“整合”,从此,HIV 基因即在感染者体内进入“休眠”－长期潜伏状态,这一状态可经历 2～10 年或更久(即无症状感染阶段),整合的基因使 HIV 不能从体内彻底清除。

(三)病毒颗粒的释放

休眠的前病毒基因一旦被激活,在 RT 的作用下再逆转录为 HIV 的单股 RNA 及多种病毒蛋白,组装后逐渐成熟的 HIV 颗粒并以“芽生”方式从 T 细胞中释放,可继续感染新的 T 细胞,被感染的靶细胞不断遭到破坏;被感染的淋巴细胞之间还可以融合成多核巨细胞,约于 1d 内死亡;由于不断有新的靶细胞被 HIV 破坏,细胞的免疫功能及 $CD4^+$ 的数量下降,淋巴细胞寿命缩短,细胞毒性 T 细胞减少,最终导致免疫耗竭;HIV 还可感染骨髓干细胞,直接使 T 细胞生成减少。

(四)机体的免疫应答

T 淋巴细胞的功能缺陷可导致 B 细胞功能异常,如多克隆激活、高免疫球蛋白血症,IgA 和 IgG 增高;出现自身抗体和循环免疫复合物细胞对既往未接触过的新抗原的抗体生成反应能力低下,因而患者易发生严重的化脓性感染;对疫苗接种后的抗体生成能力也降低。

(五)HIV 引发的器官损伤

单核－巨噬细胞也可被 HIV 感染而破坏(因其含有 $CD4^+$ 分子),致使它们向炎症部位的趋化性减弱,如肺泡的巨噬细胞功能减弱,导致艾滋病患者易发生肺孢子菌肺炎(pneumocystis carinii pneumonia,PCP);白细胞介素－1和肿瘤坏死因子是单核细胞内的内源性致热原,由此导致患者长期发热;而 TNF 具有强力分解代谢作用,致使患者日渐消瘦、衰竭而呈恶病质。感染的单核－巨噬细胞还是 HIV 的储存场所,它可连续释放 HIV－1;HIV 的储存库还包括:外周淋巴组织生发中心肠道固有层,男性生殖系统(在精液中 HIV 仍可复制)、中枢神经系统中的脉络丛是 HIV 的储存场所,HIV 经血－脑屏障侵入中枢神经系统,可致脑炎,20％发生痴呆及其他神经系统障碍,并且可以神经系统异常作为突出症状;最重要的储存库是整合了前病毒静止的 CD4$^+$ T 淋巴细胞。以上是 HIV 难以彻底清除的又一原因。自然杀伤细胞的功能受损,导致 NK 细胞对感染和肿瘤发生的监督功能下降。

(六)HIV 的免疫逃避现象

HIV 极易发生突变。出现免疫逃避现象,逃避 CTL 的识别,为免疫治疗的主要障碍。

(七)HIV 感染后的另外几种表现

1. HIV 感染人体后可刺激机体产生针对 HIV 多种蛋白的抗体(抗－HIV),但其中的中和抗体作用低,不产生持久的保护性免疫,故凡抗－HIV 阳性者的血清均具有传染性(抗体与 HIV 共存,即 HIV 感染者)。

2. HIV 感染可致淋巴细胞活性增加,尽管中和抗体作用差,但在抗体依赖性补体介导的细胞毒、Tc 以及 NK 细胞所介导的细胞毒作用下,一定程度上可阻止 HIV 在人体内的扩散及融合细胞的形成,从而使感染停留于无症状病毒携带状态,或持续性全身淋巴结肿大(persistent generalized lymphadenopathy,PGL)阶段,抗－HIV 主要针对 gp120 和 p24 产生,中和抗体有严格的型特异性,HIV 突变可以逃避中和抗体的作用,部分患者测不出抗体。

3. 正常人已暴露于 HIV 但未发生感染。

4. 虽感染 HIV,但长期不发病,长时间不进展到 AIDS,认为与受体上基因(CCR5 和 CX-CR4)的缺失变异有关,使 HIV 不能感染巨噬细胞与树突细胞(DC),DC 是功能最强的抗原呈递细胞;具有缺失变异者对 HIV 感染具有自然抵抗力,据此,有可能研究如何人为地封闭 CCR5 的化合物或用抗体治疗 AIDS。

5. HIV 致癌学说 AIDS 患者易发生卡波西肉瘤(Kaposi's sarcoma,KS)、非霍奇金淋巴瘤及皮肤癌等。

四、临床表现

(一)急性感染期

症状轻微易被忽视,表现与血清病或传染性单核细胞增多症相似;急性起病时全身症状包括:发热、皮疹、淋巴结肿大、肌肉关节痛等,也可表现为无菌性脑膜炎或外周神经病变,约数天到 2 周症状消失,因此,临床上许多人不能肯定真正的急性感染期;此期可查到 p24 抗原与病毒 RNA,但 2～6 周左右抗－HIV 才阳转;由于 CD4$^+$ 的减少或 CD8$^+$ 的增加,从而使 CD4$^+$/CD8$^+$ 的比例倒置。

(二)无症状带病毒期

又称为临床潜伏期,可由 HIV 原发感染或急性感染期发展而来,可持续 2～10 年或更长,平均 5 年左右,此期长短与感染病毒的数量、型别、感染途径及个体的免疫状况差别等因素有关。此期 CD4$^+$ T 淋巴细胞计数明显下降,且可查到 HIV、p24 抗原和抗－HIV,本期具传染性,无症状感染者是不易识别的重要传染源。部分患者表现为持续性全身淋巴结肿大(PGL),又称艾滋病相关综合征,可长期仅限于淋巴结肿大,部分发展为 AIDS。PGL 的特点为:浅表淋巴结肿大,至少持续 3 个月以上,除腹股沟浅淋巴结以外,至少有 2 个直径在 1cm 以上的肿大淋巴结,一般活动、无压痛、无粘连,可缩小、消失或重新出现,活检显示淋巴反应性增生。

(三)艾滋病期

在长期无症状或 PGL 的基础上,患者出现不明原因的发热、乏力、渐进性消瘦等全身表现,可伴有盗汗、腹泻,此后出现各种致命的机会性感染或恶性肿瘤,两者可同时发生;部分患者可单独以神经系统症状为突出表现,如头痛、头晕、肢体瘫痪、进行性痴呆等。

1. 机会性感染 多由条件致病菌引起,病原种类多达 20 余种,如细菌、病毒、原虫、支原体及衣原体等病原体中的卡氏肺囊虫、弓形体、假丝酵母菌、隐球菌、巨细胞病毒、EB 病毒、单纯疱疹病毒(HSV)和分枝杆菌如结核分枝杆菌及鸟型分枝杆菌等。机会性感染常常波及多系统多脏器。

(1)呼吸系统的肺孢子菌肺炎(pneumocystis pneumonia,PCP):病原为非典型的真菌,但特征更趋向于寄生虫,PCP 为间质性浆细胞性肺炎,可见于早产儿、器官移植及肿瘤等免疫缺陷患者;而在 50%HIV 感染者及 20%～80%的 AIDS 患者中,一生中至少有一次 PCP,它是 AIDS 常见的死亡原因,约占机会性感染的 1/2,经空气传播,在欧美国家更为常见。凡 $CD4^+$ 小于 $200/mm^3$、总淋巴细胞小于 20%者是易感 PCP 的高危因素,PCP 以发热、干咳、渐进性呼吸困难及发绀为主要表现,但肺部体征少见,X 线非特异的间质性肺炎改变出现较晚;诊断需依据痰与支气管肺泡灌洗液的涂片染色检查病原体,也可行肺组织活检及 PCR 检测。此外,CMV、白色假丝酵母菌、隐球菌、结核分枝杆菌及鸟型分枝杆菌也可致肺部感染,结核病可以复燃;KS 也可以波及肺部。

(2)胃肠系统:白色假丝酵母菌、疱疹病毒、CMV 等均可引起口腔炎、食管炎及溃疡,口腔与食管的白色假丝酵母菌病常为 AIDS 的首发症状,发病率为 20%～56%,HIV 感染可使唾液的抗假丝酵母菌活性下降。白色假丝酵母菌病是 HIV/AIDS 病情进展和免疫抑制的信号和临床标志;白色假丝酵母菌病的发生与 HIV 的负荷相关;酗酒者、口腔卫生差、男性同性恋者及 $CD4^+$ 小于 $1000/mm^3$ 者,均为白色假丝酵母菌病的易感因素。隐性孢子虫、鸟型分枝杆菌及 KS 均可侵犯肠黏膜,可引起慢性腹泻,正常人感染隐性孢子虫,症状轻,病情呈自限性,病程 4～10d,在非洲国家感染率高,但 AIDS 患者感染后则表现为水样腹泻及吸收不良,自来水的氯化不能杀死包囊,因此水源或食物被污染可引起该病的爆发,粪便直接涂片染色检查卵囊及 PCR 有助于诊断。隐性孢子虫、CMV 及 MAI 还可导致肝损害(肝大、ALT 升高)。

(3)神经系统:弓形虫病,多引起大脑脓肿,还可引起肺部、骨骼与皮肤的感染。弓形虫体在正常人群中多表现为无症状携带者或终生的隐性感染,但在 AIDS 患者中可引起严重的弓形虫脑炎,发生率为 25%～37%,常为致死原因,$CD4^+$ 小于 $200/mm^3$ 者更易发生;影像学检查及 PCR 有助于诊断,CMV 可引起脑炎,隐球菌可引起脑膜炎;可发生原发性脑淋巴瘤或卡波西肉瘤;HIV 可致脑炎,导致神经系统障碍,患者出现头痛、头晕、肢体瘫痪、共济失调、幻觉和进行性痴呆时,应考虑神经系统已受累。CT 与 MRI 有助于诊断。

其他表现有皮肤黏膜 KS、舌乳头状瘤病毒或 HV 感染、外阴与肛周的真菌或疱疹病毒感染、尖锐湿疣、眼部的 CMV 视网膜炎、弓形虫视网膜炎、眼各部位的 KS;AIDS 患者可伴有贫血,早期发生率为 30% 且可无症状,艾滋病发病阶段发生率可达 80%~90%,贫血乃因红细胞生成减少或由于溶血导致红细胞破坏过多所致;并发贫血的艾滋病患者病死率危险性增高,如应用促红细胞生成素、输血及抗病毒治疗可提高生存率。

2. 卡波西肉瘤(KS) 多见于男性同性恋艾滋病患者,可表现为皮肤上蓝紫色或棕色结节或斑块的结节型;也可呈达深部组织和骨髓的浸润型,或皮肤淋巴瘤型及波及内脏的播散型;KS 进展迅速可累及皮肤、淋巴结、口腔黏膜、胃肠道、肝、脾以及骨骼等;KS 开始呈红色或青紫色的斑疹、丘疹、结节或斑块,少数呈疣状、乳头状瘤及菜花状,可伴疼痛感,晚期多同时伴机会性感染,2 年生存率低于 20%。

五、实验室检查

1. 血常规 可有正色素正细胞性贫血,病情与贫血加重时网织红细胞不增加;血小板与白细胞计数减低。

2. 免疫学检查 淋巴细胞绝对值减少;T 淋巴细胞绝对计数下降;CD4$^+$ T 淋巴细胞计数下降[正常 $(0.8\sim1.2)\times10^9$/L];CD4$^+$/CD8$^+$ <1.0(正常 1.2~1.5);植物血凝素等皮试常呈阴性,免疫球蛋白,β_2 微球蛋白可升高。

3. 抗体检测 用全病毒抗原或基因重组制备的核心抗原检测抗-HIV 常用 ELISA 法和 WB 法(Western blot)检测血清、尿液、唾液和脑脊液中的抗体。WB 是目前最敏感和特异的确证试验。主要检测 p24 与 gp120 的抗体。

4. 检测病毒的抗原和蛋白 如 p24 ELISA 法。

5. 检测 RT 活性或 HIV 的核酸序列。

6. 定量检测 HIV 此法比细胞培养定量法和直接抗原检测法更为敏感而准确。

7. HIV RNA-PCR。

8. 其他 影像与组织活检,以及有关机会性感染的病原学检测。

六、诊断

(一)流行病学资料

详细询问病史,判断患者是否属于高危人群、是否具备感染 HIV 的危险因素。

(二)临床表现

急性期与无症状感染期难以及时发现与诊断,故如属于高危人群应进行血清学检测并进行医学监测。

(三)实验室检查

1. 抗-HIV(ELISA)初筛试验,连续两次阳性。

2. WB 阳性为确证结果。

3. 检测 p24 抗原(ELISA)。

4. HIV 定量检测。

七、鉴别诊断

1. 继发性免疫缺陷 如应用免疫抑制剂、放疗、化疗、患恶性肿瘤以及自身免疫性疾病。

2. 特发性 CD4$^+$ 淋巴细胞减少症。

八、治疗

本病的治疗观念是一治疗同时也是阻止 HIV 传播的预防措施。本病治疗困难,目前无特效抗病毒药物,且不能彻底清除 HIV,但早期抗病毒治疗是关键,能缓解病情,预防和减少机会性感染的发生,延长生存期。应中西医综合治疗。

(一)抗病毒治疗

1. 核苷酸逆转录酶抑制剂(nucleoside reverse transcriptase inhibitor,NRTI)。

2. 非核苷类逆转录酶抑制剂(non—nucleoside reverse transcriptase inhibitor,NNRTI)。

3. 蛋白酶抑制剂(protease inhibitor,PI)。

4. 进入和融和抑制剂(EI/FI)。

上述药物的配合应用即高效抗逆转录病毒治疗(high active anti—retroviral therapy,HAART)。

核苷类逆转录梅抑制剂包括:齐多夫定、拉米夫定、去羟肌苷和 DDC 双脱氧胞苷、司他夫定、阿巴卡韦,双肽芝为拉米夫定和齐多夫定的复合制剂,PMEA(阿德福韦),FTC 或 PMPA(替诺福书)。此类药物能与 RT 结合,通过竞争终止逆转录酶 DMA 链的延长,从而抑制 HIV 的复制和转录。其中 AZT 能延缓病程,推迟机会性感染、肿瘤及神经系统疾病的发生,可预防垂直传播,增加 T 细胞的数量,提高生存率与生活质量。AZT 可穿透血—脑屏障,在脑脊液中达到抗病毒浓度,降低脑脊液中 HIV 含量,可改善或减少痴呆的发生。药物剂量为 AZT300mg,每日 2 次;DDI DDC 的活性比 AZT 大 10 倍,可用于耐 AZT 者或从未用药者,体重大于 60kg 者,200mg,每日 2 次;小于 60kg 者,每次 125mg,每日 2 次;d4T 可用于不能耐受上述药物或无效者,体重大于 60kg 者,40mg,每日 2 次,小于 60kg 者,30mg,每日 2 次;3TC 单独用一周,可使 HIV 的载量下降 10～100 倍,即使反弹时病毒载量仍低于基线水平,可用于对 AZT 耐药株、广谱抑制不同的 HIV-1 毒株:150mg,每日 1 次或 2 次;FTC 为 3TC 的氟代衍生物,抗 RT 的活性为 3TC 的 6～10 倍;阿巴卡韦抗 HIV-1 和 HIV-2,可用于耐 AZT 者,也可用于联合治疗。

不良反应:上述药物中可出现骨髓毒性、周围神经疾病、胰腺炎、肝功能异常、头痛、失眠、恶心、呕吐、腹泻、口腔炎、胃炎、发热、皮疹与肌病等。

耐药性与下列因素有关:首先为宿主因素,在进展性 AIDS,CD4+ 计数很低,药量不足或依从性差;此外与 HIV 负荷高、HIV 突变有关。对耐药者可考虑联合治疗。

非核苷类的逆转录酶抑制剂:作用机制同核苷类似物,但无细胞的磷酸化过程,因而抗病毒作用更迅速,也易产生耐药株,这类药物有奈韦拉平、依法韦仑、地拉韦定。

蛋白酶抑制剂:通过抑制蛋白酶来阻断病毒蛋白的合成从而抑制 HIV 的复制,包括:奈非那韦、利托那韦、因地那韦、沙奎那韦。

目前多选用联合治疗(一种用药易诱发突变和产生耐药),如 dinavir/AZT/3TC、利托那韦/AZT/3TC、nelfinavir/AZT/3TC、AZT/saguinavir/amprenavir/ziagen、ritonavir/saquinavir/AZT/3TC、EFV/indinavir。

抗病毒治疗中的几个问题:①HAART 可将 HIV 控制在检测不到的水平以下,但因存在肝外 HIV 储藏库,所以用更敏感的方法仍可查到低水平的复制,这是停止治疗后 HIV 反弹的原因。②治疗后 HIV 载量下降,导致无抗原刺激机体的免疫系统,该系统对 HIV 的应答能力下降,停药后 HIV 可反弹到高于治疗前水平,故有设想"间断治疗方案"以保证疗效、减少费用及不良反应。③抗病毒治疗有效,但仅能长期抑制 HIV 的复制但达不到根除 HIV 的目的,故长期用药还应考虑服药的依从性、安全性及经济性。关于用药时机,有主张早期抗病毒是治疗的关键,目前对外周血 HIV 负荷量达 1000～10000copies/ml 以上时,不管 CD4$^+$ 淋巴细胞计数如何均开始抗病毒治疗。当 HCV RNAI>50000copies/ml 时,死亡率明显上升。凡 CD4$^+$ 淋巴细胞计数低于 $0.5×10^9$/L 及艾滋病期均应开始抗病毒治疗。

(二)免疫调节治疗

抗病毒治疗常合并应用 IFN-α 和 IL-2,以改善机体免疫功能。

(三)支持与对症治疗

如输血、静脉高营养及多种维生素等。

(四)机会性感染的治疗

PCP 给予戊脘脒、TMP-氨苯砜、复方新诺明等。弓形虫病可应用乙胺嘧啶、克林霉素、螺旋霉素等。隐性孢子菌病可采用氯康唑。假丝酵母菌病可采用氟康唑、酮康唑。HSV/VZV 感染时用阿糖腺苷、磷甲酸盐。CMV 时使用更昔洛韦。KS 的治疗困难,可给予长春新碱、博来霉素及阿霉素,或 AZT 加 IFN-α 预防性治疗。

(五)预防性治疗

针对医源性感染(如针刺)、PPD(或 OT test)阳性以及 CD4$^+$<$0.2×10^9$/L 者应给予相应的 AZT、抗结核药及复方新诺明及戊脘脒等药物。

九、预防

采取综合预防措施,开展宣传教育,实施控制艾滋病的全球战略。

(一)控制传染源

患者及无症状携带者应适当隔离,其血液、体液与分泌物应进行消毒;加强国境检疫及对高危人群的监测。

(二)切断传播途径

1.严格筛选供血人员,严格检查血液制品,推广使用一次性注射器。

2.严禁注射毒品,打击吸毒贩毒,勿共用牙刷或剃须刀,减少各种针刺经皮传播的机会。

3.取缔娼妓,打击卖淫嫖娼,禁止性乱交,劝阻同性恋,劝其洁身自好。

4.焚毁或消毒处理患者所用物品。

(三)保护易感人群

1.艾滋病患者及 HIV 感染者,不提倡结婚与妊娠。

2.孕妇不要护理艾滋病患者。

3.目前仍在研制基因重组 HIV 亚单位疫苗,部分进入临床试验,但尚未应用于易感者。

参考文献

[1]陆维举.皮肤及软组织感染的诊断与治疗[M].南京:南京大学出版社,2014.

[2]邹旭辉,邹勇莉,李玉叶.卡介菌多糖核酸注射液辅助治疗慢性湿疹60例疗效观察[J].皮肤病与性病,2015(06):347-349.

[3]王侠生.皮肤科诊疗手册[M].杭州:浙江科学技术出版社,2011.

[4]杜策,黄莹.白果致接触性皮炎48例临床分析[J].皮肤病与性病,2015(05):301.

[5]苏顺琴,李文仓,石定风.门诊141例手足口病临床分析[J].皮肤病与性病,2015(04):236.

[6]路永红.皮肤病性病诊断与治疗[M].成都:四川科学技术出版社,2013.

[7]陈富祺,黄斌斌.果酸作用机制及在皮肤科临床应用[J].皮肤病与性病,2015(03):156-158.

[8]彭才智,柯尊宇.实用皮肤外科学[M].武汉:湖北人民出版社,2012.

[9]魏瑞玲.负离子冷喷联合氦氖激光照射治疗面部激素依赖性皮炎137例临床分析[J].皮肤病与性病,2015(05):183-184.

[10]赵启明,方方.皮肤外科学疗[M].杭州:浙江科学技术出版社,2012.

[11]张禁,姜功平,杨颜龙,等.夫西地酸乳膏联合卤米松乳膏治疗湿疹的疗效评价[J].皮肤病与性病,2015(02):106.

[12]顾伟程,陈刚,马振友.皮靖边传染性皮肤病学[M].北京:中医古籍出版社,2014.

[13]陈振琼.氮卓斯汀联合卡介菌多糖核酸治疗湿疹疗效观察[J].皮肤病与性病,2015(02):107.

[14]陈明.皮肤病症状鉴别诊断学[M].上海:第二军医大学出版社,2014.

[15]杨景平,田松.盐酸氮卓斯汀与盐酸左西替利嗪治疗慢性荨麻疹疗效观察[J].皮肤病与性病,2015(02):107.

[16]翁文孝.常见皮肤病诊疗手册[M].福州:福建科学技术出版社,2014.

[17]谢国烈,杨凤娥,张伟龙,等.硼酸氧化锌冰片软膏维持治疗对局限性湿疹预后的影响[J].中国皮肤性病学杂志,2015(12):1251-1252.

[18]夏秀娟,赵学福.新编皮肤性病学[M].天津:天津科学技术出版社,2011.

[19]何渊民,杨艳,廖勇梅,等.复方利多卡因乳膏治疗慢性局限型湿疹37例随机、双盲对照的临床观察[J].中国皮肤性病学杂志,2015(10):1026-1028.

[20]赵学义.皮肤病[M].北京:科学出版社,2011.

[21]梅莉红,干慧慧,翁孟武,等.系统性红斑狼疮患者血清中肺炎衣原体感染的检测[J].中国皮肤性病学杂志,2015(07):670-672.

[22]马振友,张建中,郑怀林.中国皮肤科学史[M].北京:北京科学技术出版社,2015.

[23]曲晓宇,张四喜,张文锐,等.布替萘芬治疗皮肤癣菌感染疗效Meta分析[J].中国皮肤性病学杂志,2015(06):578-582.

[24](美)苏特,(美)霍登斯凯.临床皮肤病学[M].北京:北京大学医学出版社,2014.

［25］向光,何湘.皮肤性病学[M].武汉:华中科技大学出版社,2014.

［26］王素环,宋维芳,林炳基,等.自体表皮移植治疗白癜风 120 例临床观察及其影响因素分析[J].中国皮肤性病学杂志,2015(06):591—592.

［27］李伯埙,王俊民,肖生祥.皮肤病临床与组织病理学[M].西安:世界图书西安出版公司,2015.